Aus unseren Erinnerungen,

die durch unumstößliche Beweise in uns festgehalten sind,

erklären wir, dass der erste Motorwagen meines Gatten bzw. unseres Vaters

im Frühjahr 1885 die ersten Fahrten

auf öffentlichen Wegen in Mannheim zurückgelegt hat.

Wir bitten Sie daher, dieser Tatsache gerecht zu werden

und in allen Veröffentlichungen sowie für alle Zeiten

das Jahr 1885 als das Jahr der ersten Fahrten anzugeben und festzulegen.

Frau Bertha Benz

Eugen Benz

Richard Benz

Ladenburg, den 7 Oktober 1941.

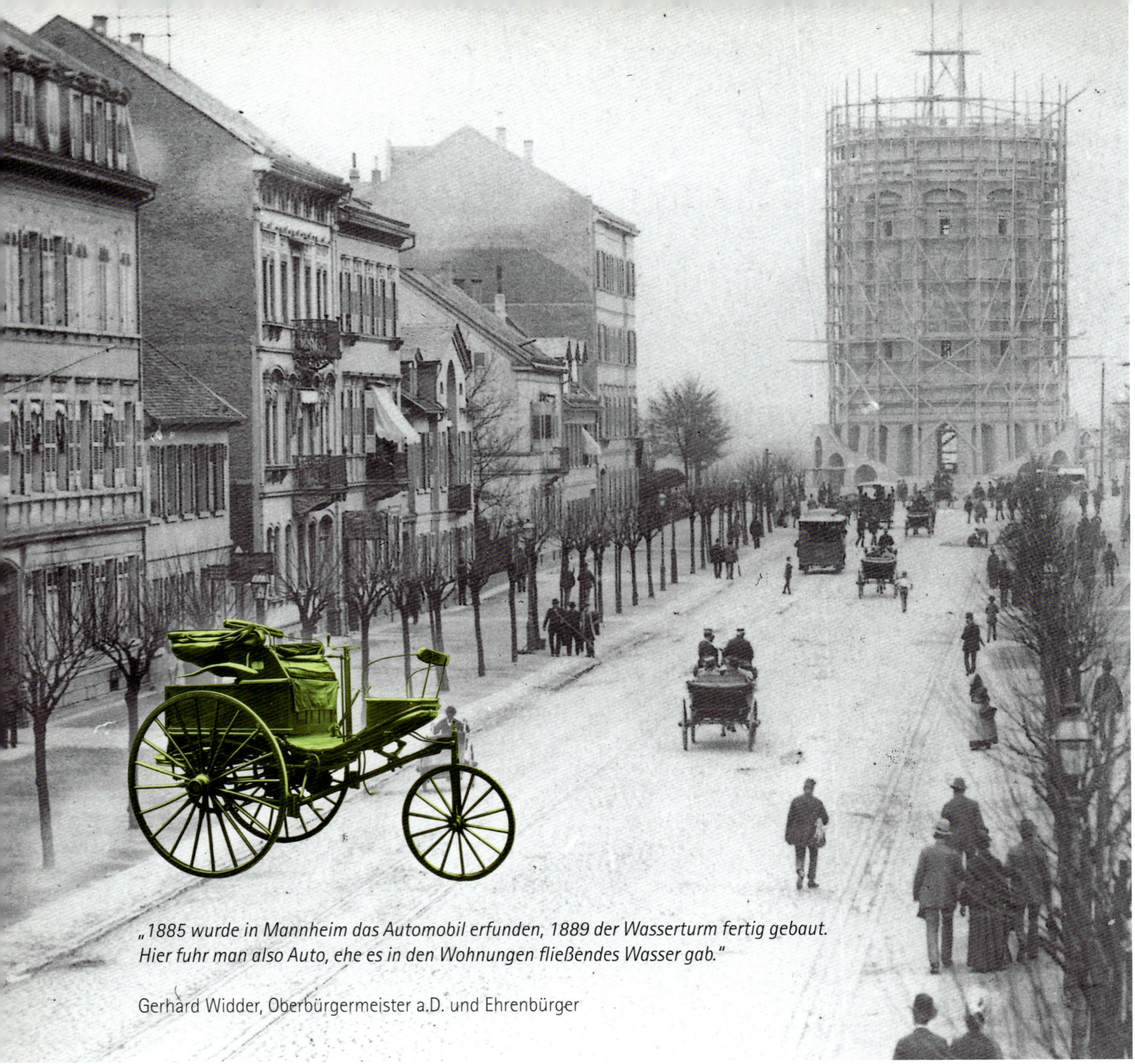

„1885 wurde in Mannheim das Automobil erfunden, 1889 der Wasserturm fertig gebaut. Hier fuhr man also Auto, ehe es in den Wohnungen fließendes Wasser gab."

Gerhard Widder, Oberbürgermeister a.D. und Ehrenbürger

Sonderveröffentlichung des Stadtarchivs Mannheim – Institut für Stadtgeschichte Nr. 36

Winfried A. Seidel

„TATORT" MANNHEIM

Wie das Automobil entstand

Freunde des Stadtarchivs Mannheim e.V.

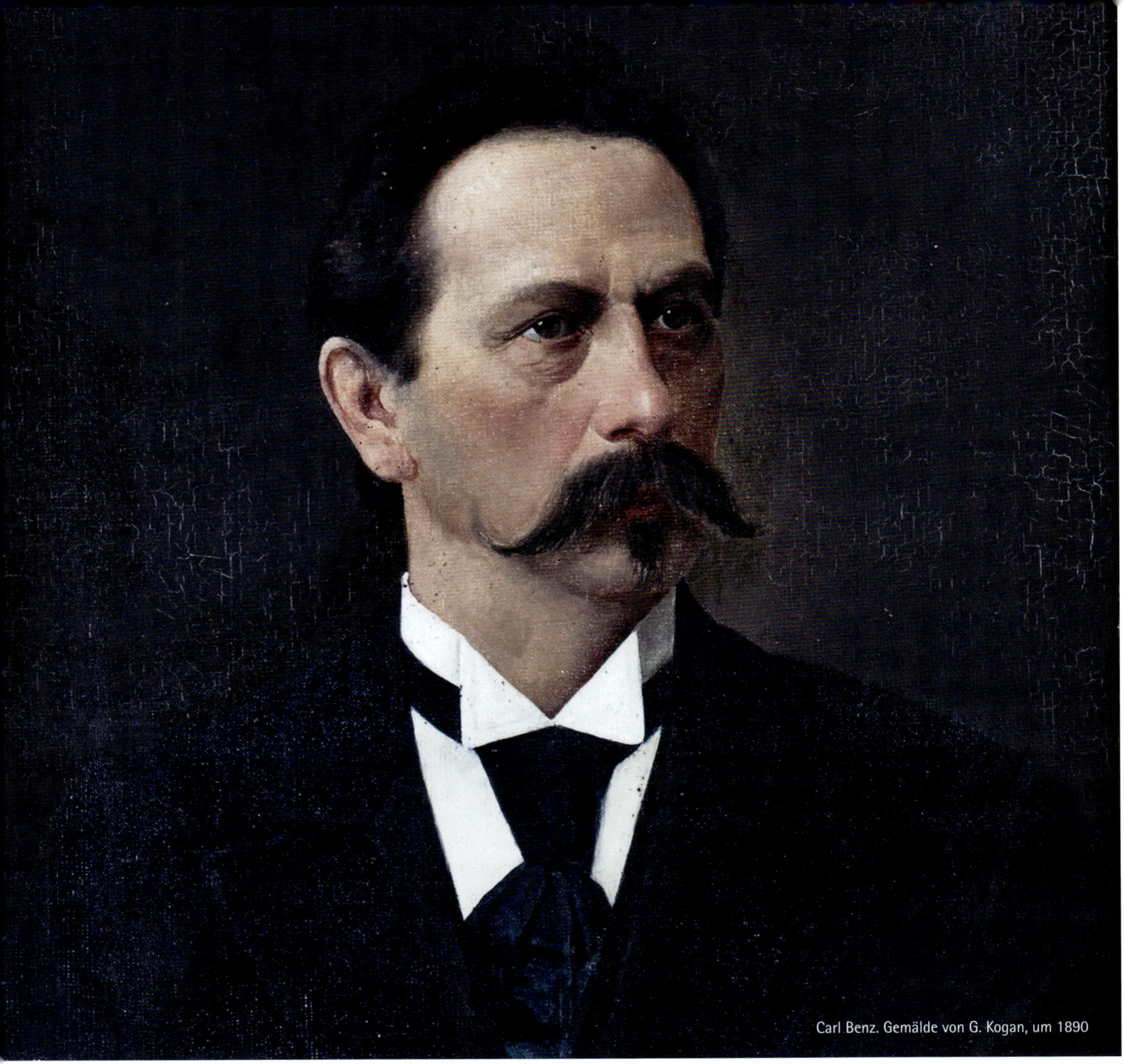

Carl Benz. Gemälde von G. Kogan, um 1890

Vorwort

Dieses Buch ist ein Beitrag zum „Automobilsommer 2011", mit dem der Welt gezeigt werden soll, dass unser Auto nicht irgendwo erfunden wurde, sondern hier bei uns in Deutschland. Die Pioniere kamen aus Baden und aus Württemberg. Carl Benz und Gottlieb Daimler gingen sehr unterschiedliche Wege, dennoch hatten sie ein Ziel: Die Menschen mobil zu machen. Am 29. Januar 1886 hat Carl Benz den Eintrag für seinen *Patent-Motorwagen* beim Kaiserlichen Patentamt in Berlin erhalten. Die Patenturkunde stellt gleichsam den „Geburtsschein" des Automobils dar. Durch die Fusion der Daimler Motorengesellschaft aus Stuttgart mit der Firma Benz & Cie. Rheinische Gasmotoren-Fabrik AG in Mannheim im Jahr 1926 vereinigten sich die Wege der Automobilpioniere. Unter dem silbernen Stern marschierten die beiden ältesten Automobilfabriken der Welt fortan gemeinsam.

Das Automobil ist auf seinem Weg durch die Zeitgeschichte geliebt und auch verachtet worden. Und noch heute formieren sich Gegner und Befürworter in zwei fast unversöhnliche Lager. Schon kurz nachdem die ersten pferdelosen Wagen über die Straßen ratterten, sahen die Kirchen einen Fluch durch die *Hexen-* und *Teufelskarren* über die Menschheit hereinbrechen. Andere feierten die ersten Kraftwagen als wichtigsten Beitrag zur Befreiung der Menschen aus ihrem tristen ortsgebundenen Umfeld. Während die einen den rasenden Stinkkarren am liebsten sofort wieder von den Straßen verbannt hätten, feierten die anderen die neue sauberere Reisemöglichkeit. Ja, sie befürchteten sogar, dass die Verunreinigungen der Wege und Plätze durch Pferdekot bereits so große Ausmaße erreicht habe, dass durch Pest und Cholera die Menschheit bald hinweggerafft werden könnte.

Ich gebe zu: Ich mag Automobile! Die historischen als Dokumente der langen und faszinierenden Automobilgeschichte und die neuen, um bequem und sicher überall hinzugelangen, wo mich mein Leben hinführt. Und ich bin ganz sicher: Auch der größte Gegner des Automobils ist spätestens dann froh, dass es diese Gefährte gibt, wenn er plötzlich einen Krankenwagen benötigt, denn mit Pferdekutschen käme vermutlich jede Hilfe zu spät.

Entstehung und Herausgabe eines Buchs bedarf stets der Unterstützung von mehreren Seiten. Mein herzlicher Dank gilt daher allen, die mir bei meinen Recherchen geholfen haben: Mercedes-Benz Classic Archives, den Herren Jürgen E. Wittmann, Uwe Heinzer und Wolfgang Rabus, dem Team des Stadtarchivs Mannheim – Institut für Stadtgeschichte sowie Frau Julia Seidel und Herrn Jonas Seidel vom Archiv Automuseum Dr. Carl Benz. Für die Einsicht in den Nachlass Max Rauk danke ich Herrn Dr. Michael Rauk. Bedanken möchte ich mich auch bei Frau Brigitte Züger für die Eingabe meiner handschriftlichen Texte in EDV. Für die Lektorierung des Manuskripts und die Vorbereitung der Drucklegung bin ich Herrn Michael Caroli dankbar verbunden. Schließlich gilt mein besonderer Dank dem Verein der Freunde des Stadtarchivs Mannheim e.V., der durch großzügige Übernahme der Druckkosten das Erscheinen des Bands erst ermöglichte.

Winfried A. Seidel

Grußwort

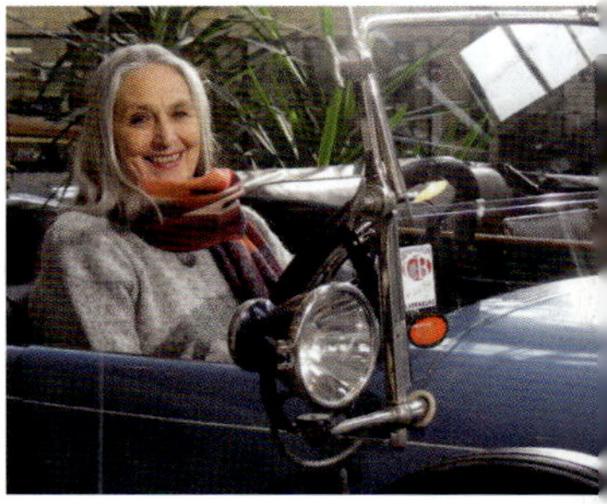

Lieber Winfried,
über die Automobilpioniere Carl Benz und Gottlieb Daimler ist schon viel geschrieben worden. Ich finde es hervorragend, dass Du die unterschiedlichen Vorgehensweisen der beiden zur Verwirklichung ihrer Ideen, die Welt zu mobilisieren, so ausführlich dargestellt hast. Hier wird deutlich, dass Gottlieb Daimler mit seinem genialen Konstrukteur Wilhelm Maybach einen hervorragenden Motor geschaffen hat, dessen Vielseitigkeit er beweisen wollte. Mein Urgroßvater Carl Benz dagegen hat zielstrebig auf die Einheit des Motorwagens hingearbeitet.

Mit dem Reichspatent Nr. 37435 vom 29. Januar 1886 beginnt die Geschichte des Automobils.

Jutta Benz

Zum Geleit

Der Streit ist fast so alt, wie es das Auto gibt: Wer hat es als Erster erfunden und wo? Geografisch unspezifisch kann man sagen: im deutschen Südwesten! Drei Pioniere standen am Anfang: Carl Benz, Wilhelm Maybach und Gottlieb Daimler. Sie alle drei zu würdigen und ihre Verdienste abzuwägen ist das Ziel unserer Publikation. Denn ihnen ist gemeinsam, dass sie Ideen hatten und keine Mühen scheuten, um aus bereits vorhandenen technischen Lösungen etwas Neues, ganz Innovatives zu schaffen, das die Welt und damit unser Alltagsleben verändern sollte. Selbst wer sich nicht zu den Automobilfans zählt, wird konstatieren müssen, dass unsere Gesellschaft ohne Auto, LKW oder Omnibus schwerlich ihren Arbeits- und Lebensrhythmus halten könnte. Es geht nicht ohne diese Erfindung, die sich aber immer weiter entwickeln muss, wenn sie zukunftsfähig bleiben will. Das war schon von Anfang an so.

Auch darüber berichtet Winfried A. Seidel in seiner neuen Monographie. Er würdigt die Pioniere Benz, Daimler, Maybach und konzentriert sich ganz auf den frühesten Ort der Erprobung und des Durchbruchs: die Stadt Mannheim.

Die Stadt an Rhein und Neckar kann mit Fug und Recht für sich beanspruchen, dass auf ihren Straßen der erste pferdelose Motorwagen lief – bestaunt wie beargwöhnt zugleich. Seidels Buch leistet Detektivarbeit am „Tatort" Mannheim: Wie funktionierte dieses Dreirad, mit der eine mutige Frau sich auf den Weg nach Pforzheim wagte? Wir erfahren viel und erahnen die Schwierigkeiten, die fast jede Innovation am Anfang zu überwinden hat. Spannende Höhepunkte bilden die Momente, in denen Investoren nicht mehr an den Erfolg der Erfindung glaubten. Aber lesen Sie das alles bitte selbst!

Unser Dank gilt allen, die an diesem Werk mitgearbeitet haben. Neben dem kundigen Autor schraubten der rührige Feinmechaniker und Lektor Michael Caroli, die Stylisten und Gestalterinnen der Agentur kayserreich, kommunikative gestaltung und viele andere an dem Werk, um die Benz'sche Patentschrift, die vom 29. Januar 1886 datiert, in einer neuen Form rechtzeitig wiederaufleben zu lassen. Die beiliegende DVD, komponiert von Dr. Andreas Schenk, Andreas Henn und Stefan Wiedmer von der Mannheimer Popakademie, bietet filmische Kostbarkeiten rund um Carl Benz und sein Automobil. Dieses Autotuning der besonderen Art wäre ohne die Unterstützung von Jürgen E. Wittmann von den Mercedes-Benz Classic Archives nicht möglich geworden. Wir danken und wünschen eine spannende Phantasie-Fahrt mit dem ersten Automobil!

Ulrich Nieß
ISG STADTARCHIV MANNHEIM
INSTITUT FÜR STADTGESCHICHTE

Udo Bieller
Freunde des Stadtarchivs Mannheim e.V.

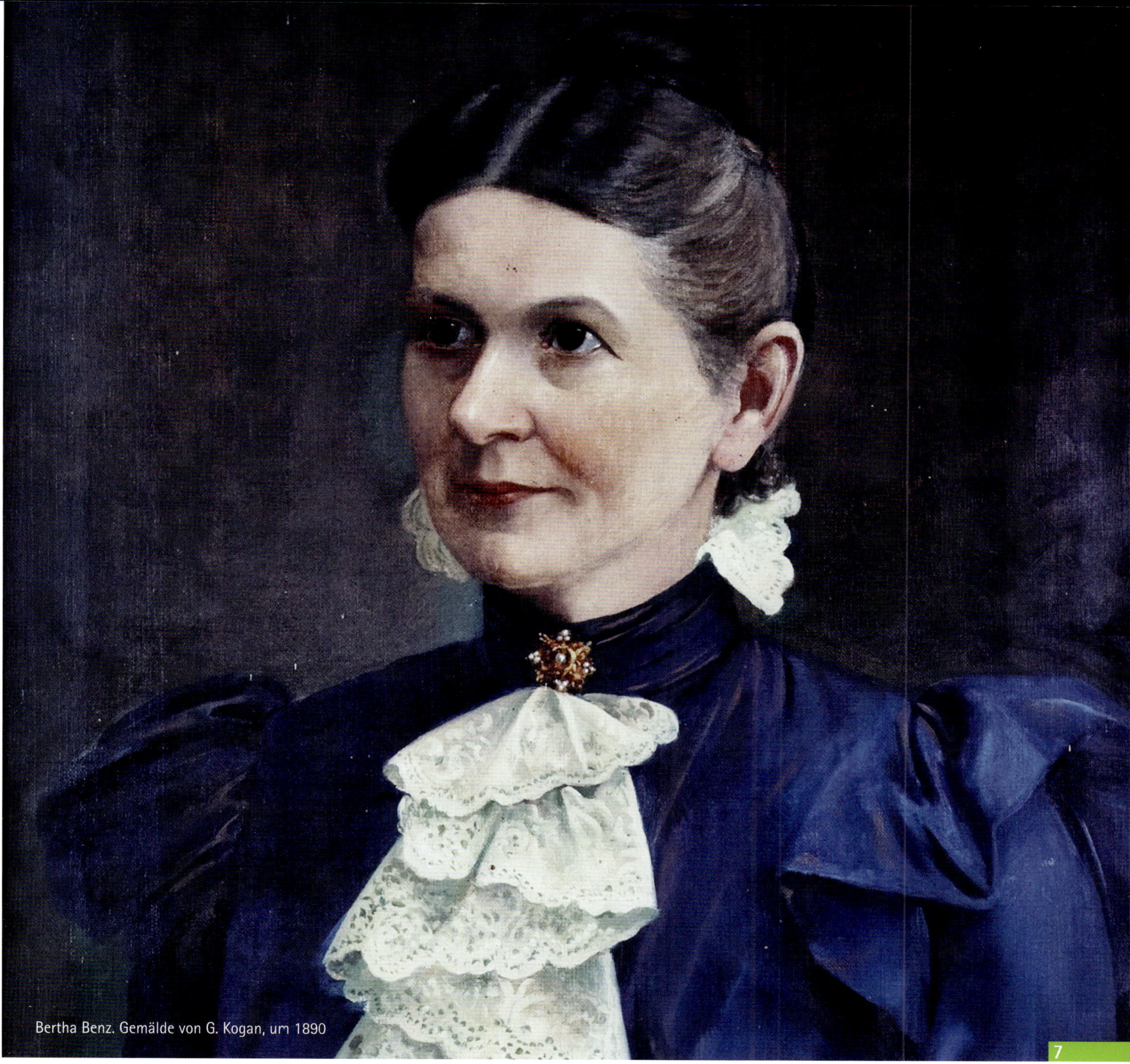

Bertha Benz. Gemälde von G. Kogan, um 1890

INHALTSVERZEICHNIS

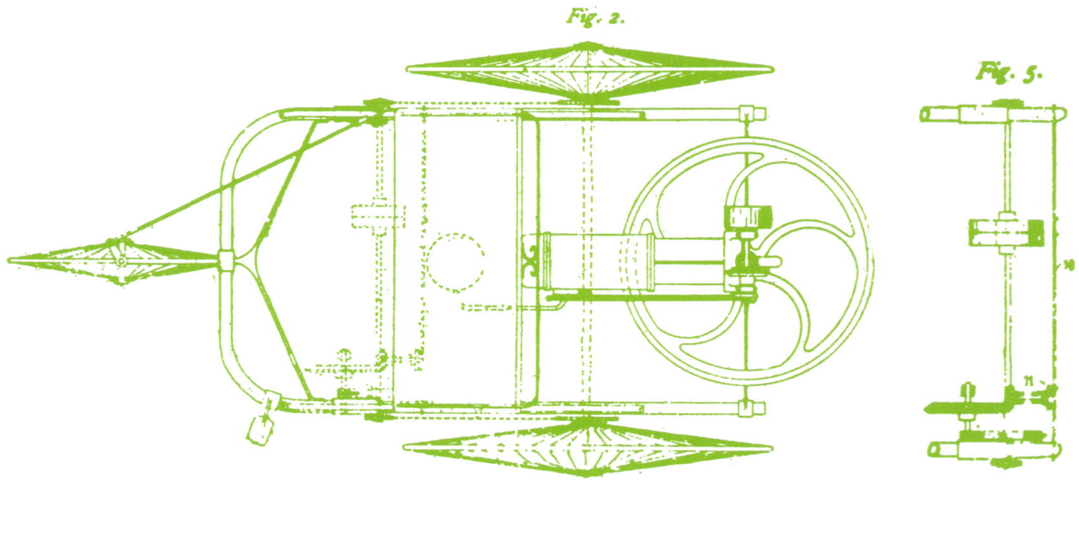

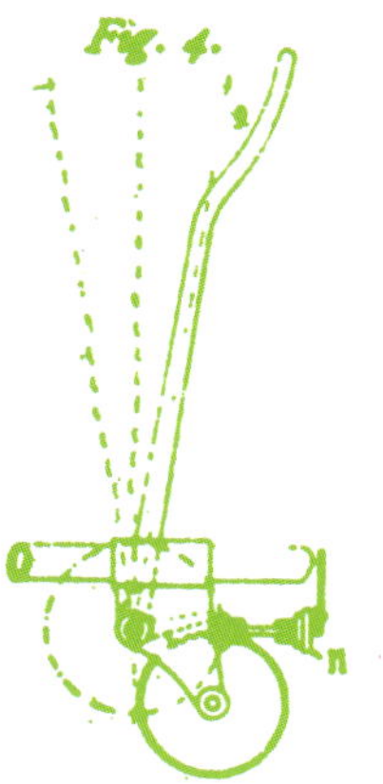
Fig. 4.

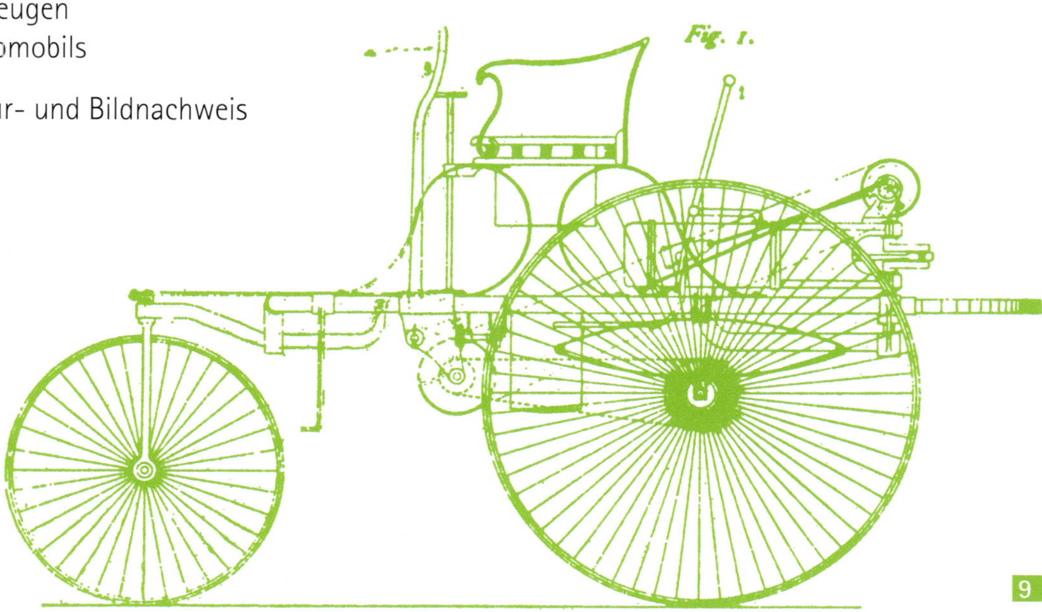
Fig. 1.

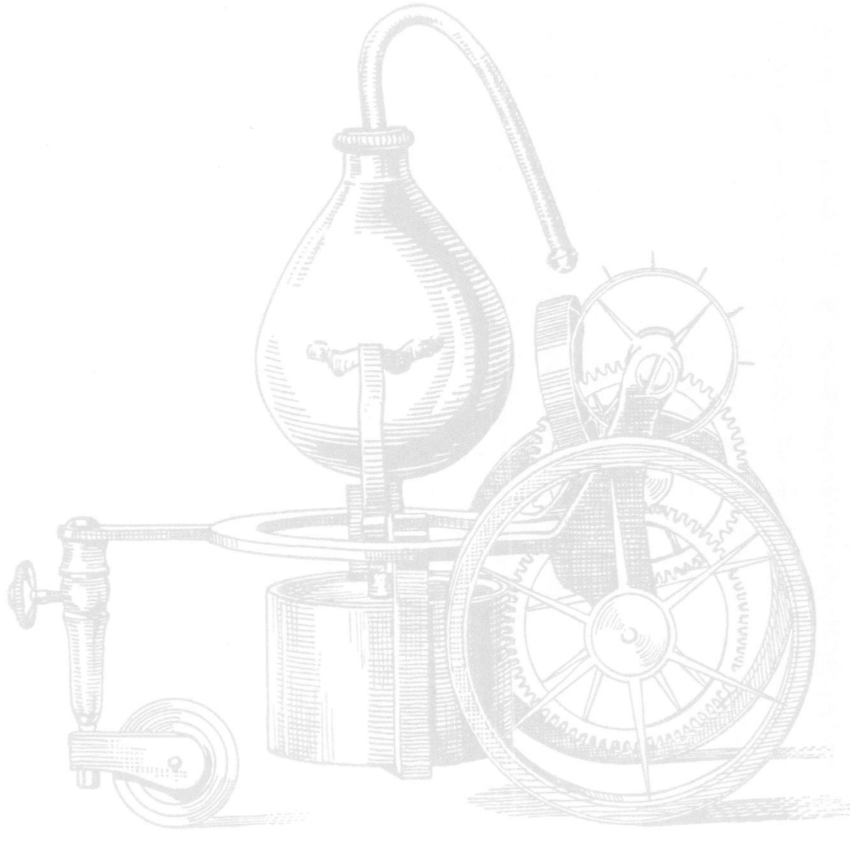

Einleitung

Die Diskussionen darüber, wem die Ehre gebührt, Erfinder des Automobils zu sein, ist fast so alt wie der *pferdelose Wagen* selbst. Und wenn es diese Diskussion nicht schon in den 90er Jahren des vorletzten Jahrhunderts gegeben hätte, wäre der Benz'sche *Patent-Motorwagen* wahrscheinlich sogar verloren gegangen. Die Geschichte des Automobils muss daher von Anfang an erzählt werden. Waren es die Württemberger Daimler und Maybach, die den ersten funktionsfähigen Motorwagen gebaut haben, oder war es der Badener Carl Benz, oder war es gar Siegfried Marcus, wie es die Österreicher selbstbewusst behaupten?

Vielleicht sollte man bei der Entwicklung des Automobils gar nicht so sehr von einer Erfindung sprechen, sondern von der genialen Zusammenfügung bereits bekannter technischer Lösungen. Die Leistung der Automobilpioniere bestand eigentlich darin, all diese technischen Lösungen zu vereinigen und die noch vorhandenen Lücken durch konstruktive Ergänzungen zu füllen.

Gottlieb Daimler und Carl Benz gingen dabei völlig unterschiedliche Wege: Während Daimler die vielfältige Verwendbarkeit seines *schnell laufenden Verbrennungsmotors* unter Beweis stellen wollte, verfolgte Benz von Anfang an die Vision eines pferdelosen Wagens. Um dies zu verdeutlichen, ist es notwendig, in einem Buch, das eigentlich dem Automobilpionier Carl Benz gewidmet ist, zunächst auch den beruflichen Werdegang von Gottlieb Daimler und Wilhelm Maybach zu beschreiben. Nur dann ist es zu begreifen, dass der Benz'sche *Patent-Motorwagen* aus dem Jahr 1886 das erste funktionierende Fahrzeug mit einem Verbrennungsmotor war.

Eine Vorbemerkung zu den Schreibweisen des Vornamens von Benz (Carl bzw. Karl) und seiner Firma (Benz & Cie. bzw. Benz & Co.), die in amtlichen Dokumenten und Firmendrucksachen ebenso schwankend gebraucht werden wie in der Literatur. In dieser Schrift haben wir uns beim Vornamen des Erfinders für Carl entschieden, die Schreibung, die Benz selbst meist verwendete. Bei der Firma haben wir Benz & Cie. gewählt, die Form, die zeitgenössisch überwiegt.

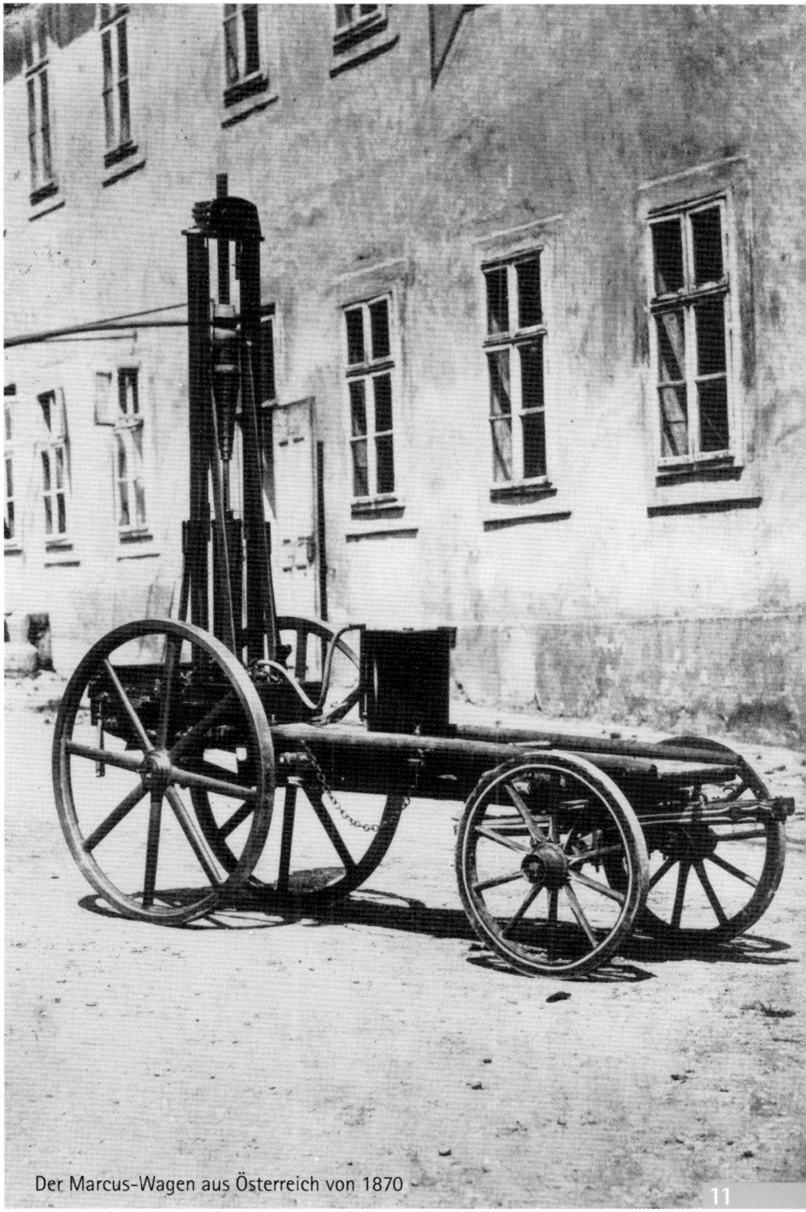
Der Marcus-Wagen aus Österreich von 1870

Daimler, Maybach und Benz: drei Autopioniere aus dem deutschen Südwesten

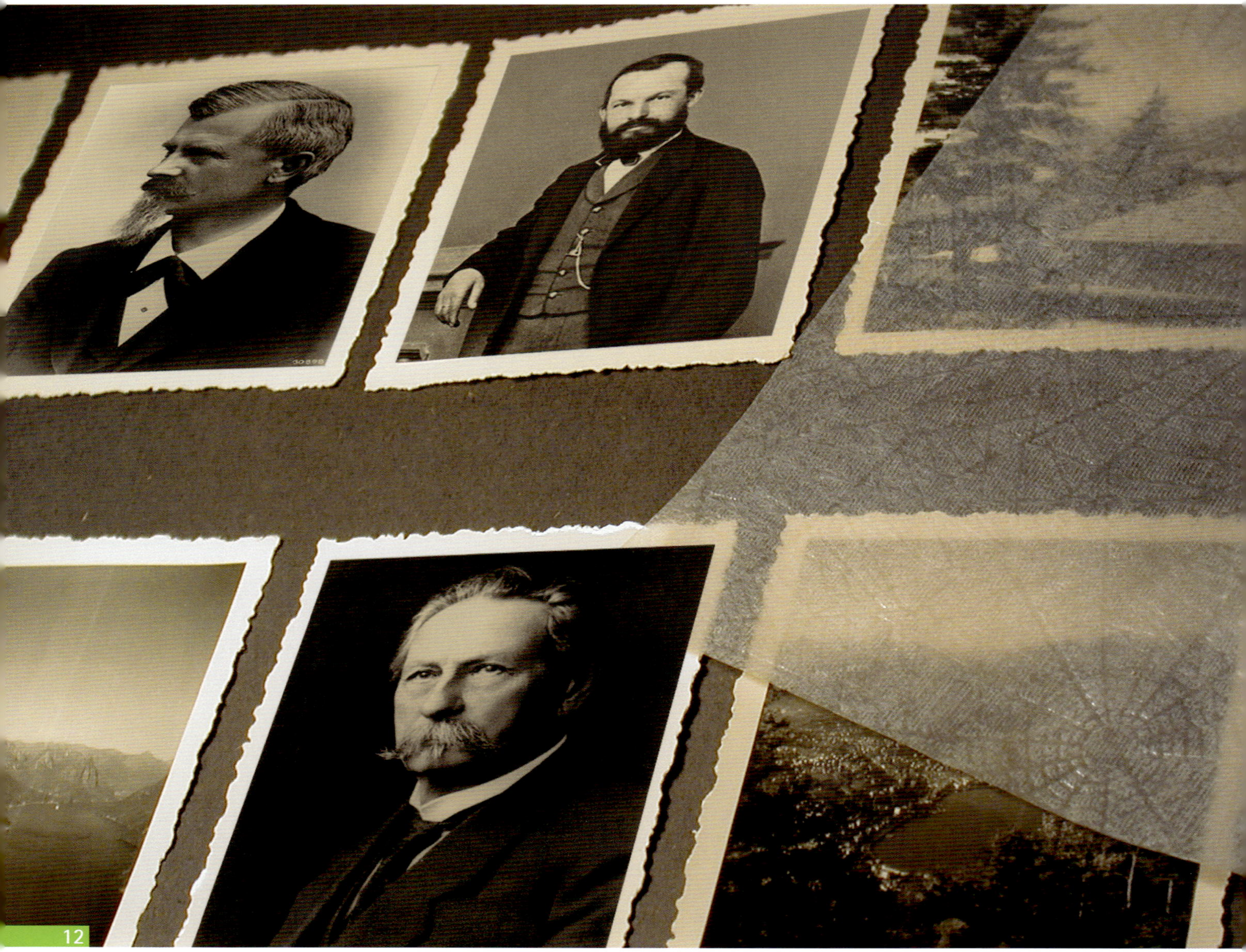

Der Schwabe Gottlieb Daimler (1834-1900) und sein kongenialer Partner Wilhelm Maybach (1846-1929)

Gottlieb Wilhelm Daimler wurde am 17. März 1834 in der Hollgasse im schwäbischen Schorndorf geboren. Sein Vater Johannes Daimler betrieb dort mit seiner Frau Wilhelmina eine Back- und Weinstube. Gottlieb war das zweite von vier Kindern der Eheleute. Schon als Kind hörte er von den durchreisenden Gästen in der Wirtsstube die wundersamen Geschichten über die neuen technischen Entwicklungen. So vernahm er auch, dass es zwischen Nürnberg und Fürth eine so genannte Eisenbahn gab, bei der eine Dampfmaschine mit angehängten Wagen auf Eisenschienen fuhr. Als Schüler zeigte Gottlieb Daimler zunächst großes Interesse an den Themen des Geschichtsunterrichts. Aber schon bald entdeckte der Junge auch die Mathematik als spannendes Unterrichtsfach.

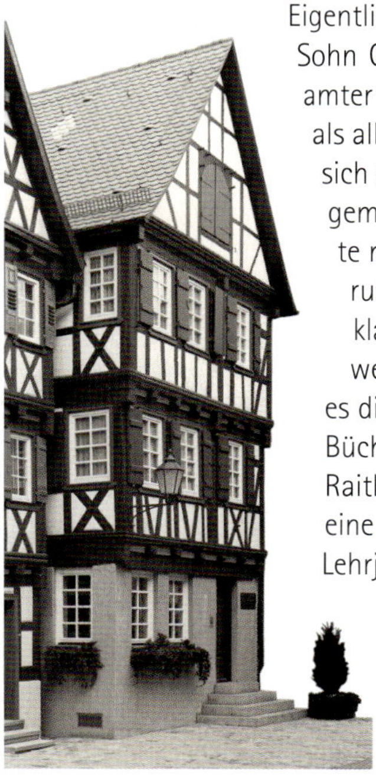

Das Daimler-Geburtshaus in Schorndorf

Eigentlich hatte Vater Daimler dem Sohn Gottlieb eine Laufbahn als Beamter vorbestimmt. Aber in einer Zeit, als alle Bürger aufgefordert wurden, sich eine Waffe zu beschaffen – allgemeine Wehrhaftmachung nannte man das damals –, war das Berufsbild für den jungen Daimler klar: Er wollte Büchsenmacher werden. Es war ein Zufall, dass es direkt in der Nachbarschaft eine Büchsenmacherei gab. Bei Meister Raithel begann Gottlieb Daimler eine Ausbildung. Schon in seinen Lehrjahren entwickelte er ein erstaunliches Talent für alle technischen Arbeiten an den Büchsen und Pistolen. Sein damaliges Gesellenstück aus dem Jahr 1852, eine doppelläufige Pistole, ist erhalten geblieben. Als Ausstellungsstück im Daimler-Haus in Schorndorf zeugt sie noch heute von den feinmechanischen Fähigkeiten des frischgebackenen Handwerksgesellen. Doch diese Ausbildung genügte dem jungen Büchsenmacher für seine Lebens- und Berufsplanung bei weitem noch nicht. Zur weiteren theoretischen Ausbildung ging Gottlieb Daimler, dem Rat seines Vaters folgend, rund ein Jahr an die Königliche Landesgewerbeschule nach Stuttgart, um sich weiterzubilden.

Am 20. Januar 1853 begann Daimler dann eine Berufstätigkeit in Grafenstaden im Elsass als Werkstätten-Arbeiter in einer Firma, die sich unter anderem mit der Herstellung von Werkzeugen beschäftigte. Nach vier Jahren praktischer Erfahrungen kehrte er im Herbst 1857 noch einmal auf die „Schulbank" zurück. Aufgrund seines überdurchschnittlichen Talents erhielt er sogar ein Stipendium an der Polytechnischen Schule in Stuttgart. Im Herbst des Jahres 1859 schloss Daimler die Ausbildung an dieser Hochschule ab. In seinem Zeugnis ist vermerkt: *Können: gut; Maschinenfächer: gut bis sehr gut; Betragen: wohlgesittet. Sehr fleißig und strebsam.* Nach seinem Studium machte der 25-Jährige noch einmal Zwischenstation in Grafenstaden. Inzwischen hatte man in der Fabrik auch den Bau von Lokomotiven aufgenommen.

Im Sommer des folgenden Jahres 1860 las Daimler im *Württembergischen Gewerbeblatt* einen Bericht über eine neue Antriebsmaschine, die ein Jean Joseph Etienne Lenoir in Frankreich entwickelt hatte. Spontan reiste der schwäbische Techniker nach Paris, um sich diese neue Maschine anzusehen. Lenoir hatte in Frankreich zwar ein Patent auf seinen *Gasmotor* bekommen, aber so recht überzeugt von dessen Leistungsfähigkeit war Daimler wohl nicht.

Im Frühjahr 1861 reiste er nach England. In insgesamt drei Betrieben, die sich mit ganz speziellen mechanischen und technischen Fertigungen beschäftigten, sammelte der junge Ingenieur weitere Erfahrungen. Dabei beeindruckten ihn die Produkte der Firma Joseph Whitworths ganz besonders. Dieses Unternehmen, das sich unter anderem mit der Produktion von

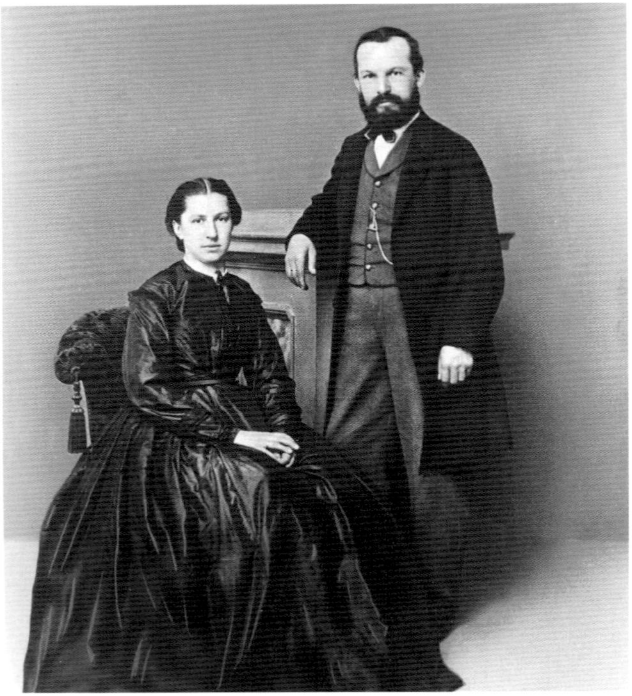

Gottlieb Daimler mit seiner ersten Frau Emma, um 1875

Gewindewerkzeugen beschäftigte, hatte es zum ersten Mal verstanden, eine Norm für die sonst frei gearbeitete Gewindetechnik zu entwickeln.

Nach einem Besuch der Weltausstellung in London im Jahr 1862 beendete Daimler den Aufenthalt in England und kehrte in seine schwäbische Heimat zurück. Zunächst nahm er eine leitende Stelle in der Metallwarenfabrik Straub und Sohn in Geislingen an. Schon damals hatte Daimler Pläne für ein motorgetriebenes Straßenfahrzeug. Doch diese Ideen stießen bei seinen neuen Arbeitgebern auf keine Gegenliebe. Als er daher aus dem Bruderhaus in Reutlingen das Angebot bekam, die dortige Maschinenfabrik zu leiten, wechselte er gerne seinen Arbeitsplatz. Das Bruderhaus der Gustav-Werner-Stiftung war eine Art Waisenhaus und bot auch geistig behinderten Menschen Obhut. An seiner neuen Stelle musste der junge Ingenieur zunächst einmal große Aufbauarbeit leisten.

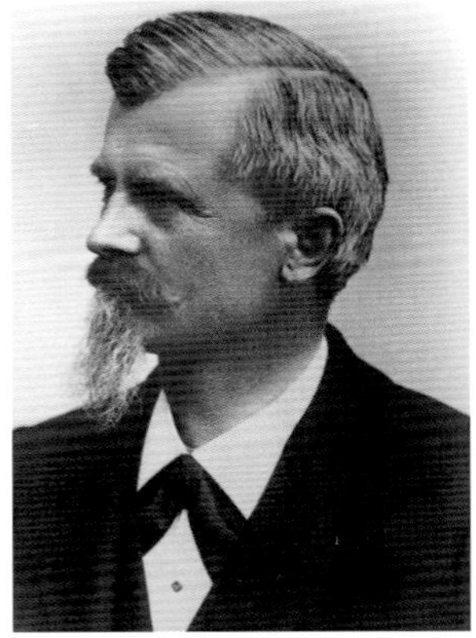

Wilhelm Maybach (1846-1929)

Doch die Reutlinger Zeit sollte auch in zwei weiteren Punkten von großer Bedeutung werden. Hier begegnete Daimler seiner Frau, und was für seinen Lebensweg von mindestens ebenso großer Bedeutung werden sollte, war die Tatsache, dass er in Reutlingen seinen späteren langjährigen Mitarbeiter Wilhelm Maybach kennen lernte.

Dieser wurde am 9. August 1846 in Heilbronn geboren. Der Junge war gerade sieben Jahre alt, als seine Mutter starb. Mit seinen vier Brüdern wuchs er zunächst bei seinem Vater auf. Doch für den Mann war die Last wohl zu schwer. Drei Jahre nach dem Tod der Mutter wählte er den Freitod. So kam Wilhelm Maybach mit zehn Jahren als Waisenkind ins Bruderhaus nach Reutlingen. Nach einer Grundschulausbildung konnte er dort in der angeschlossenen Maschinenfabrik eine Lehre im technischen Bereich beginnen. Fünf Jahre dauerte die Ausbildung. Schon in dieser Zeit belegte Maybach zusätzlich Abendkurse, bei denen er sich im Zeichnen und in Physik weiterbildete. Als Gottlieb Daimler 1867 die Leitung der Maschinenfabrik des Bruderhauses übernahm, wurde er schnell auf den jungen Maybach aufmerksam. Es kam zu der *Reutlinger Begegnung,* die Ausgangspunkt einer lebenslangen Verbindung werden sollte. Wo Daimlers Ideen in konstruktive Realität umgesetzt werden konnten, war Maybach sein kongenialer Partner. Bei ihm fand Daimler auch Verständnis für seine Pläne, einen Verbrennungsmotor zu bauen. Seit seinem Besuch in Paris hatte ihn diese Vision nicht mehr losgelassen.

Am 1. Juli 1869 beendete Gottlieb Daimler seine Tätigkeit in Reutlingen und nahm ein Angebot als *Vorstand der Werkstät-*

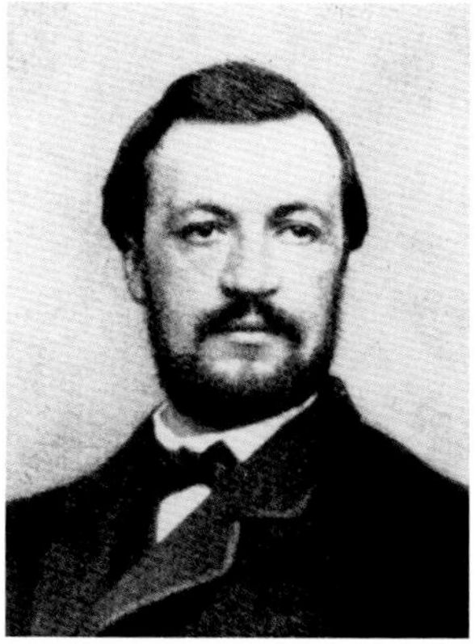

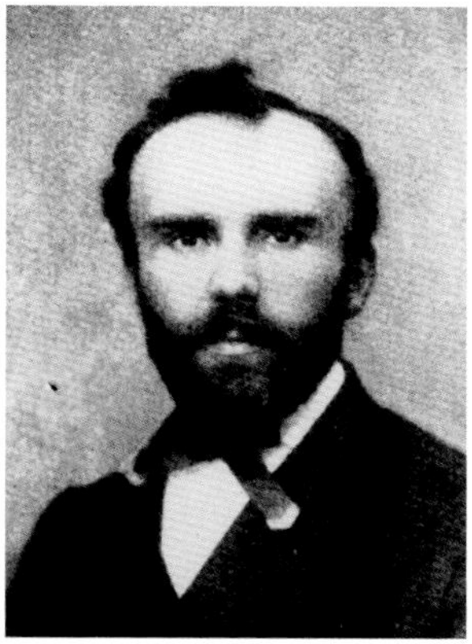

Nicolaus August Otto (1832-1891) Eugen Langen (1833-1895)

ten bei der Karlsruher Maschinenbau-Gesellschaft an. Dort mag er auch erfahren haben, dass in den Jahren 1867 bis Anfang 1869 ein gewisser Carl Friedrich Benz als Schlosser an der Werkbank in dem Unternehmen gearbeitet hatte. Die Herren hatten sich also nur knapp verfehlt. Die Firma war das erste deutsche Unternehmen, das mit der Produktion von Dampflokomotiven begann. Hier hoffte Daimler nun endlich das nötige Umfeld für seine Pläne zu einem motorgetriebenen Straßenfahrzeug zu finden. Schon im Winter desselben Jahres holte er auch seinen Schützling Maybach nach Karlsruhe.

Bei seiner Reise zur Weltausstellung in Paris im Jahr 1867 hatte Gottlieb Daimler mehrere Gasmotoren gesehen. Darunter war auch ein Motor der beiden Deutschen Nicolaus Otto und Eugen Langen aus Deutz. Die Maschine wurde aufgrund ihres überragenden Wirkungsgrads sogar mit einer goldenen Medaille ausgezeichnet. Zusammen mit Maybach nutzte Daimler jetzt jede Gelegenheit, sich mit technischen Lösungen von Antriebsmechanismen zu beschäftigen. Er besuchte sogar häufig Vorlesungen an der Polytechnischen Schule in Karlsruhe, wo Carl Benz wenige Jahre zuvor sein Ingenieurstudium absolviert hatte. Auch hier kreuzten sich also die Wege – allerdings zu unterschiedlichen Zeiten.

Rechts: Montagehalle der Gasmotorenfabrik Deutz AG

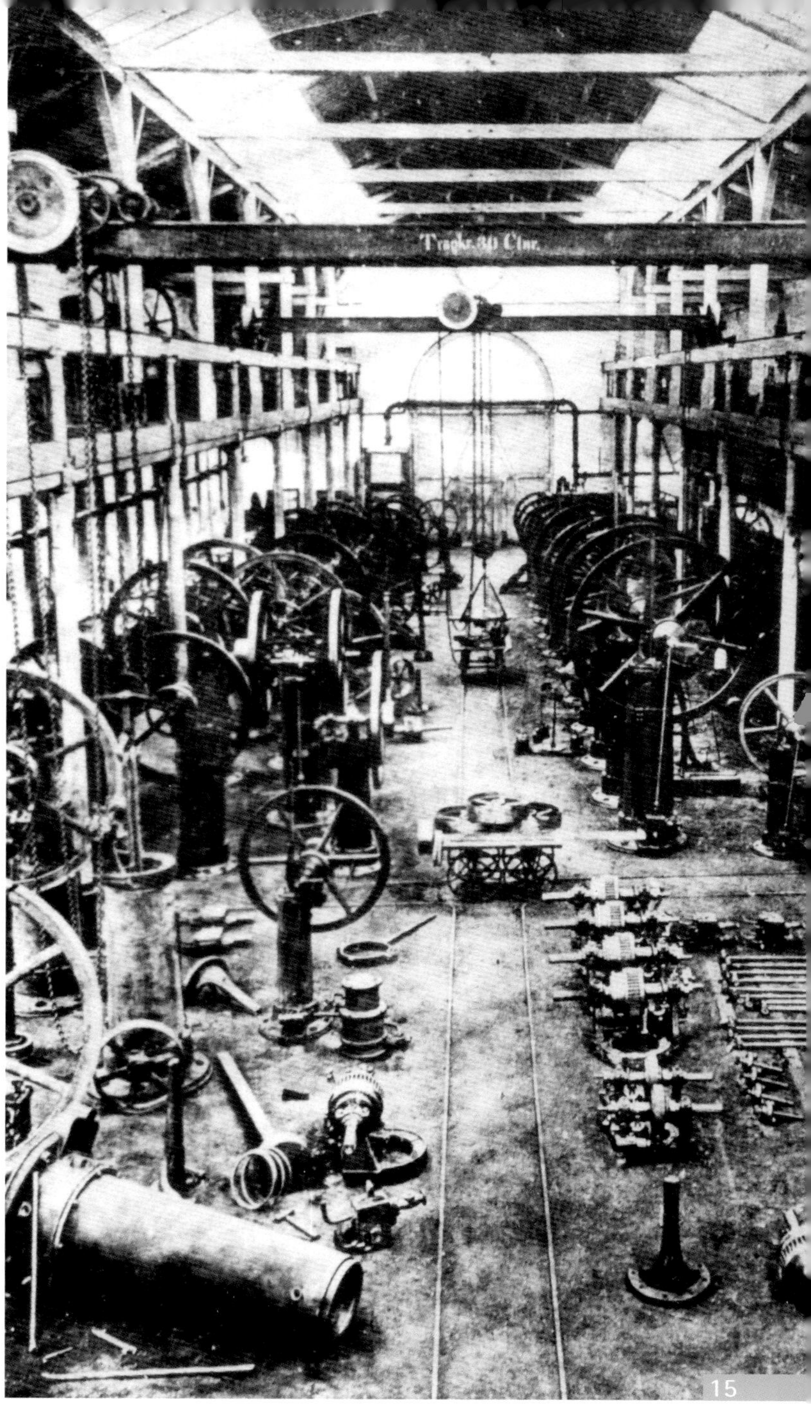

Inzwischen hatte sich in Deutz, unter Beteiligung von Otto und Langen, eine Firma gegründet, die schon bald mit dem Bau einer Motorenfabrik begann. Dort wurde man auf den jungen schwäbischen Ingenieur Daimler aufmerksam. Eugen Langen reiste zunächst nach Karlsruhe, um mit ihm über eine Mitarbeit in Deutz zu sprechen. Nach zähen Verhandlungen über Gehalt und Tantiemen begann Gottlieb Daimler am 1. August 1872 seine Tätigkeit bei der Gasmotorenfabrik in Deutz im Rang eines Direktors. Es dauerte nicht lange, bis auch Wilhelm Maybach nach Deutz wechselte. Zunächst konnte ihm Daimler nur eine Stelle als Zeichner verschaffen, aber schon am 1. Januar 1873 beförderte er seinen Schützling zum Chef des Konstruktionsbüros der Gasmotorenfabrik Deutz.

"[...] von hier aus wird ein **Stern** aufgehen."

In dieser Zeit entstand der Stern, der später zum Markenzeichen für ein Weltunternehmen werden sollte. Die Geschichte spielte sich wie folgt ab: Daimler bewohnte ein vornehmes Haus in Deutz-Mühlheim. Über ein Bild von diesem Haus malte er einen Stern mit drei Strahlen. Seiner Frau teile er dazu mit, *von hier aus wird ein Stern aufgehen*. Daimler ahnte damals sicher noch nicht, dass die drei Strahlen dieses Sterns später einmal symbolisch für den Verkehr zu Land, zu Wasser und in der Luft stehen sollten.

Durch die straffe Organisation und durch Daimlers und Maybachs zielstrebiges Bemühen um ständige Qualitätsoptimierungen entwickelte sich die Gasmotorenfabrik Deutz schnell zu einem florierenden Unternehmen. Die neuen Maschinen, die die Firma an die Kundschaft lieferte, wurden immer mehr zu Daimlers und Maybachs Werk. Für Nicolaus Otto war es nicht immer ganz leicht, die Dominanz seines Direktors zu akzeptieren. Aber bei allen Auseinandersetzungen in den zehn Jahren, in denen der Schwabe in Deutz tätig war, gaben ihm die Erfolge stets recht. Es ist in diesem Zusammenhang sicher interessant, dass die Konstruktion des neuen Viertaktmotors als *Ottomotor* vorgestellt wurde. Diesen reichte Otto am 4. September 1876 zum Patent ein. Mit der Patentnummer 532 wurde die Erfindung vom 4. August 1877 an geschützt. Und noch heute steht in den Kraftfahrzeugpapieren unserer modernen Automobile unter der Rubrik Antriebsart *Ottomotor*.

In Deutz verging kaum eine längere Zeitspanne, in der die Technik des neuen Motors durch Daimler und Maybach nicht verbessert wurde. Es gab bereits Tests mit elektrischen Zündungen, die anstelle der Glührohrzündung installiert wurden, und Versuche, Petroleumdestillate so zu zerstäuben, dass man unabhängig von dem stationären Leuchtgas wurde. Schon 1875 hatte Maybach an Apparaten zur Vergasung von Benzin experimentiert. Trotz des großen Erfolgs mit dem neuen Motor wurden die Spannungen zwischen Nicolaus Otto und Gottlieb Daimler immer größer. Vor allem die Ablehnung von Otto und Langen für Daimlers Pläne, einen schnell laufenden Motor für Straßen- und Schienenfahrzeuge, eventuell sogar für Flugzeuge und Schiffe zu entwickeln, wollte der schwäbische Tüftler nicht akzeptieren.

In diese Zeit der beruflichen Enttäuschung fiel jedoch eine Reise nach Russland, die Daimler am 30. September 1881 im Auftrag der Deutzer Gasmotorenfabrik antrat. In St. Petersburg, dem damaligen russischen Tor zur westlichen Welt, sollte er Möglichkeiten von Geschäftsbeziehungen erkunden. Hier traf Daimler mit deutschen Geschäftsleuten zusammen. Auch Max Duttenhöfer, mit dem Daimler bereits in Deutschland Kontakt hatte, traf er in St. Petersburg wieder. Dieser Duttenhöfer sollte später für Daimler noch zu einer wichtigen Person werden. In Russland imponierten ihm aber auch die riesigen Rohölvorräte, die für den Verkehr zu Land, zu Wasser und in der Luft einmal von ganz besonderer Bedeutung werden konnten.

Nach seiner Rückkehr berichtete Daimler von dem enormen Potenzial, das die Produktion von Gasmotoren in Russland biete. Anstatt die Russlanderfahrungen ihres Direktors in ihre geschäftlichen Überlegungen einzubeziehen, sahen die Aufsichtsräte in Deutz wohl eine günstige Möglichkeit, Daimler loszuwerden. Man schlug ihm in einem Schreiben vom

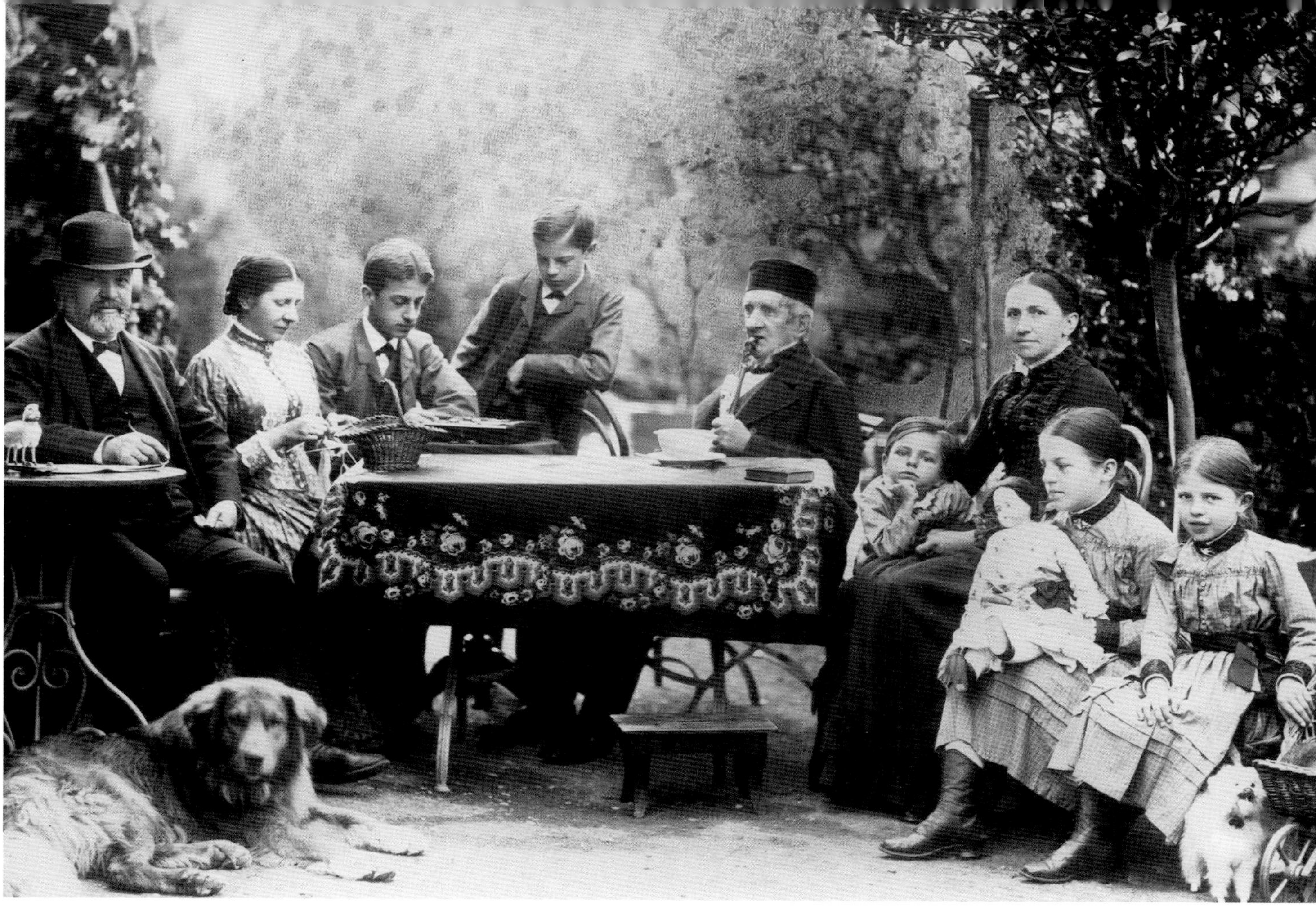

Familie Daimler, um 1881

28. Dezember 1881 vor, ein *Zweitgeschäft* des Unternehmens in St. Petersburg zu gründen. Hierfür stellte man sogar Gelder in Aussicht, sprach dem ungeliebten leitenden Angestellten aber gleichzeitig die Kündigung seines Postens in Deutz aus.

Am 30. Juni 1882 verließ Gottlieb Daimler mit 48 Jahren die Gasmotorenfabrik Deutz und kehrte wenig später ins Schwabenland zurück. Im geistigen Gepäck hatte er alles Wissenswerte um den Viertaktmotor, an dessen Entwicklung er ja schließlich entscheidend beteiligt war. Zu dieser Zeit war seine Gesundheit bereits stark angegriffen. Als neues Zuhause wählte er Cannstatt am Neckar. Und wieder holte er seinen Schützling Maybach zu sich. Um diesem eine Zukunftsperspektive zu geben, hatte Daimler bereits am 18. April 1882 einen Vertrag mit ihm abgeschlossen, in dem er ihm eine Stelle als Ingenieur und Konstrukteur zusicherte.

Im Juli 1882 konnte Daimler mit seiner Familie das Haus beziehen, das er in Cannstatt erworben hatte. Das Anwesen lag direkt hinter dem Kurgarten. Ein vorhandenes Gewächshaus

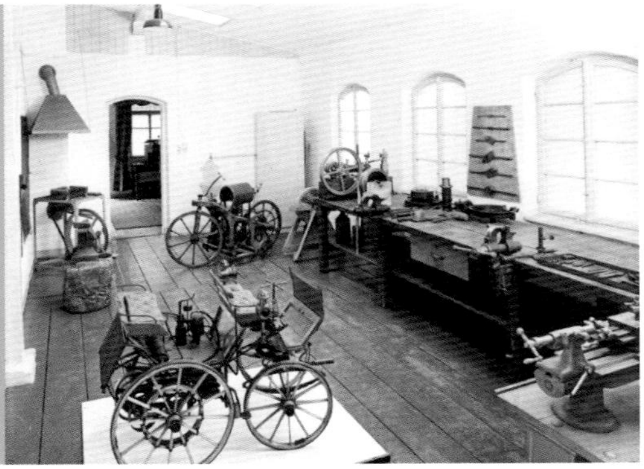

Die Gottlieb-Daimler-Gedächtnisstätte, Stuttgart-Bad Cannstatt (Werkstattszene)

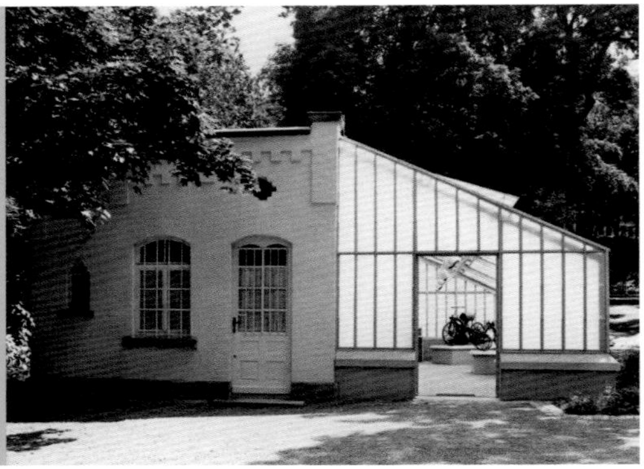

Gewächshaus der Gottlieb-Daimler-Gedächtnisstätte, in dem der Daimler-*Reitwagen* entstand

ließ er so erweitern, dass hier seine neue Versuchsstätte entstand. Daimler hatte in seiner Zeit bei Deutz erkannt, dass der dort gebaute Viertaktmotor zwar für den stationären Betrieb durchaus geeignet war, dass er mit 600 kg pro PS aber ein viel zu hohes Gewicht für den Einbau in ein Fahrzeug hatte. Es war klar, dass nur eine hohe Drehzahl und ein geringes Gewicht zum gewünschten Erfolg führen konnten: Ziel war es, einen Motor zu bauen mit guter Leistung, robuster Bauart und bester Wirtschaftlichkeit. Er sollte überall verwendbar sein, in Fahrzeugen auf dem Land, zu Wasser und in der Luft. Über ein Jahr dauerten die Versuche. In dieser Zeit widmete sich Daimler hauptsächlich der Verbesserung der Glührohrzündung und der Komprimierung des Gasluftgemischs.

In der kleinen Werkstatt wurde Tag und Nacht gearbeitet. Nur wenig Licht von der spärlichen Gasbeleuchtung drang bei Dunkelheit nach draußen. Die Menschen in Cannstatt steckten bald die Köpfe zusammen und vermuteten seltsames Treiben hinter den Fenstern des Gartenhauses. Mit besonderem Misstrauen verfolgte Daimlers Gärtner Weinbuch die „Machenschaften" seines Dienstherrn. Eines Tages meldete er seine Beobachtungen dem Wachtmeister Ehrhardt. Dem ständigen Geklapper, Gehämmer, Sägen und Feilen müsse endlich auf den Grund gegangen werden. Vielleicht verbarg sich da sogar eine Falschmünzerei hinter den verdunkelten Fenstern? Mit einem Nachschlüssel drangen die wackeren Ordnungshüter schließlich bei finsterer Nacht in die Werkstatt ein. Sie fanden nichts als Werkzeug, eine fußbetriebene Drehbank, diverse Räder und Eisenklötze. Von Falschgeldpressen und gar Falschmünzen keine Spur. Daimler konnte unbehelligt weiter arbeiten.

Inzwischen hatte er es geschafft, das Motorgewicht auf 40 kg je PS zu senken. Jetzt schien der Motor verkehrstauglich zu sein. Nach einem selbst gefertigten Versuchsmodell ließ Daimler im Jahr 1883 bei der Firma Kurtz einen ersten Motor nach seinen Vorgaben herstellen. Im Jahr 1884 wurde ein weiterer Motor geliefert, der schon ein rundes Gehäuse im Bereich der Kurbelwelle hatte. Dadurch wurde es möglich, dass die beweglichen Teile bereits in Öl liefen, so wie wir es heute noch bei unseren Automobilen kennen. Diese Motoren sollten später wegen ihrer Bauart als *Standuhr* in die Automobilgeschichte eingehen. Es folgten weitere Verbesserungen, die sich Gottlieb Daimler patentrechtlich schützen ließ.

Rechts: Konstruktionszeichnung des Daimler-*Reitwagens*. Aus der Patentschrift von 1885

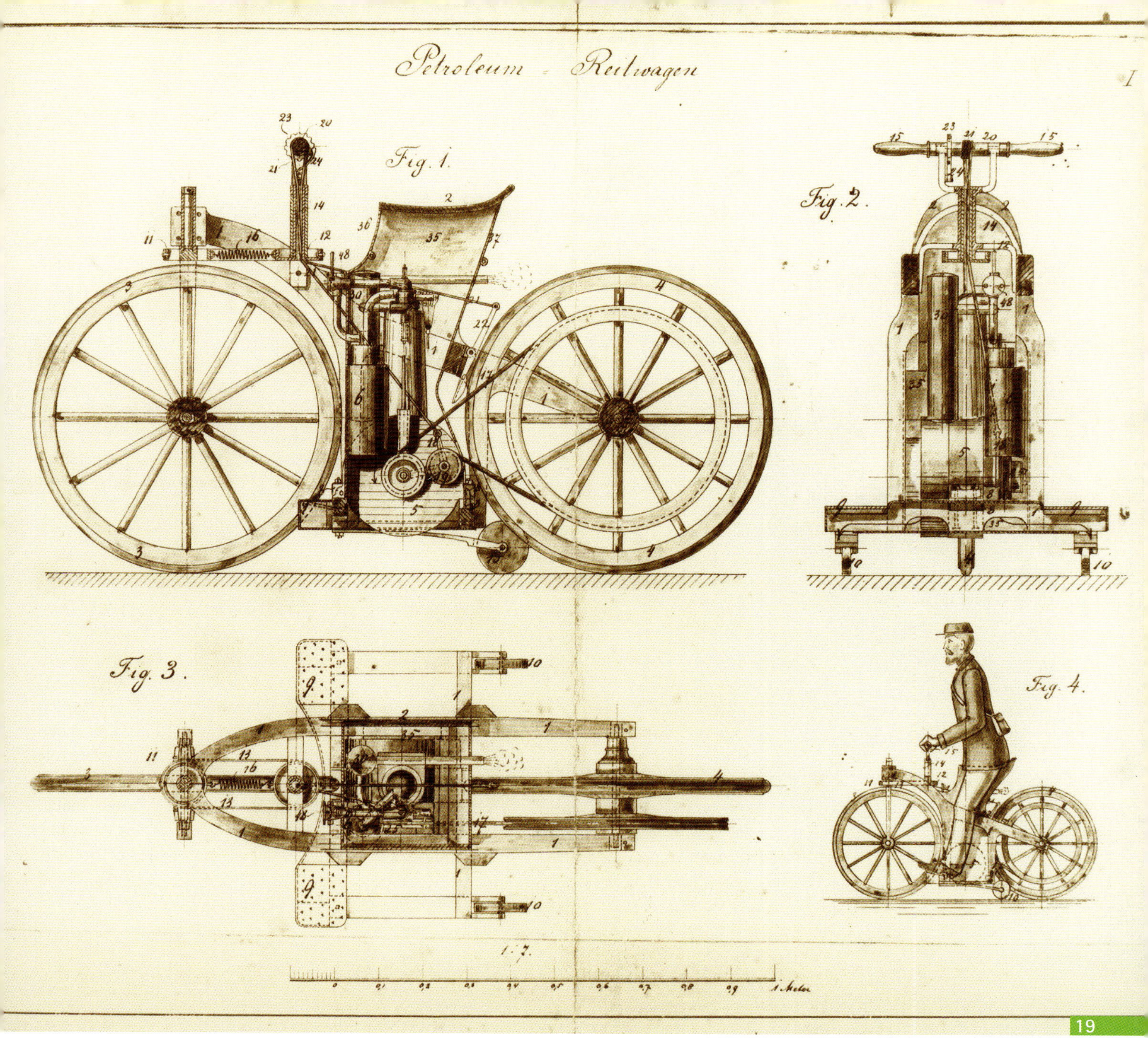
Petroleum - Reitwagen
I
Fig. 1.
Fig. 2.
Fig. 3.
Fig. 4.
1 : 7.
1 Meter

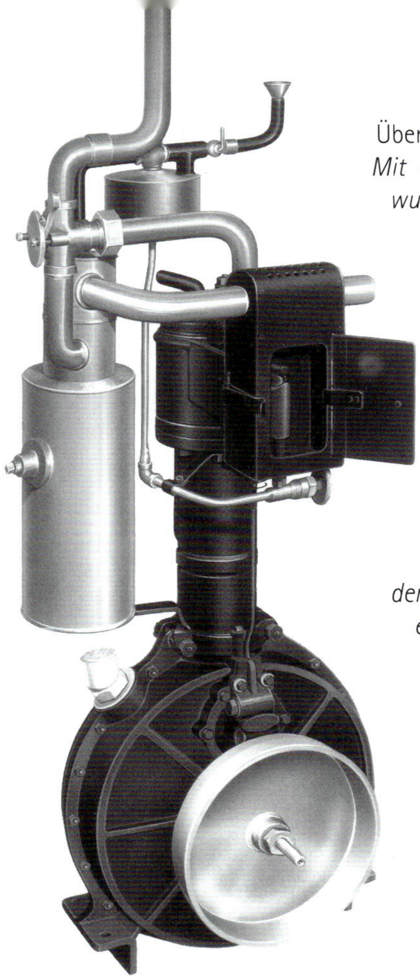

Über seine Vision schrieb er später: *Mit dem schnell laufenden Motor wurde die Voraussetzung zur Ausrüstung kleiner und kleinster Fahrbetriebe mit bequemem, billigem Kraftbetrieb gegeben. Hiermit wurde die ganze neue Industrie der Motorkutschenfahrzeuge, Motorstahlräder, Motor-Bahn-Draisinen, Motortramways, Motorfeuerspritzen, Motorvergnügungs- und -nutzboote, dergleichen Objekte, welche ohne erhebliche Mehrbelastung bis zur kleinsten Dimension herab mit Motorkraft ausgerüstet werden konnten, geschaffen.*

Trotz aller Zerwürfnisse bot Gottlieb Daimler den neuen Motor seinem früheren Arbeitgeber Deutz an. Doch dort zeigte man kein Interesse. Die vielfältigen Einsatzmöglichkeiten seines Motors musste Daimler also selbst unter Beweis stellen. Zunächst nahm er als Vorbild das Veloziped. Diese Holzfahrräder mit Tretkurbeln an den Vorderrädern schienen ihm für sein erstes Motorfahrzeug geeignet zu sein. Er ließ ein Zweirad mit kräftigem Holzrahmen herstellen und baute seinen Motor ein. Am 29. August 1885 konnte Daimler im Alter von 50 Jahren das Patent für den *Reitwagen* feiern, an dessen Bau auch Maybach großen Anteil hatte. Am 10. November desselben Jahres gelingt es Daimlers Sohn Paul, mit diesem „Motorrad" erstmals eine 3 km lange Strecke, von Cannstatt nach Untertürkheim, zurückzulegen. Die Fahreigenschaften waren jedoch so unbefriedigend, dass das erste „Motorrad" der Welt ein Einzelstück blieb. Einen Motorschlitten, der in der Konstruktion dem *Reitwagen* ähnelte, erprobte Daimler im Winter 1885/86 auf einem zugefrorenen Gewässer bei Cannstatt. Auch dieses Fahrzeug blieb ein bloßes Experiment.

Am 28. August 1886 lieferte die Firma W. Wimpff und Sohn, königlicher Hoflieferant zu Stuttgart, eine elegante Pferdekutsche für 795 Goldmark an Gottlieb Daimler. An diesem Wagen wurden kurze Zeit später in der Esslinger Maschinenfabrik einige Umbauten vorgenommen. Dabei entfernte man die Deichsel des Pferdefuhrwerks. Zwischen der vorderen und der hinteren Sitzbank ließ Daimler seinen Motor mit 1 ½ PS Leistung einbauen. Mit dieser motorgetriebenen Kutsche unternahm Daimler im Herbst des Jahres 1886 erste Fahrversuche. Aufgrund der bei Kutschen üblichen Drehschemellenkung waren Kurvenfahrten sehr problematisch, so dass auch die Motorkutsche ein Einzelstück blieb.

„[...] wie von **unbekannter Kraft** getrieben[...]"

Am 5. November berichtet die *Cannstatter Zeitung*, dass *in der letzten Zeit ein auf dem Neckar fahrendes von etwa 6 Personen besetztes Boot, das sich, wie von unbekannter Kraft getrieben, mit großer Geschwindigkeit stromauf- und -abwärts den Weg durch die Fluten bahnt, bei den Vorübergehenden ein nicht geringes Aufsehen erregt. Das Schiffchen mit eigenartigem Triebwerk ist von Gottlieb Daimler hier erbaut.* Das Boot mit einer Länge von 6 m war bei dem Bootsbauer Seibert in Neckarelz im Auftrag von Daimler hergestellt worden. Seinen Motorantrieb für Boote hatte dieser bereits am 9. Oktober 1886 zum Patent angemeldet.

Links: Daimler Motor von 1883/84 *(Standuhr)*
Rechts: Der Daimler-*Reitwagen* von 1885 (Nachbildung)

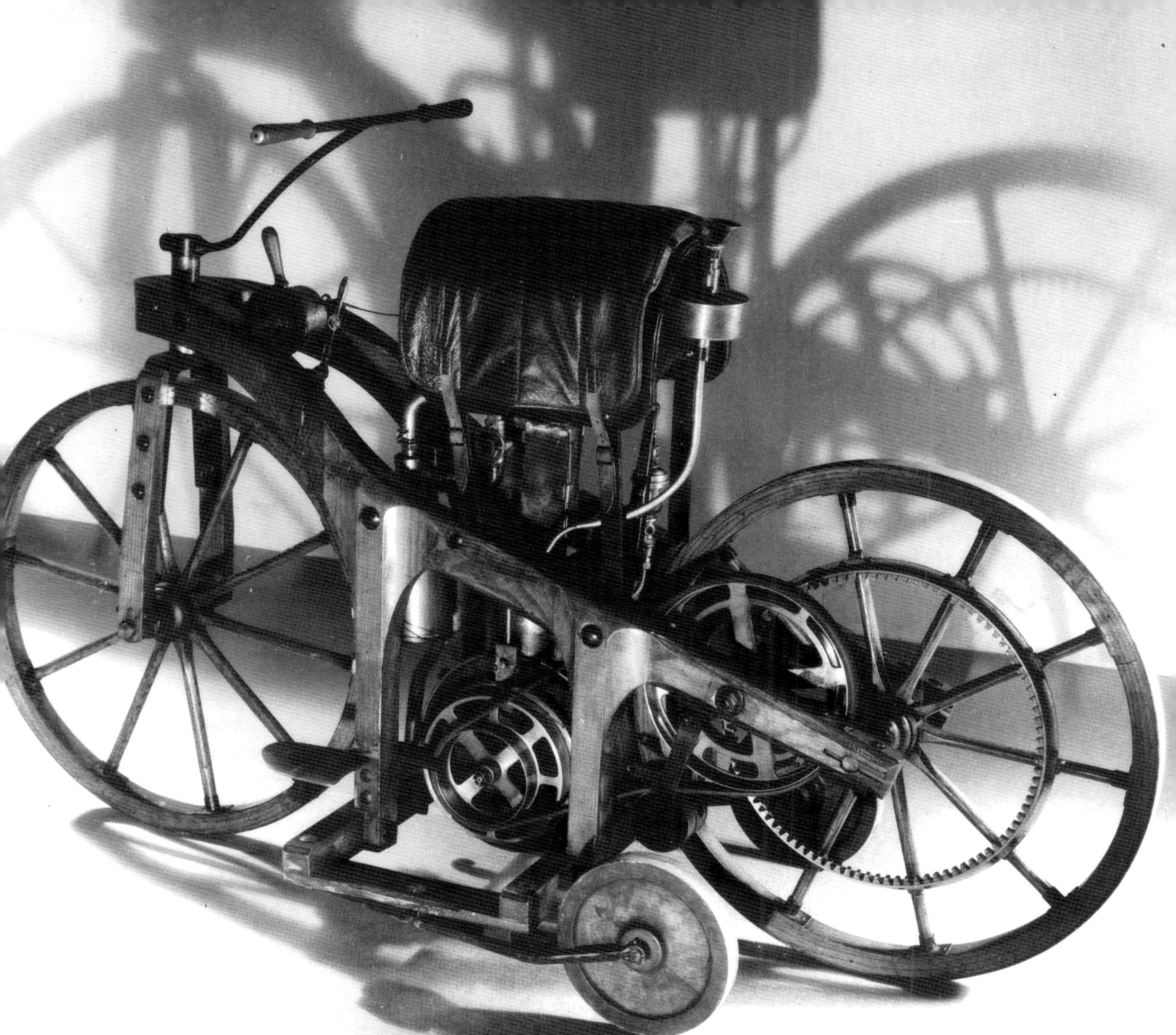

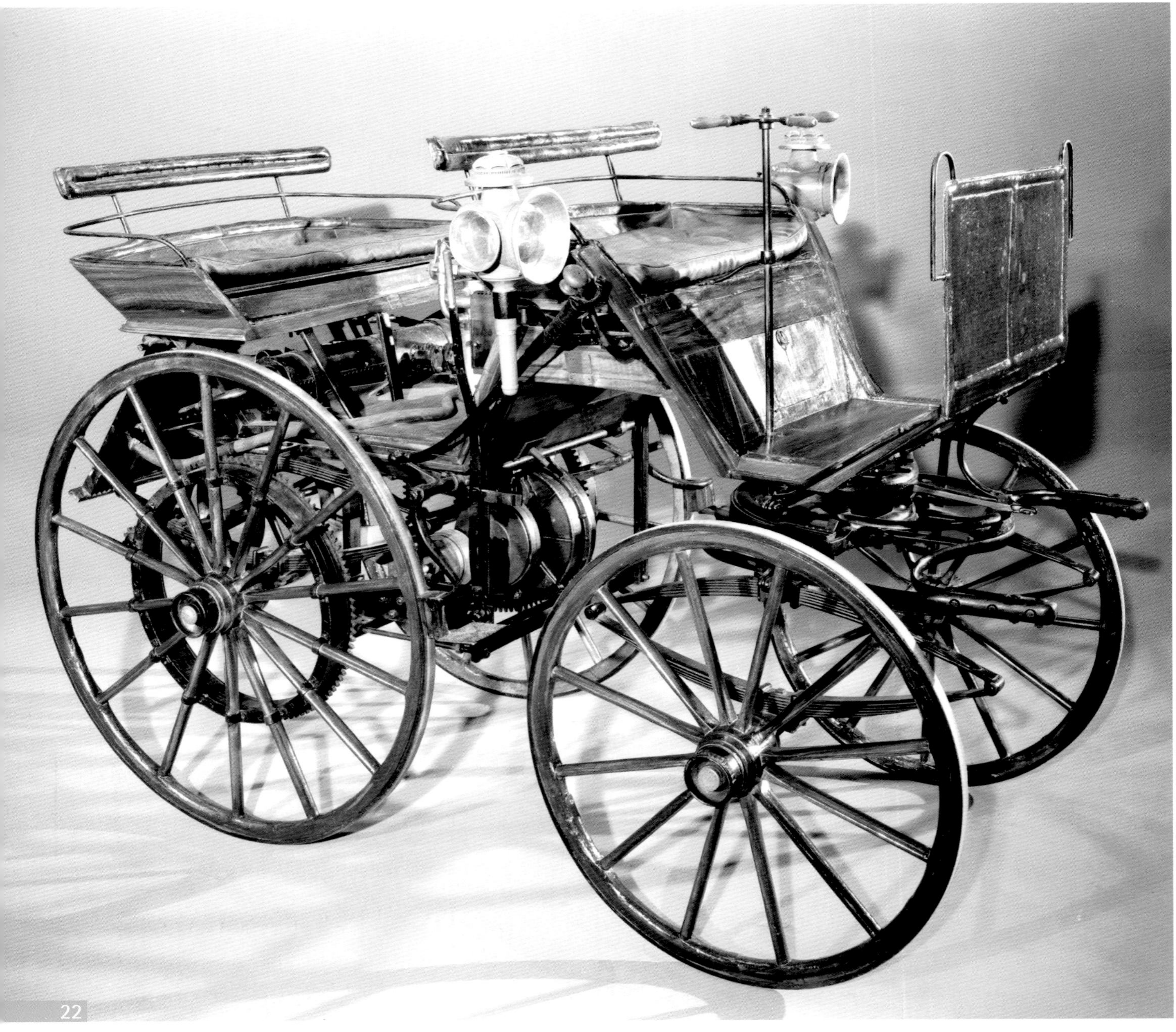

Auch für den Betrieb von Dynamomaschinen zur Erzeugung von elektrischem Strom kamen Daimler-Motoren zum Einsatz. Eine solche Maschine sorgte zum Beispiel auf der Weltausstellung in Paris im Jahr 1889 für großes Aufsehen. Eine erste Straßenbahn mit Daimler-Motor wurde im Jahr 1888 auf einer 1 km langen Strecke dem Verkehr übergeben. Bald gab es auch Pferdebahnwagen mit Daimler-Motoren, und ebenfalls noch 1888 gründete der unermüdliche schwäbische Ingenieur die Daimler Motor-Wagen-Kutscherei, eine Art Taxi-Unternehmen. Am 29. Juli 1888 erhielt Gottlieb Daimler das Patent auf eine *Daimler-Feuerspritze.*

Schon im Jahr 1887 hatte er seinen Motor auch dem Kriegsministerium für die Luftfahrt angeboten. Noch war die Zeit dafür aber nicht reif. Sein Angebot wurde abgelehnt. Doch die Verwendungen des Motors in der Luft ließ Daimler so lange nicht ruhen, bis er im Oktober 1887 von Dr. Friedrich Hermann Wölfert hörte, der in Leipzig mit einem lenkbaren Luftschiff bereits Probeflüge unternahm. Sofort nahm er mit diesem Mann Kontakt auf und bat ihn zu sich nach Cannstatt. Nach zehn Monaten sollte das Luftschiff mit Daimler-Motor am 12. August 1888 zum ersten Mal in die Lüfte steigen. Doch die Körperfülle des Dr. Wölfert war so gewaltig, dass der Flugapparat am Boden blieb. Erst ein leichtgewichtiger junger Mann schaffte einen Flug von einigen hundert Metern. Weitere Flugversuche brachten zunächst kaum bessere Erfolge. Der 2-pferdige Motor war zu schwach, und einen stärkeren und damit natürlich auch wesentlich schwereren konnte das Luftschiff mit seinem Gasballon nicht tragen.

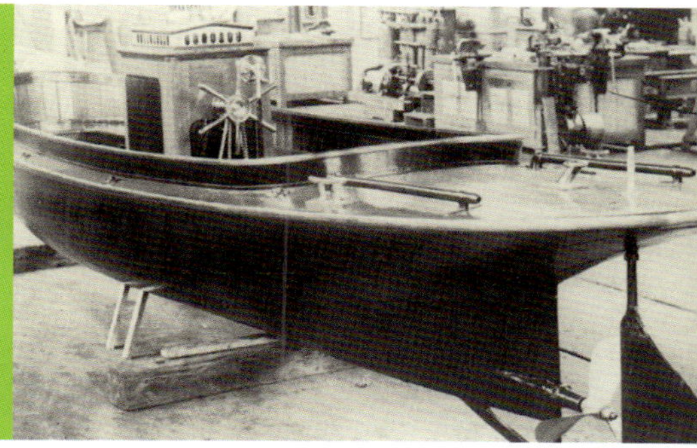

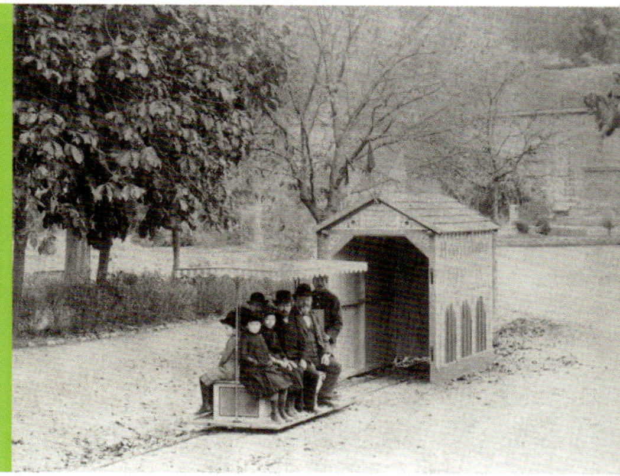

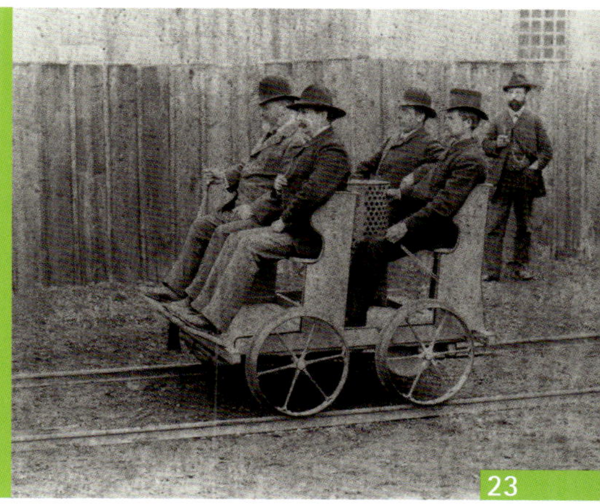

Links: Daimler-Motorkutsche von 1886
Rechts von oben nach unten: Ein Daimler-Motorboot – Die Daimler-Bootswerft wurde im Jahr 1890 gegründet; Cannstatter Ausstellungsstraßenbahn mit Daimler-Motor aus dem Jahr 1887; Daimler-Motordraisine aus dem Jahr 1887

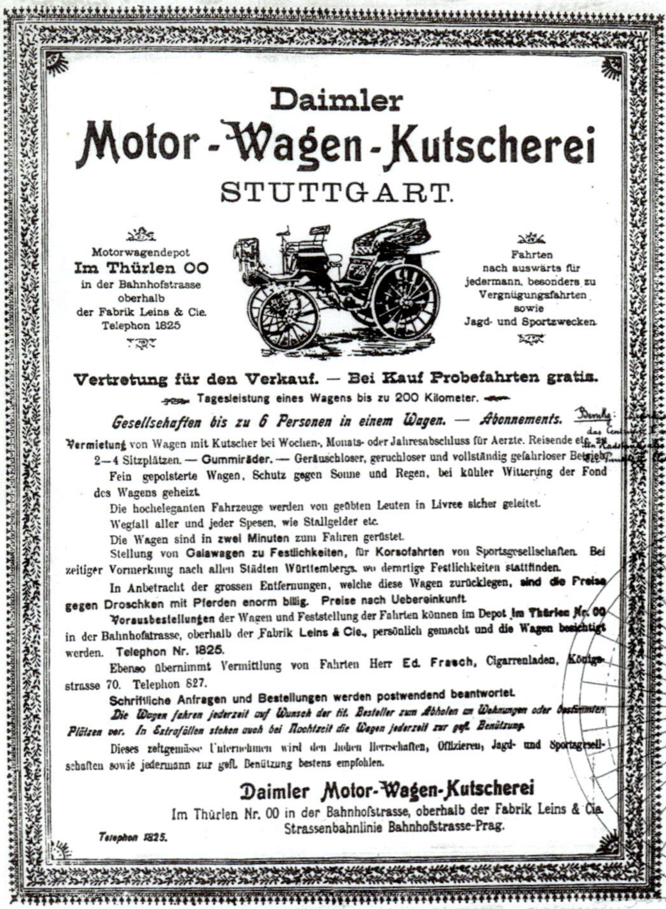

Daimler

Motor-Wagen-Kutscherei

STUTTGART.

Motorwagendepot
Im Thürlen 00
in der Bahnhofstrasse
oberhalb
der Fabrik Leins & Cie.
Telephon 1825

Fahrten
nach auswärts für
jedermann, besonders zu
Vergnügungsfahrten
sowie
Jagd- und Sportzwecken.

Vertretung für den Verkauf. — Bei Kauf Probefahrten gratis.

Tagesleistung eines Wagens bis zu 200 Kilometer.

Gesellschaften bis zu 6 Personen in einem Wagen. — Abonnements.

Vermietung von Wagen mit Kutscher bei Wochen-, Monats- oder Jahresabschluss für Aerzte. Reisende etc. zu 2—4 Sitzplätzen. — **Gummiräder.** — Geräuschloser, geruchloser und vollständig gefahrloser Betrieb.

Fein gepolsterte Wagen, Schutz gegen Sonne und Regen, bei kühler Witterung der Fond des Wagens geheizt.

Die hocheleganten Fahrzeuge werden von geübten Leuten in Livree sicher geleitet.

Wegfall aller und jeder Spesen, wie Stallgelder etc.

Die Wagen sind in **zwei Minuten** zum Fahren gerüstet.

Stellung von **Galawagen zu Festlichkeiten**, für **Korsofahrten** von Sportsgesellschaften. Bei zeitiger Vormerkung nach allen Städten Württembergs, wo derartige Festlichkeiten stattfinden.

In Anbetracht der grossen Entfernungen, welche diese Wagen zurücklegen, **sind die Preise gegen Droschken mit Pferden enorm billig. Preise nach Uebereinkunft.**

Vorausbestellungen der Wagen und Feststellung der Fahrten können im Depot **Im Thürlen Nr. 00** in der Bahnhofstrasse, oberhalb der Fabrik **Leins & Cie.**, persönlich gemacht und **die Wagen besichtigt** werden. **Telephon Nr. 1825.**

Ebenso übernimmt Vermittlung von Fahrten Herr **Ed. Frasch**, Cigarrenladen, Königstrasse 70. Telephon 827.

Schriftliche Anfragen und Bestellungen werden postwendend beantwortet.

Die Wagen fahren jederzeit auf Wunsch der tit. Besteller zum Abholen an Wohnungen oder bestimmten Plätzen vor. In Extrafällen stehen auch bei Nachtzeit die Wagen jederzeit zur gefl. Benützung.

Dieses zeitgemässe Unternehmen wird den hohen Herrschaften, Offizieren, Jagd- und Sportsgesellschaften sowie jedermann zur gefl. Benützung bestens empfohlen.

Daimler Motor-Wagen-Kutscherei

Im Thürlen Nr. 00 in der Bahnhofstrasse, oberhalb der Fabrik Leins & Cie.
Strassenbahnlinie Bahnhofstrasse-Prag.

Telephon 1825.

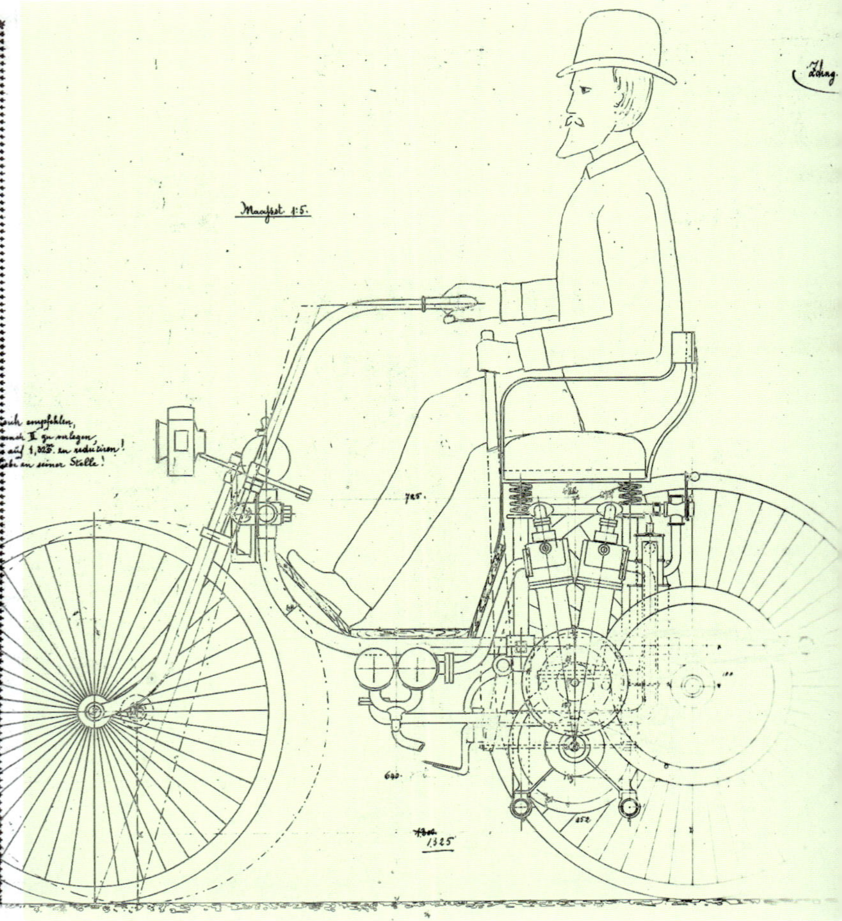

Auch für Motorschlepper zum Transport von Geschützen bot Daimler seinen Motor an und schlug ihn sogar für den Antrieb von Unterwasserbooten vor. Während sich der Betrieb von Booten mit Daimler-Motoren bald größter Beliebtheit erfreute und auch der pferdelose Trambahnverkehr inzwischen störungsfrei lief, kamen seine anderen Projekte kaum über ein Versuchsstadium hinaus. Mit dem Absatz von Motoren schien Gottlieb Daimler auch recht zufrieden zu sein. Denn die Kundschaft hatte die Vorteile des schnell laufenden Motors längst erkannt.

Während Daimler den Bau von weiteren Motorwagen kaum noch voran trieb, hatte sein Mitarbeiter Wilhelm Maybach die Zukunft dieses Verkehrsmittels längst erkannt. Inzwischen hatte er natürlich auch von dem *Patent-Motorwagen* des Herrn Benz gehört, den dieser in Mannheim gebaut hatte. Im Jahr 1889 entstand der Stahlradwagen nach Maybachs Plänen, eine seiner größten Konstruktionsleistungen. Damit produzierte man in Cannstatt ganze vier Jahre nach dem Benz-Wagen das erste Motorfahrzeug, das Motor und Fahrgestell

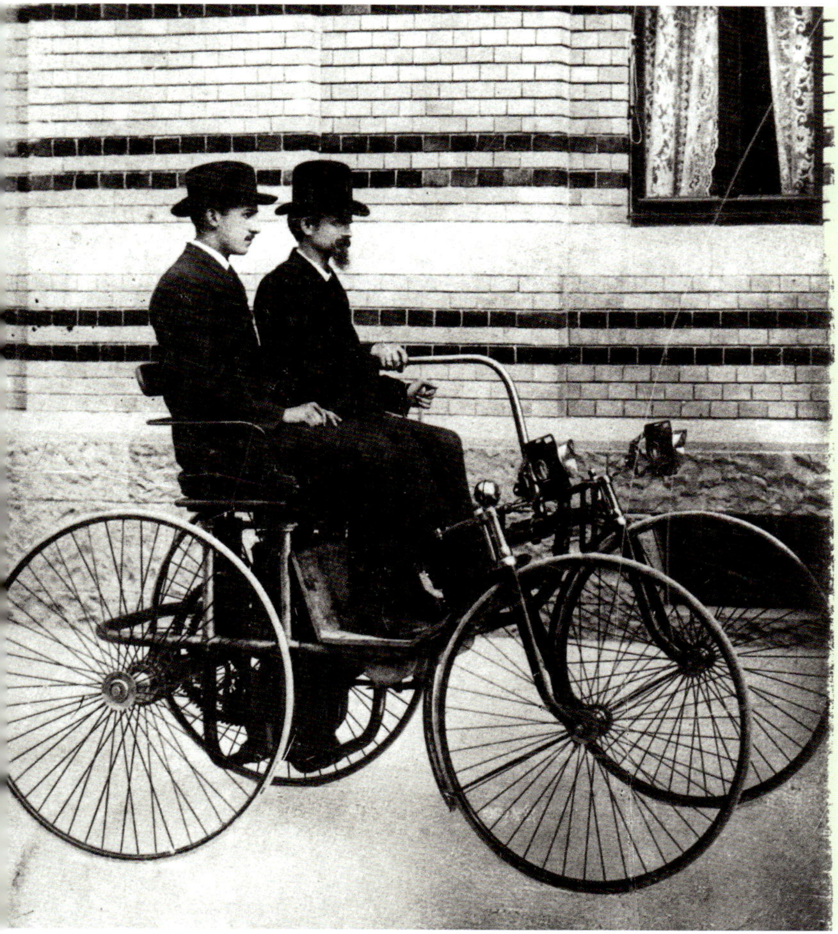

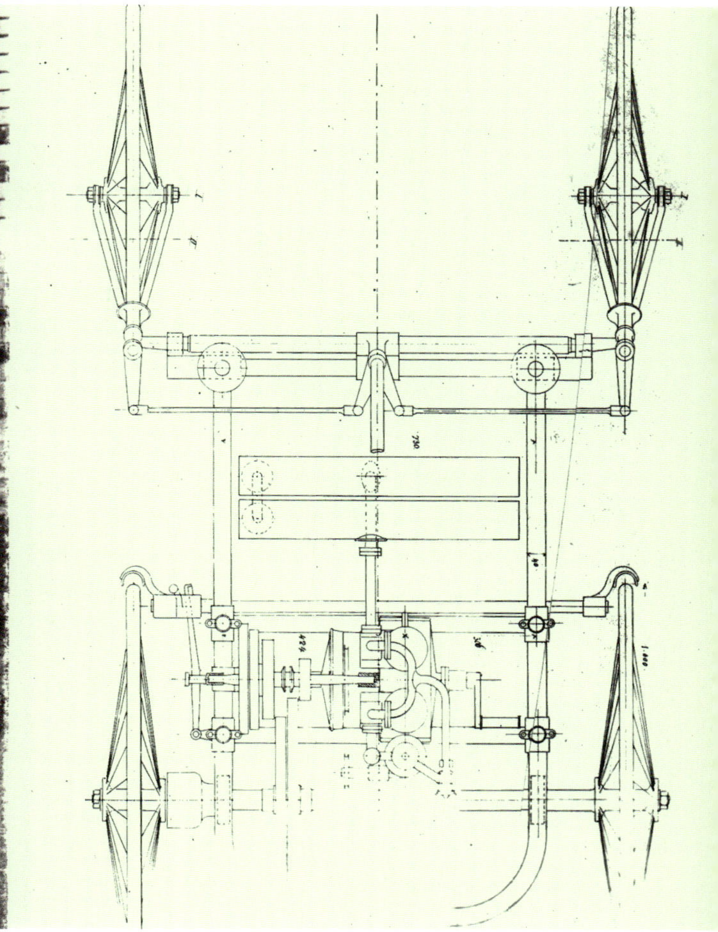

miteinander verband. Für die Lenkung hatte Maybach eine Art Tandem mit zwei Gabeln, ähnlich wie man sie bei Fahrrädern verwendete, entwickelt, und er hatte dem Wagen bereits ein Zahnradgetriebe zur Geschwindigkeitsabstufung eingebaut. Dieses Fahrzeug wurde noch im selben Jahr 1889 sogar auf der Weltausstellung in Paris gezeigt. Nach deren Ende erwarb das Familienunternehmen Peugeot das Fahrzeug, und es entwickelte sich bald eine rege Liefertätigkeit von Daimler-Motoren nach Frankreich. Doch Daimler war noch immer nicht bereit, seine Zustimmung zum serienmäßigen Bau von Motorwagen zu geben. Nur zwei Exemplare des Stahlradwagens wurden schließlich gefertigt.

Linke Seite: Geschäftsanzeige von 1888
Rechte Seite: Der Daimler-Stahlradwagen von 1899
Beide Seiten: Konstruktionszeichnungen des Stahlradwagens

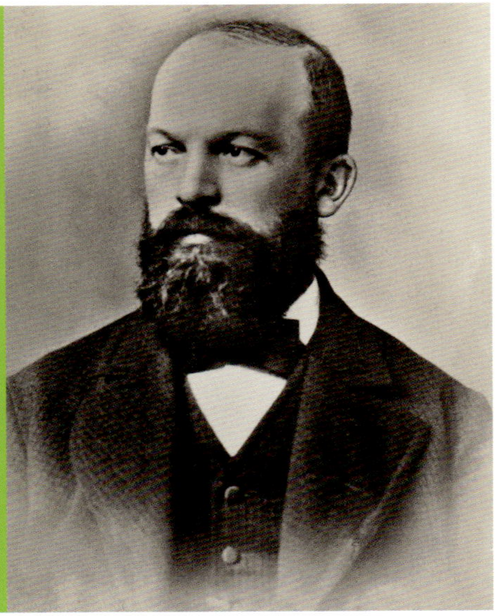

Gottlieb Daimler (1834-1900)

Aus finanziellen Gründen musste Gottlieb Daimler genau wie Carl Benz Geschäftspartner in sein Unternehmen holen. Dem Vorschlag des oben bereits erwähnten Max Duttenhöfer, die Einzelfirma Daimlers in eine Aktiengesellschaft umzuwandeln, stimmte dieser schließlich zu. So entstand noch im Jahr 1890 die Daimler Motorengesellschaft AG. Teilhaber waren Max Duttenhöfer und Kommerzienrat Wilhelm Lorenz. Mit diesen kam es jedoch bald zu erheblichen Meinungsverschiedenheiten über die zukünftige Geschäftspolitik, die schließlich dazu führten, dass Daimler die Tätigkeit in dem Unternehmen, das seinen Namen trug, beendete. Ob dieses Zerwürfnis auch darauf zurückzuführen war, dass unter Duttenhöfer und Lorenz die Produktion des Stahlradwagens gegen den Willen von Daimler noch einmal aufgenommen wurde, ist nur zu vermuten. Jedenfalls wurden noch einmal rund 20 dieser Fahrzeuge mit einigen konstruktiven Veränderungen hergestellt.

Zusammen mit Wilhelm Maybach und einigen weiteren Mitarbeitern kehrte Daimler im Jahr 1893 in die Selbstständigkeit zurück. Der Gartensaal eines stillgelegten Hotels wurde zu seinem neuen Arbeitsraum. Dort entstand bald ein ganz neuer Motor, der Daimler-Phoenix-Motor, ein V-förmiger Zweizylindermotor. Bei diesem wurde erstmals der neue Spritzdüsenvergaser verwendet, den Wilhelm Maybach konstruiert hatte und der die Grundlage für die zukünftige Vergasertechnik darstellte. Jetzt war auch Gottlieb Daimler bereit, das Projekt Motorwagen wieder aufzunehmen. Mit dem *Riemenwagen* entstand im Jahr 1894 ein Fahrzeug, das nach Daimlers Auffassung produktionsreif war. Nach ständigen Weiterentwicklungen und Verbesserungen konnten bis 1899 rund 150 Fahrzeuge dieses Typs hergestellt werden.

Wahrscheinlich war es einer der größten Fehler von Gottlieb Daimler, dass er sich mit Max Duttenhöfer aussöhnte und sogar wieder eine geschäftliche Verbindung mit ihm einging. Zunächst gab es zwar einen bemerkenswerten wirtschaftlichen Aufschwung. Sowohl der *Riemenwagen* als auch der neue *Daimler-Phoenix-Wagen*, dessen Produktion ab 1897 aufgenommen wurde, fanden guten Absatz. Doch der „Burgfrieden" mit Duttenhöfer hielt nur kurze Zeit. In Berlin-Marienfelde entstand auf dessen Betreiben eine neue Firma, die ohne Daimlers Zustimmung nach seinen Lizenzen arbeitete. Ja, man ging sogar noch einen Schritt weiter und verkaufte die dort produzierten Fahrzeuge zu besonders günstigen Preisen als Daimler-Motorwagen. Resigniert und von seiner Umwelt enttäuscht starb Gottlieb Daimler am 6. März 1900 an den Folgen seiner Herzschwäche. Vielleicht kann man sogar sagen an gebrochenem Herzen.

Währenddessen hatte Wilhelm Maybach im Jahr 1895 Motoren mit vier Zylindern konstruiert. Er erkannte bald, dass man zur Leistungssteigerung der Automobilmotoren ein besseres Kühlsystem benötigte und löste dieses Problem mit seinem *Wabenkühler*. Auf Initiative des geschäftstüchtigen Kaufmanns und österreichischen k. u. k. Generalkonsuls Emil Jellinek entwickelte Maybach ein völlig neues Automobil mit Zahnradgetriebe und *Wabenkühler*, das man wegen seiner für damalige Verhältnisse einfachen Bedienungsweise *Simplex* nannte. Jellinek kaufte 36 dieser Wagen, was seinerzeit der halben Jahresproduktion entsprach. Nach dem Namen seiner Lieblingstochter nannte er sie auch *Mercedes*. Im Jahr 1907 verließ Wilhelm Maybach die Daimler Motorengesellschaft und gründete mit seinem Sohn Karl ein eigenes Unternehmen: die Firma Maybach-Motorenbau in Bissingen/Enz. Zunächst wurden hier Motoren für das Luftschiff Zeppelin gebaut. Nach vielen Ehrungen, die Maybach im Laufe seines Lebens noch zuteil wurden, starb er am 29. Dezember 1929 in Stuttgart. Hier führte ihn der letzte Weg wieder mit seinem langjährigen Partner zusammen: Er wurde nicht weit von Gottlieb Daimlers Grab auf dem Cannstatter Friedhof beerdigt.

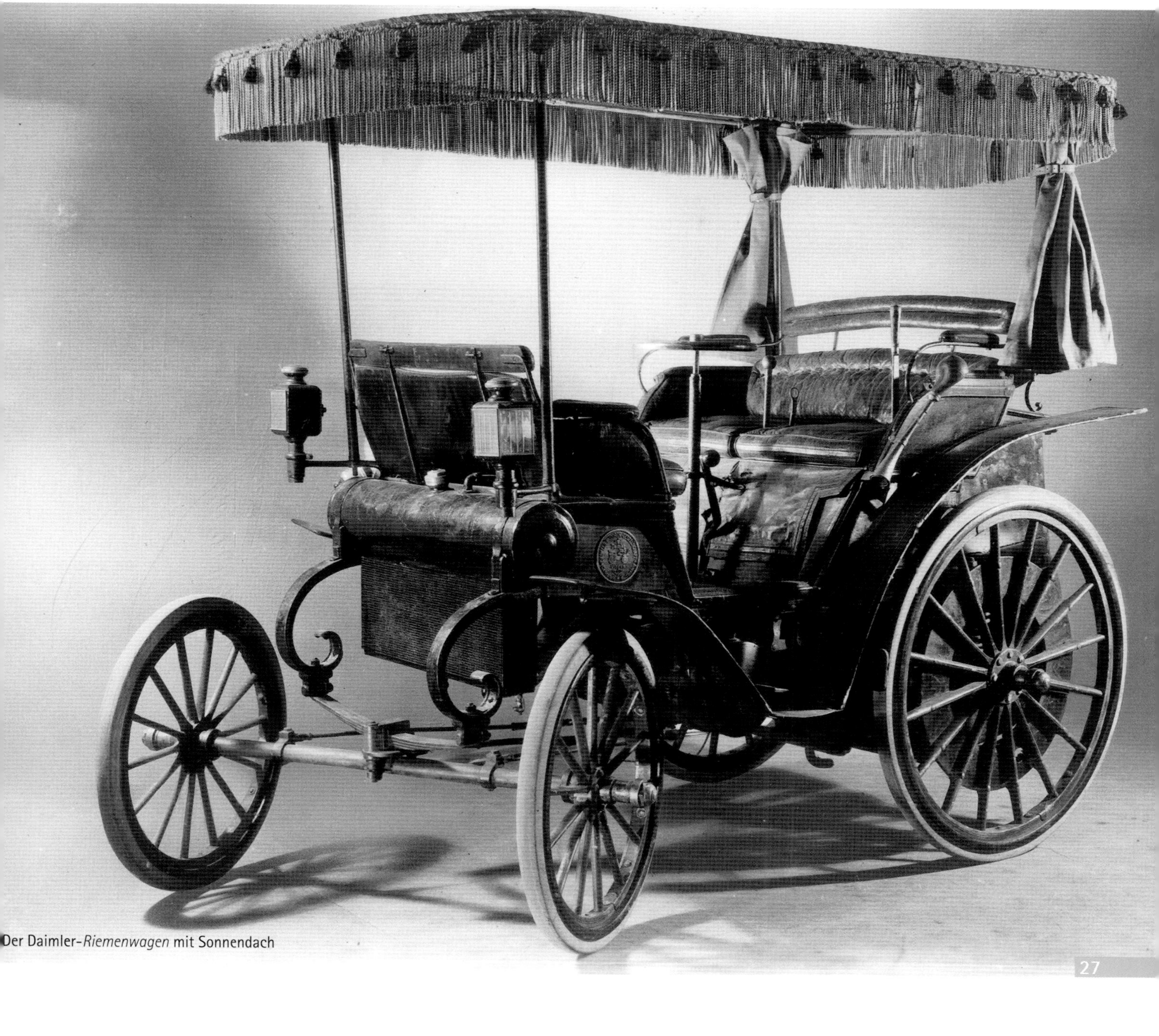

Der Daimler-*Riemenwagen* mit Sonnendach

Der Badener Carl Benz (1844-1929): Anfänge und Entwicklung bis 1885

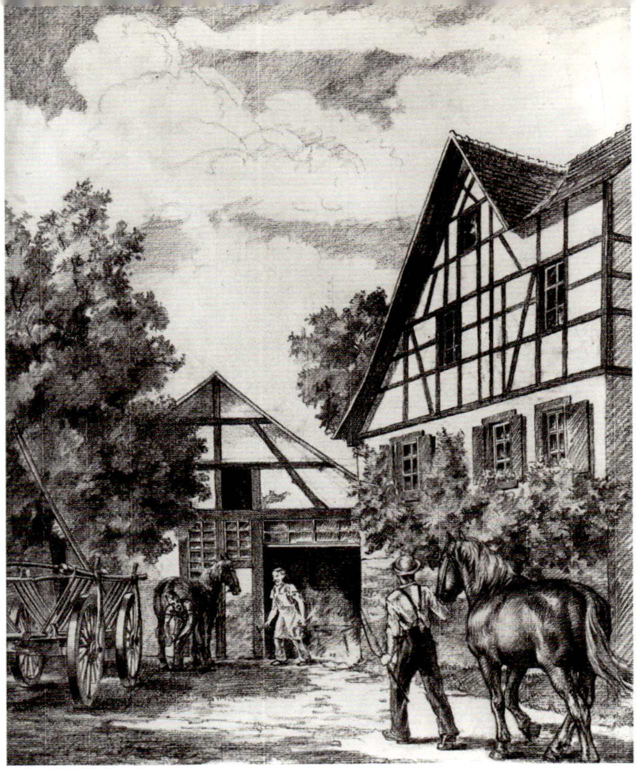

Seit vielen Generationen betrieben die Vorfahren von Carl Benz die Dorfschmiede von Pfaffenrot. Das Privileg dazu hatten sie bereits gegen Ende des 15. Jahrhunderts durch die Äbtissinnen des Klosters Frauenalb erhalten. Aufgrund ihrer achtbaren Stellung wurden die Herren Benz auch immer wieder zu Schultheißen des kleinen Orts im Schwarzwald gewählt. Mit diesem Amt war auch die Pflicht verbunden, die Rechte der Klosterfrauen vor Ort durchzusetzen, denn die Gemarkung Pfaffenrot gehörte zum klösterlichen Eigentum. Auch der Großvater von Carl Benz stand wieder am Amboss in seiner Schmiede, und auch er war Bürgermeister von Pfaffenrot. Aus der Ehe von Johann Michael Benz mit Maria Anna geb. Schottmüller gingen sechs Kinder hervor. Nur drei von ihnen war es vergönnt, die ersten Wochen zu überleben. Beide Söhne, Johann Georg und Franz Anton, erlernten, der alten Tradition folgend, das Schmiedehandwerk, und die ältere Schwester Magdalena ging der Mutter im Haus zur Hand.

Es ist vielleicht verwunderlich, dass, entgegen der in dieser Zeit üblichen Rangordnung, der jüngere Sohn Franz Anton die väterliche Schmiede übernahm. Der Toni Benz, wie ihn die Pfaffenroter bald nannten, wurde auch zum Bürgermeister gewählt.

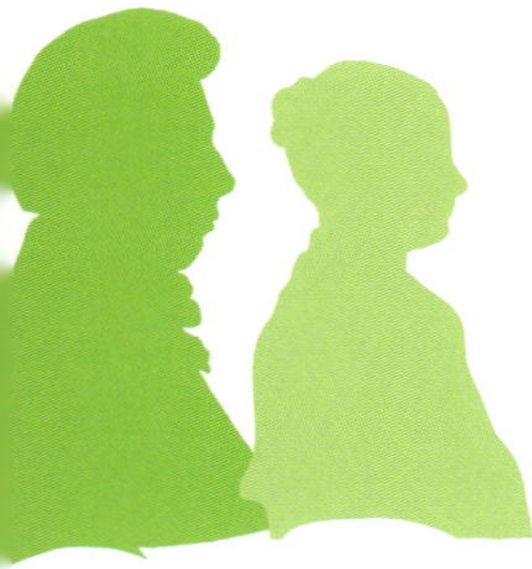

Seinen älteren Bruder Johann Georg zog es in die Welt hinaus. Er hatte schon damals von Dampfmaschinen gehört, die auf *Schienenstraßen* fuhren. Diese neuen Wunderwerke der Technik sollten viele Wagen auf Eisenschienen hinter sich herziehen und damit hunderte von Menschen transportieren. Zu dieser Zeit des Aufbruchs in die Moderne wollte Johann Georg, der Vater von Carl Benz, seinen Beitrag leisten. Er arbeitete zunächst als Schlosser, Mechaniker und bald Werkführer in der Zuckerfabrik in Grötzingen. Dort las er in der Zeitung, dass am 12. September 1840 eine erste Teilstrecke der badischen Staatsbahn von Heidelberg nach Mannheim eröffnet wurde. Unverzüglich reiste er nach Mannheim, um die technische Sensation selbst zu sehen. Zwei gewaltige Lokomotiven, denen man die markigen Namen *Greif* und *Löwe* gegeben hatte, standen für die zunächst noch recht kurze Strecke von rund 18,5 km bereit. Doch man sprach in Mannheim bereits davon, dass die Trasse bald von Heidelberg nach Karlsruhe verlängert werden sollte. Jetzt stand Johann Georg Benz' Entschluss endgültig fest. Auf dem offenen Führerstand einer solchen Lokomotive wollte er einmal stehen.

Am 15. April 1842 schrieb er einen Brief an die Großherzogliche Badische Oberdirektion des Wasser- und Straßenbaus in Karlsruhe und bat um Anstellung als Lokomotivführer. Sein Gesuch wurde nach Heidelberg weitergeleitet. Von dort erhielt er zunächst eine Ablehnung. *Für die Besetzung einer so wichtigen Stelle wie die eines Lokomotivführers* wolle man

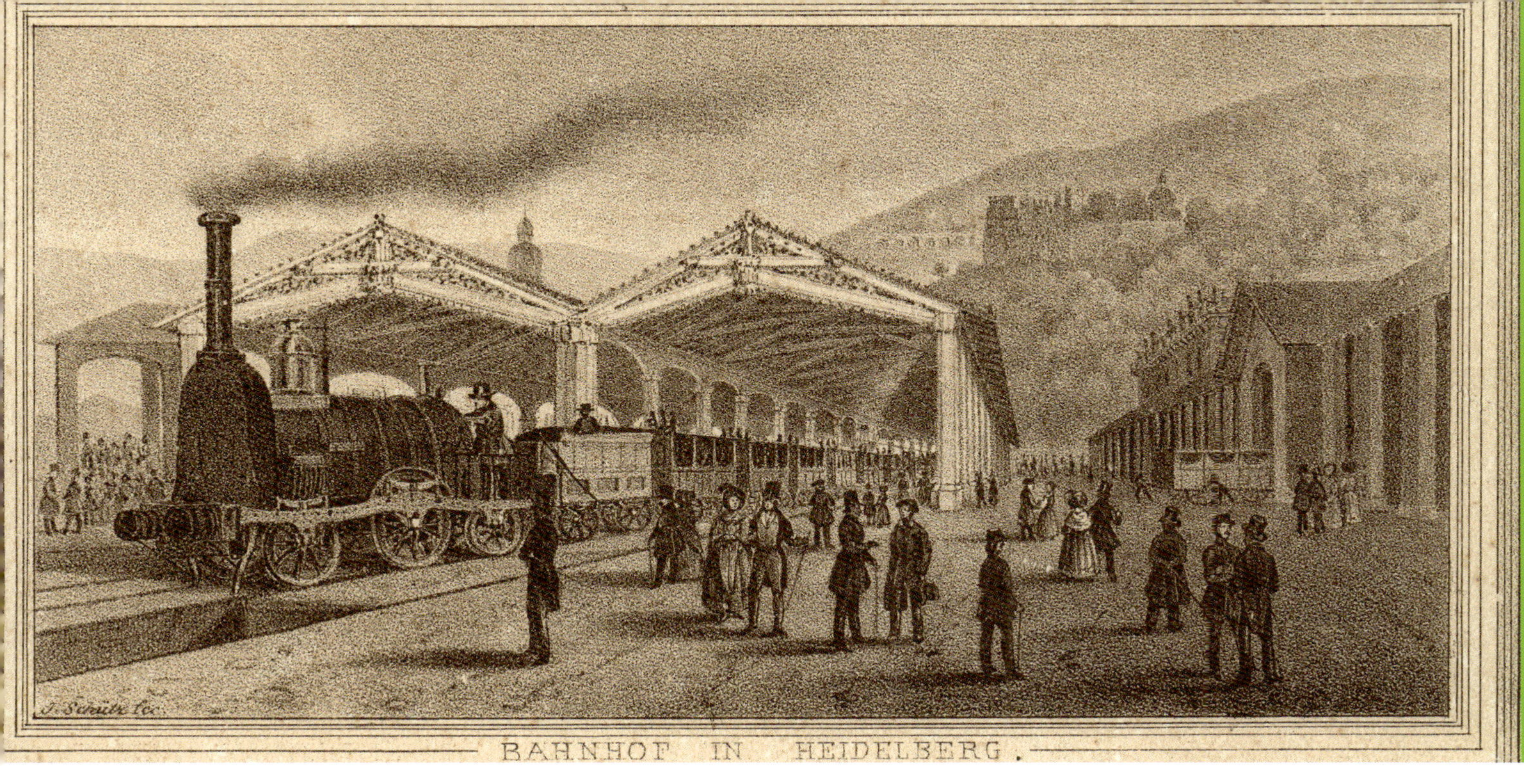

nur auf solche Individuen Rücksicht nehmen, welche bereits durch Beschäftigung im Eisenbahndienst ihre Befähigung zu der gedachten Stelle bewiesen haben. So stand es in dem Schreiben. Aber, so hieß es weiter, dass man *nicht abgeneigt ist, den Mechanikus Benz gegen Bezug eines mit seinen Leistungen im Verhältnis stehenden Tagelohns in den Werkstätten der Betriebs-Verwaltung zu verwenden, um seine Befähigung gehörig zu erproben.*

Ohne lange zu überlegen, nahm Johann Georg Benz das Angebot an. Er hatte erfahren, dass die neue Strecke von Heidelberg nach Karlsruhe erst am 1. Mai 1843 eröffnet werden sollte. Die Zeit bis dahin müsste genügen, um seine Fähigkeiten zu beweisen. Schon wenige Monate später ernannte man ihn zum Heizer und Lokomotivführer-Lehrling, und durch Erlass vom 21. Juli 1843 wurde aus dem Lehrling ein Lokomotivführer, mit einem Jahresgehalt von 600 Gulden – ein nicht gerade üppiges Einkommen für einen jungen Mann, der bereits im 34. Lebensjahr stand und endlich eine Familie gründen wollte.

Sein Glück hatte er mit Josephine Wailand gefunden, einer jungen Frau, die aus Landstuhl in der Pfalz stammte und jetzt bei einer Familie in Karlsruhe in Diensten stand. Doch diese Verbindung war in der damaligen Zeit nicht ganz problemlos. Josephine Wailand war evangelisch und Johann Georg Benz katholisch. Zudem lag Pfaffenrot im Herrschaftsbereich des Klosters Frauenalb. Es dauerte noch fast zwei Jahre, ehe der katholische Lokomotivführer Johann Georg Benz und die evangelische Josephine Wailand am 10. November 1845 in der katholischen Stadtpfarrkirche von Karlsruhe heiraten konnten.

Links unten: Johann Georg Benz und Josephine Wailand, die Eltern von Carl Benz, dargestellt in einem Scherenschnitt, 1843
Links oben: Die Schmiede von Pfaffenrot im Schwarzwald
Rechts oben: Die erste Eisenbahn in Baden – der Bahnhof von Heidelberg

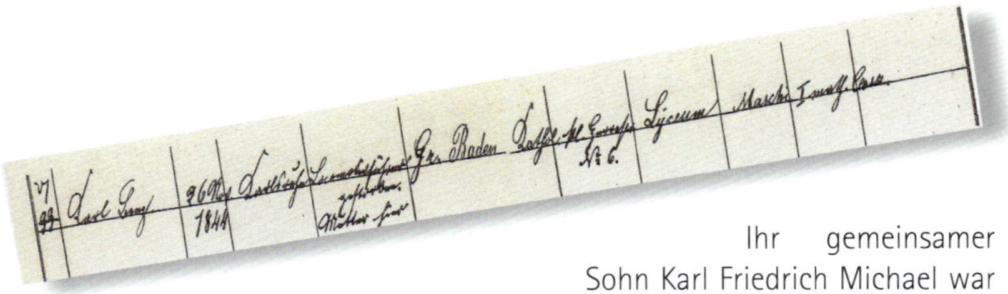

Ihr gemeinsamer Sohn Karl Friedrich Michael war da bereits ein Jahr alt, und er wurde mit dem Mädchennamen seiner Mutter eingetragen. Sie haben richtig gelesen: Karl. Tatsächlich wurde Carl Benz als Karl geboren. Auch viele weitere Urkunden weisen diese Schreibweise aus, und auch auf dem Friedhof in Ladenburg liegt ausweislich des Grabsteins Karl Benz bestattet. Er selbst hat später meist den Namen Carl geführt. Diese Schreibweise wird deshalb auch hier gewählt.

Nach der Hochzeit wurde aus dem kleinen Karl Michael Wailand auch endlich der uns vertraute Carl Benz. Doch das junge Familienglück dauerte nicht lange. Auf einer Fahrt von Karlsruhe nach Heidelberg hatten die Weichenwärter an der Station St. Ilgen eine Weiche falsch gestellt. Die Lokomotive eines entgegenkommenden Zugs sprang aus den Gleisen. Mit Hebewerkzeugen und Brechstangen versuchte man, den schweren Eisenklotz wieder auf die Schienen zu heben. Auch Johann Georg Benz hatte seinen Zug angehalten und half bei der schweren Arbeit. Erhitzt und völlig verschwitzt stieg er nach diesem Kraftakt auf den nur wenig geschützten Führerstand seiner Lokomotive, um die Fahrt nach Heidelberg fortzusetzen. Noch am selben Abend befiel ihn ein starkes Fieber, und nach wenigen Tagen erlag Johann Georg Benz einer schweren Lungenentzündung. Der kleine Carl war noch nicht einmal zwei Jahre alt. Aus der Witwenkasse für Angestellte der badischen Eisenbahn erhielt Josephine Benz eine spärliche Rente von 76 Gulden und 48 Kreuzern im Jahr. Um ihrem Sohn eine gute Schulbildung zu ermöglichen, nahm sie jede angebotene Arbeit an und vermietete einen Teil ihrer Wohnung als möblierte Zimmer an Studenten. Sie schaffte es sogar, dass ihr Sohn Carl im 16. Lebensjahr ein Studium am Polytechnikum in Karlsruhe beginnen konnte. Der Unterricht begann am 1. Oktober 1860. Im *Einschreibbuch* des heutigen Karlsruher Instituts für Technologie (KIT) findet sich folgender Eintrag: [Nr.] *33 Karl Benz* [geb.] *26. Nov. 1844* [aus] *Karlsruhe* [Vater] *Locomotivführer gestorben, Mutter hier* [Staatszugehörigkeit] *Gr*[oßherzogtum] *Baden Kathol*[ischer Religion] *Kl*[eine] *Herrenstr. No 6* [Schulbildung] *Lyceum* [gewähltes Fach] *Maschi*[nenkunde] *I. math*[ematische] *Classe*.

Schon während seines Studiums zeichnete sich Carl Benz durch großen Fleiß und durch sein Talent zur Technik aus. Ferdinand Redtenbacher, der damalige Direktor der Polytechnischen Hochschule und Professor für Mechanik und Maschinenlehre, wurde bald auf den jungen Studenten aufmerksam. An der Werkstätte, die Redtenbacher in Ergänzung zu seinem Lehrinstitut gegründet hatte, konnte Benz neben der theoreti-

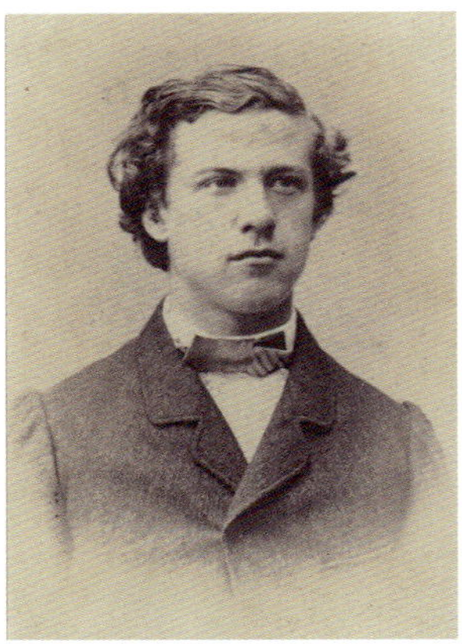

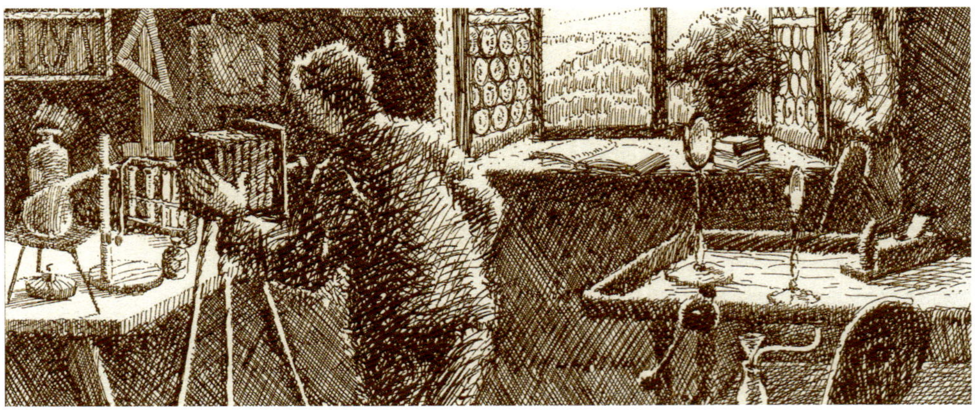

schen Bildung eines Studiums auch wertvolle praktische Erfahrungen sammeln. Schon in dieser Zeit wies Redtenbacher den jungen Studenten auf die Möglichkeit hin, dass ein völlig neues Maschinensystem die Dampfmaschinen ersetzen könne. Nach dem Tod Redtenbachers setzte sein Nachfolger Franz Grashof seine Lehrmethoden fort. Auch Grashof hatte inzwischen von einer Gasmaschine gehört, die Jean Joseph Etienne Lenoir in Frankreich entwickelt hatte. Doch Versuche und wissenschaftliche Berechnungen ergaben, dass diese Maschine in der Praxis als Antriebsaggregat noch nicht geeignet war. Zu groß war das Gewicht und zu gering die Leistung, das zeigten die Ergebnisse. Dazu kam eine noch sehr geringe Zuverlässigkeit. Doch die Wege zum Verbrennungsmotor schienen damit vorgezeichnet.

Noch während der Studienjahre verdiente Carl Benz sein erstes Geld. Einigen Mitstudierenden, die nicht ganz so leicht lernten wie er, erteilte er Nachhilfeunterricht, und er bastelte sich eine *Camera Obscura*, einen Vorläufer des Fotoapparats. Mit diesem Gerät zog er durch das Albtal und nahm alle auf, die ihn dafür bezahlten, Bauern, Arbeiter und seine Studienkollegen. Eine weitere Begabung des angehenden Ingenieurs sollte bald zu einer zusätzlichen Einnahmequelle werden. Schon von Kindheit an hatten es ihm die Werke der Uhren angetan. Er erforschte die Übersetzungen der Zahnräder und erarbeitete sich schnell großes Geschick im Umgang mit diesen kleinen Wunderwerken der Technik. Als Uhrmacher konnte er sich bald ein Zubrot verdienen. Jetzt konnte er auch seiner Mutter einiges von dem zurückgeben, was diese Frau bisher für ihren Carl getan hatte.

Am 9. Juli 1864 schloss Carl Benz sein Studium am Polytechnikum zu Karlsruhe mit dem Diplom ab. Aber all das theoretische Wissen und die in der Schulwerkstatt erworbenen praktischen Erfahrungen waren dem frisch gebackenen Ingenieur nicht genug. Am 1. August 1864 stand Benz an einer Werkbank der Karlsruher Maschinenbaugesellschaft. Als Schlossergeselle wollte er in der alltäglichen Praxis den Umgang mit den Materialien erleben, über die er in seinen Lehrbüchern gelesen und die er in Berechnungen bereits studiert hatte. Mehr als zwei Jahre verbrachte er als Arbeiter in der Fabrik.

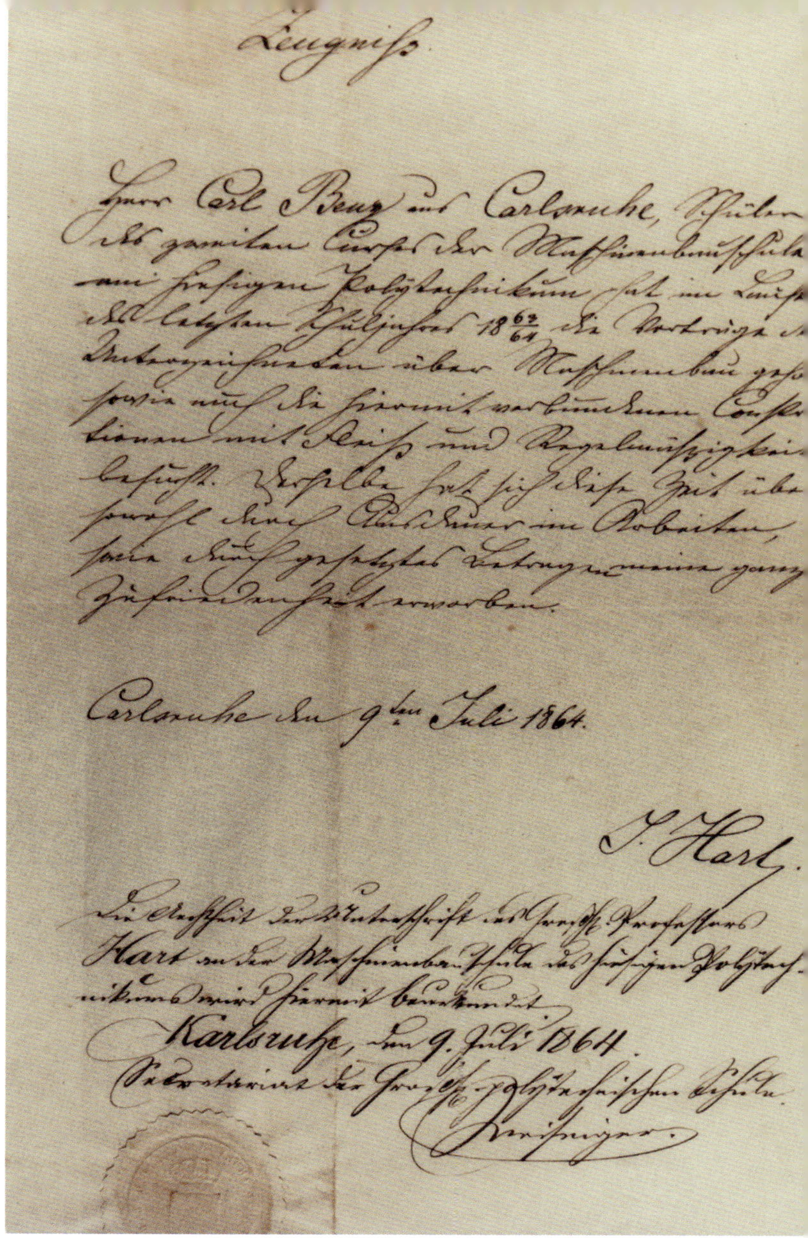
Zeugniß.

Herr Carl Benz aus Carlsruhe, Schüler des zweiten Curses der Maschinenbauschule am hiesigen Polytechnikum hat im Laufe des letzten Schuljahres 18 63/64 die Vorträge u. Unterweisungen über Maschinenbau gehört und die hiermit verbundenen Constructionen mit Fleiß und Regelmäßigkeit besucht. Derselbe hat sich diese Zeit über sowohl durch Ausdauer im Arbeiten, sowie durch gesetztes Betragen meine ganze Zufriedenheit erworben.

Carlsruhe den 9ten Juli 1864.

J. Hart.

Die Aechtheit der Unterschrift des Großh. Professors Hart an der Maschinenbauschule des hiesigen Polytechnikums wird hiermit beurkundet.

Karlsruhe, den 9. Juli 1864.

Direktorium der Großh. polytechnischen Schule.

[illegible]

Links oben: Die Eintragung von Carl Benz zum Studium am Polytechnikum in Karlsruhe, 1860
Links unten von links: Carl Benz als Student, um 1862; Carl Benz in seinem *Versuchsstübchen*
Oben: Zeugnis des Karlsruher Polytechnikums für Carl Benz, 1864

Bei der Ausschau nach einer geeigneten Tätigkeit hörte er von einer Firma Schweizer in Mannheim, die sich mit der Herstellung von Fuhrwerken beschäftigte. Doch als Benz sich nach einer Arbeitsstelle erkundigte, musste er erfahren, dass man diesen Produktionszweig inzwischen weitgehend aufgegeben hatte. Die Firma war inzwischen an den Mechaniker Karl Schenck verkauft worden. Dieser hatte das Unternehmen unter dem Namen Johann Schweizer senior in einen Betrieb zur Herstellung von Dezimalwaagen, Kränen, Getreidemühlen und Tabakpressen umstrukturiert. Aber da seine Anfrage positiv beantwortet wurde, kam Carl Benz im Herbst des Jahres 1866 nach Mannheim. In dem kleinen Betrieb im Jungbusch begann er zunächst in der Werkstatt, aber schon nach einigen Wochen wurde er zum *Bürobeamten* befördert. Als Zeichner und Konstrukteur hatte er die Aufgabe, die Produkte der Firma weiterzuentwickeln. Jetzt wurden hauptsächlich große Fuhrwerks- und Waggonwaagen hergestellt. Für diese war es bald zu eng in den Werkstätten im Jungbusch. Nach neuen Plänen sollte eine größere Fabrik in der Nähe des Bahnhofs an der Friedrichsfelder Straße entstehen. Carl Benz hatte in dem aufstrebenden Mannheimer Unternehmen zwar weitere Erfahrungen sammeln können, aber da er viele Monate lang nur mit der Aufgabe betraut war, Gebäude und Fabrikanlagen zu zeichnen, suchte er bald nach neuen Herausforderungen. Es dürfte allerdings von Interesse sein, dass sich aus der Firma Johann Schweizer senior später eines der größten Mannheimer Unternehmen der Branche entwickelte: die Maschinenfabrik Mohr und Federhaff.

Nach dem Umzug an den neuen Standort kündigte Benz und schickte ein Bewerbungsschreiben an die Firma Benkiser nach Pforzheim. Sein bisheriger Arbeitgeber entließ den jungen Ingenieur mit einem großartigen Empfehlungsschreiben: *Carl Benz war auf unserem Zeichenbüro vom 1. Mai 1867 bis zum 31. Dezember 1868 als Zeichner und Konstrukteur beschäftigt*

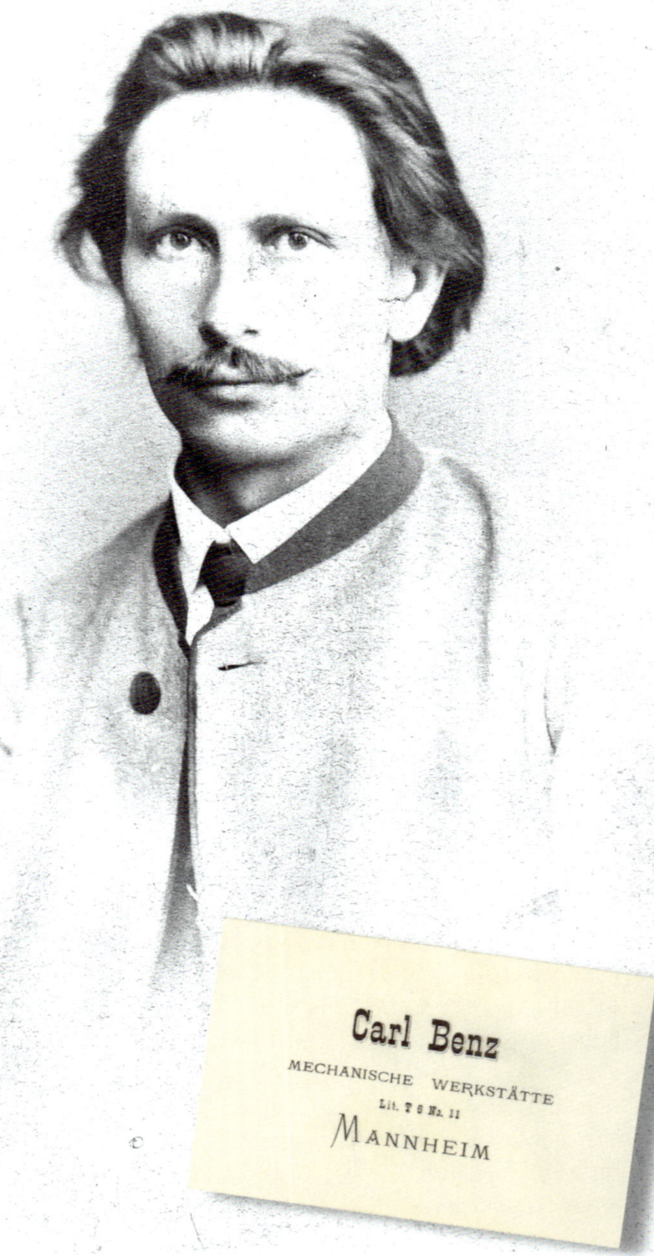

Carl Benz als junger Ingenieur um 1865 und seine erste Visitenkarte aus der Zeit um 1872

und hat sich seinen Obliegenheiten mit Ernst, Verständnis und Ausdauer unterzogen. Wir können ihn hierdurch mit gutem Gewissen empfehlen, hoffend, dass ihm ein ersprießliches Vorwärtskommen in seinem Fache gelingen werde. Schon im Januar 1869 zog Carl Benz nach Pforzheim und begann seine Tätigkeit zunächst als Werksleiter und später als Zeichner und Konstrukteur im Brückenbau. Seine Mutter, die er zu sich nach Mannheim geholt hatte, zog zu ihrer Schwester nach Gondelsheim. Die harte Arbeit, die das Leben der Josephine Benz geprägt hatte, war nicht ohne Folgen geblieben. Die Mutter starb am 12. März 1870. Sie war nur 58 Jahre alt geworden.

Doch neues Glück sollte bald wieder Frohsinn in das Leben von Carl Benz bringen. Auf einem Ausflug nach Maulbronn war sie ihm begegnet, diese fröhliche, junge Bertha Ringer. Sie war die Tochter eines angesehenen Pforzheimer Zimmermeisters und Bauunternehmers. Neun Kinder hatte die Familie, fünf Mädchen und vier Jungen. Die Enttäuschung des Vaters scheint recht groß gewesen zu sein, als nach drei Töchtern Bertha Cäcilie als viertes Mädchen geboren wurde. In die Familienbibel schrieb er: *Heute erhielten wir leider wieder ein Mädchen.* Söhne bekam Vater Ringer dann aber doch noch. In dieser fröhlichen Kinderschar wuchs Bertha auf, bis zu jenem Tag, als sie den jungen, gut aussehenden Ingenieur kennen lernte. Schon wenige Wochen nach dem Tod der Mutter wurde in Pforzheim Verlobung gefeiert. Bei allem Glück, das Carl Benz nun gefunden hatte, konnten ihn die Aufgaben, die ihm an seinem Arbeitsplatz in Pforzheim gestellt wurden, wieder nicht zufrieden stellen. Er hatte inzwischen von einer Firma Granichstätten in Wien gehört, die ihm als Eisenkonstruktionsbetrieb bessere Perspektiven zu bieten schien. Seiner Braut hatte er versprochen, sie in die Kaiserstadt an der Donau zu holen, sobald er an seiner neuen Arbeitsstelle richtig Fuß gefasst hätte. Im März 1871 verließ Benz Pforzheim und fuhr voller Zuversicht in die österreichische Hauptstadt. Doch schon nach einem Monat erkannte er, dass die erhoffte berufliche Zukunft auch dort nicht zu finden war. Enttäuscht kehrte Carl Benz nach Pforzheim zurück.

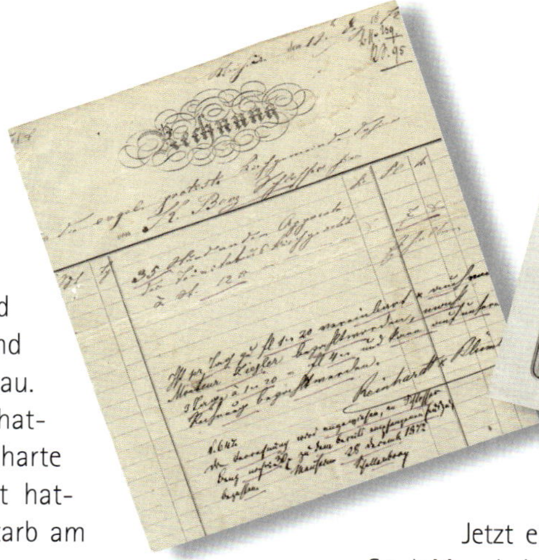

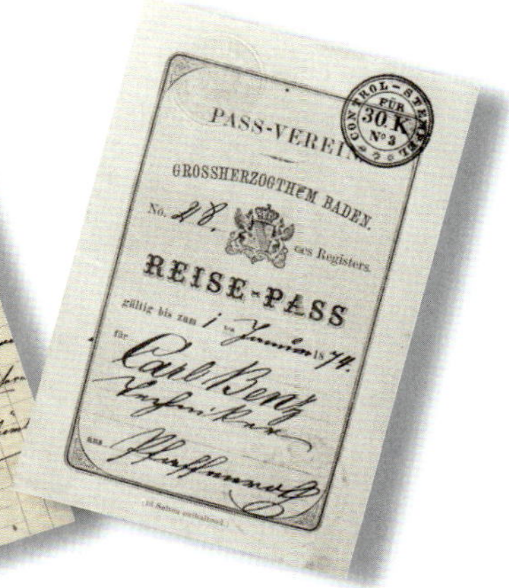

Jetzt erinnerte er sich wieder an die Stadt Mannheim. An Rhein und Neckar gelegen, mit seinem Hafen, mit einer modernen Eisenbahnverbindung und mit gut ausgebauten Straßen in das Umland waren günstige Voraussetzungen gegeben für die Verwirklichung der Ideen eines jungen Ingenieurs. Diese Stadt mit ihrer aufstrebenden Industrie müsste doch das nötige Umfeld für eine erste selbstständige Existenz sein. Endlich frei und eigenständig entscheiden! Außerdem hatte Carl Benz die Stadt während seiner Tätigkeit bei der Firma Johann Schweizer senior bereits ausgiebig kennen gelernt.

Zusammen mit dem Mechaniker August Ritter gründete Carl Benz die Firma Carl Benz und August Ritter Mechanische Werkstatt. Am 9. August 1871 kauften die beiden „Jungunternehmer" für einen Betrag von 4600 Gulden das Grundstück in T 6, 11. Auf den erworbenen spärlichen 783 qm fanden sie zunächst nur einen recht baufälligen Holzschuppen vor. Dem Mannheimer Bauunternehmer Lorenz Hausmann erteilten sie den Auftrag zur Errichtung eines Werkstattgebäudes. Für den Neubau sowie für Werkzeug und Maschinen gaben sie einen Betrag von rund 2000 Gulden aus. Nur 1000 Gulden hatten die beiden Firmeninhaber selbst aufbringen können. Den Rest musste man sich leihen. Ein Teilbetrag der Grundstückskaufsumme wurde durch Hypotheken abgesichert.

Oben: Reisepass aus den 1870er Jahren; Rechnung vom 19.12.1872 des Schlossers Carl Benz für Arbeiten an der Heizung der Mannheimer Trinitatiskirche. Dabei begegnet sowohl die Schreibweise Carl wie Karl

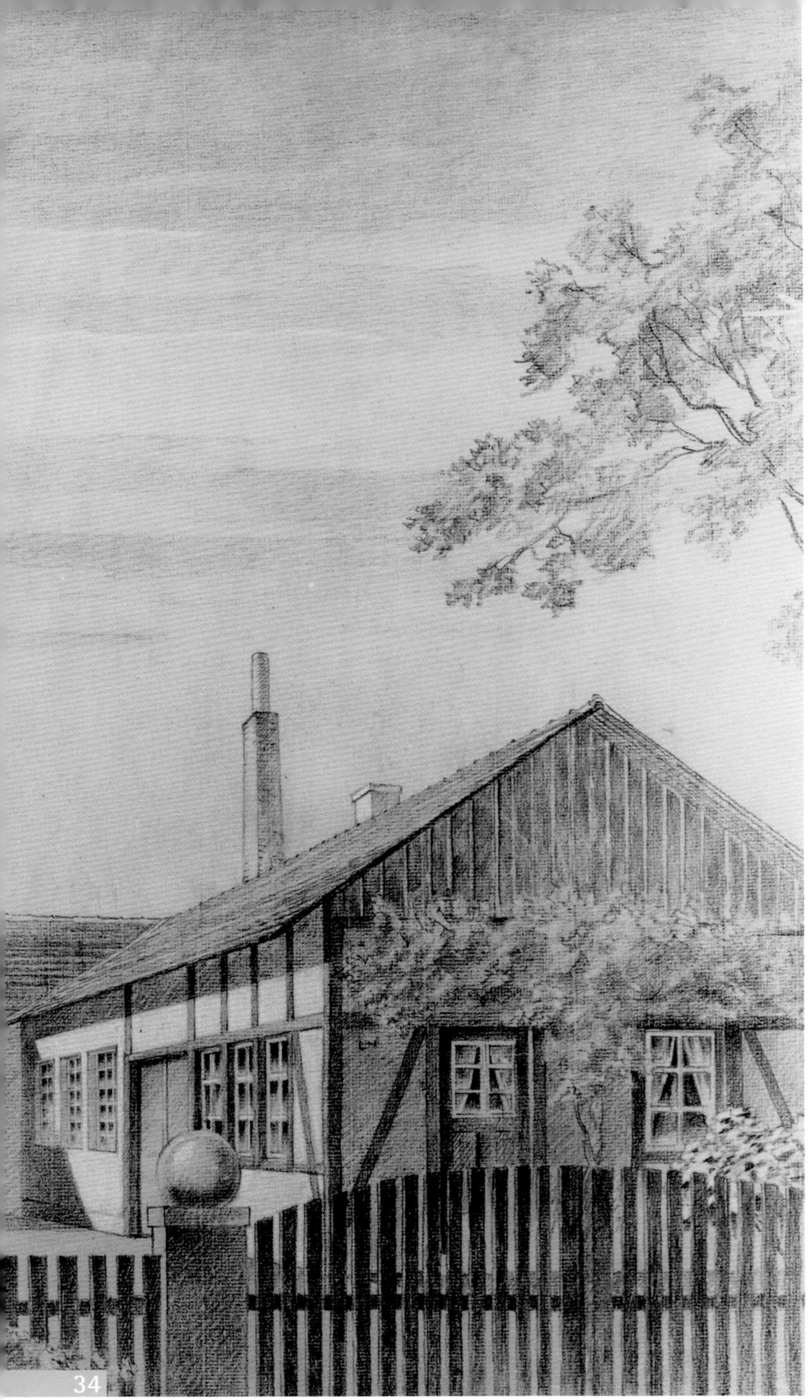

Zunächst einmal versuchte man sich mit der Herstellung von Material für Handwerksbetriebe, Rohrschellen und Befestigungshaken für Gas- und Wasserrohre sowie Dachrinnen. Die große Schuldenlast, die man sich aufgebürdet hatte, konnte so jedoch bei allem Fleiß nicht erwirtschaftet werden. Es stellte sich auch bald heraus, dass August Ritter nicht der Mann war, mit dem Carl Benz seine Pläne verwirklichen konnte. Schon nach einem Jahr trennte sich Carl Benz deshalb von seinem Partner wieder. Der bestand natürlich auf Auszahlung seiner Anteile. Um das kleine Unternehmen des Bräutigams zu retten, bat Bertha Ringer ihren Vater um vorzeitige Herausgabe ihrer Mitgift und um Teile ihres zu erwartenden Erbes. Mit einem Betrag von 4 244 Gulden und 53 Kreuzern gelang es, den ungeliebten Kompagnon zufrieden zu stellen.

Endlich im Alter von 27 Jahren war Carl Benz nun sein eigener Herr, und mit der Hochzeit am 20. Juli 1872 war die 23 Jahre alte Bertha die Frau an seiner Seite. Eine kleine Mietwohnung in U 1, 10 wurde zunächst das gemeinsame Zuhause. Zielstrebig baute Benz seinen Betrieb aus. Mit einem Bankdarlehen der Rheinischen Hypothekenbank über 13 000 Mark schaffte er bessere Werkzeuge und einige neue Maschinen an. Um die stark angestiegene Miete für die Wohnung in den U-Quadraten zu sparen, ließ Benz an der Werkstatt in T 6, 11 zwei Zimmer und eine kleine Küche anbauen. Das große Familienglück ließ jetzt nicht mehr lange auf sich warten: Am 1. Mai 1873 wurde der erste Sohn geboren, der den Namen Eugen bekam.

In seiner Fabrikationsstätte für Maschinen und Blechbearbeitung stellte Benz jetzt auch Wulst-, Rund- und Sickenmaschinen sowie Abbiegebänke her. All diese Produkte waren Eigenkonstruktionen. Der Verkauf seiner Geräte lief so gut, dass Benz weitere Arbeiter einstellen konnte. Doch die Wirtschaftskrise, die durch den Wiener Börsenkrach im Mai 1873 ausgelöst wurde, drohte bald, alle Mühen und die ersten kleinen Erfolge zunichte zu machen. Wieder musste Benz sich Geld leihen. Durch neue Produkte versuchte er, die Rezession der Bauwirtschaft zu überbrücken. Ein Gerät zum Pressen von Tabakblättern funktionierte zwar hervorragend, doch kaufen

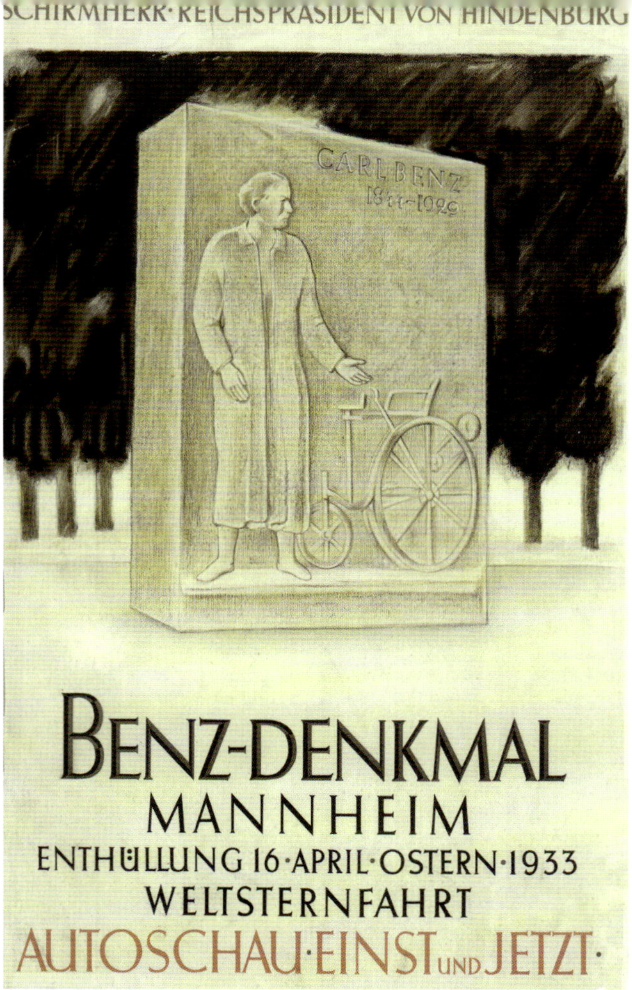
SCHIRMHERR·REICHSPRÄSIDENT VON HINDENBURG
CARL BENZ
BENZ-DENKMAL
MANNHEIM
ENTHÜLLUNG 16·APRIL·OSTERN·1933
WELTSTERNFAHRT
AUTOSCHAU·EINST UND JETZT·

wollte diese Maschine kaum jemand. Zu billig war wohl noch die Arbeitskraft der Menschen. Auch eine Fernsprecheinrichtung, die Carl Benz zur internen Nachrichtenübertragung in Fabriken entwickelt hatte, erweckte überall, wo er sie vorführte, großes Aufsehen. Aber zu verkaufen war auch dieses innovative Produkt noch nicht. Man verständigte sich lieber über Sprachrohre, in die man zwar gewaltig hineinbrüllen musste. Aber sie waren billig und erfüllten ihren Zweck.

In diese schwere Zeit hinein wurde am 21. Oktober 1874 der zweite Sohn Richard geboren. Zu all der Not kam die Rückforderung eines „Freunds" aus Pforzheim, von dem sich Benz 2 000 Mark geliehen hatte. Benz konnte nicht zahlen. Daraufhin erwirkte der Gläubiger eine Pfändung. Ein Großteil der Werkstatteinrichtung fiel der hochrichterlichen Anordnung zum Opfer. Anlässlich der Denkmalseinweihung, mit der man den Erfinder des Automobils im Jahr 1933 in Mannheim ehren sollte, erzählte Bertha Benz noch einmal von dieser schweren Zeit.

Links: Die erste Werkstatt von Carl Benz in T 6, 11
Oben: Plakat zur Enthüllung des Benz-Denkmals in Mannheim, 1933

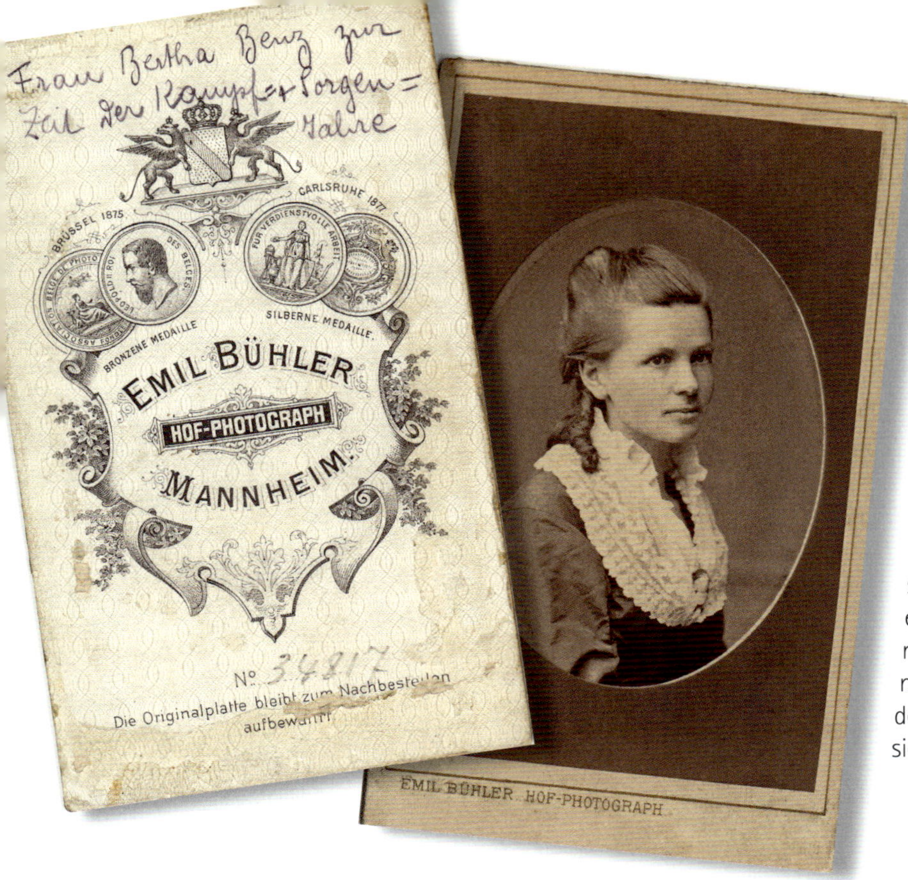

Meinem Mann wurden wegen einer kleinen Schuld alle Werkzeuge und Drehbänke gepfändet und weggeholt. Es blieb ihm keine einzige Bohrmaschine mehr. Er musste, wenn er überhaupt noch arbeiten wollte, mit der Brustleier arbeiten. Diese Tage waren so verzweiflungsvoll, dass ich auch heute noch nur mit Albdruck daran zurückdenken kann. Darum habe ich bisher auch noch nie darüber gesprochen.

Bei all den Einbußen an Werkzeugen und Maschinen war es ein kleines Glück, dass wenigstens die Werkstatt und die Wohnung blieben. Es wurde aber auch schnell klar, dass mit den bisherigen Produkten kein Auskommen mehr zu erzielen war. Es musste etwas vollkommen Neues sein. In dieser Zeit erfuhr Carl Benz von neuartigen Gasmotoren, die in Deutz bei Köln gebaut wurden und die in der Lage sein sollten, Dampfmaschinen, Wasser- und Windkraft zu ersetzen. Jetzt erinnerte er sich wieder an seinen Karlsruher Lehrer Franz Grashof, der ihm bereits während seines Studiums von Versuchen mit neuartigen Antriebsmaschinen erzählt hatte. Er beschaffte sich alle Unterlagen und Berechnungen über diese Deutzer Motoren. Wie schon während der Studienzeit musste er jedoch erkennen, dass alle ausgeführten Versuche darauf hinwiesen, dass die atmosphärische Gasmaschine kaum weiter zu verbessern war. Und der neue Viertaktmotor, der in dieser Zeit ebenfalls in Deutz entstand, war bereits durch Patente geschützt.

Um eine eigenständige mit Gas betriebene Antriebsmaschine bauen zu können, musste Benz einen völlig neuen Motor konstruieren, der die Leistung der atmosphärischen Gasmaschinen bei weitem übertreffen und der nicht durch die Patentrechte betroffen sein sollte. Neben der Arbeit an Kleinaufträgen, die das tägliche Überleben sichern mussten, verbrachte Benz jetzt jede mögliche Zeit

“[...] Was keine Zauberflöte der Welt zuwege gebracht hätte, das vermag jetzt der **Zweitakter.**”

am Reißbrett. Ein ganzes Jahr lang beschäftigte er sich mit dem neuen Motor. Er erdachte, konstruierte und verwarf seine Ergebnisse wieder. Er fertigte erste Modelle an und stellte doch immer wieder fest, dass die Theorie noch weit entfernt von aller Praxis war. Bis zu jener Silvesternacht des Jahres 1879, in der sein neuer Zweitaktmotor zum ersten Mal laufen sollte.

Oben: Bertha Benz, um 1880. Foto von Emil Bühler

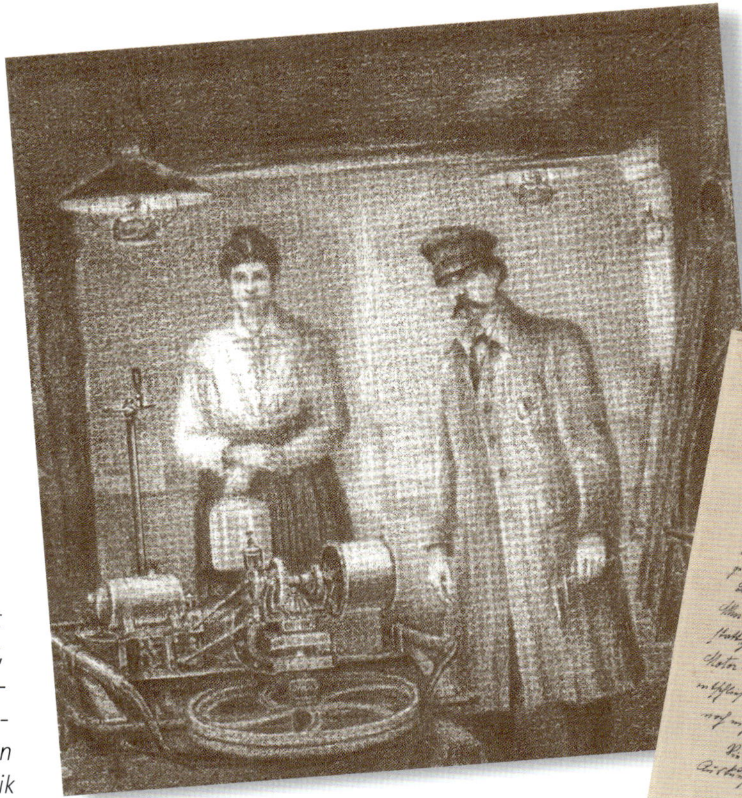

Eindrucksvoll berichtet Carl Benz später in seinen Lebenserinnerungen von jenem historischen Wendepunkt: *Nach dem Nachtessen sagte meine Frau: „Wir müssen doch noch einmal hinüber in die Werkstätte und unser Glück versuchen. In mir lockt etwas und lässt mir keine Ruhe." Und wieder stehen wir vor dem Motor wie vor einem großen, schwer enträtselbaren Geheimnis. Mit starken Schlägen pocht das Herz. Ich drehe an. Tät, tät, tät!, antwortet die Maschine. In schönem, regelmäßigem Rhythmus lösen die Takte der Zukunftsmusik einander ab. Über eine Stunde schon lauschen wir tief ergriffen dem einförmigen Gesang. Was keine Zauberflöte der Welt zuwege gebracht hätte, das vermag jetzt der Zweitakter. Je länger er singt, desto mehr zaubert er die drückend harten Sorgen vom Herzen. In der Tat! War auf dem Herweg die Sorge neben uns hergegangen, so ging auf dem Rückweg die Freude neben uns her. Auf die Glückwünsche der Welt konnten wir an diesem Neujahrsabend verzichten. Denn wir hatten ja das leibhaftige Glück an der Arbeit gesehen in unserer ärmlich kleinen Werkstätte, die an diesem Abend zur Geburtsstätte eines neuen Motors wurde. Lange noch standen wir aufhorchend im Hofe, und immer noch zitterte es verheißungsvoll durch die Stille der Nacht: Tät, tät, tät! Auf einmal fangen auch die Glocken zu läuten an. Silvester-Glocken! Uns war's, als läuteten sie nicht nur ein neues Jahr, sondern eine neue Zeit ein, jene Zeit, die vom Motor den neuen Pulsschlag empfangen sollte.*

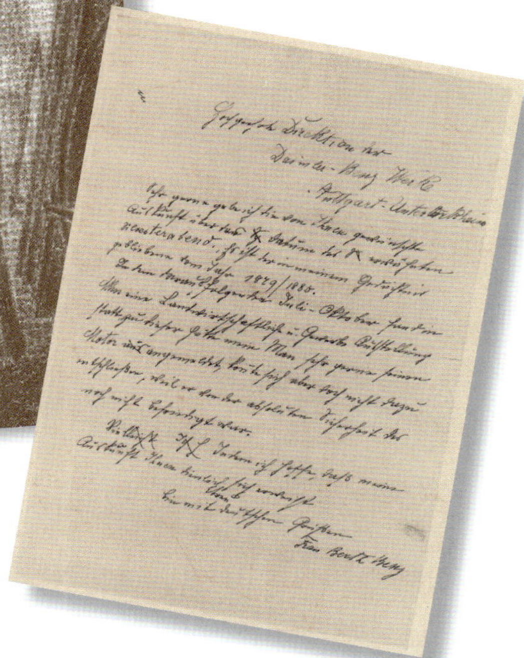

Hochgeehrte Direktion der
Daimler-Benz Werke
Stuttgart-Untertürkheim

Der Probelauf des Zweitaktmotors war jetzt zwar gelungen. Doch wie sollte eine Motorenproduktion aufgebaut werden, wenn das Geld dazu fehlte? Um den Lebensunterhalt für die Familie zu sichern, musste Benz auch weiterhin jeden Kleinauftrag annehmen. Zum Aufbau einer Motorenfabrik benötigte er neben Kapital aber auch Zeit. Eine fast ausweglose Situation.

Oben: Bertha und Carl Benz in der Werkstatt in T 6 mit einem Zweitaktmotor für ein Automobil, Mitte der 1880er Jahre; Brief von Bertha Benz über die denkwürdige Silvesternacht 1879 an Daimler-Benz Stuttgart-Untertürkheim

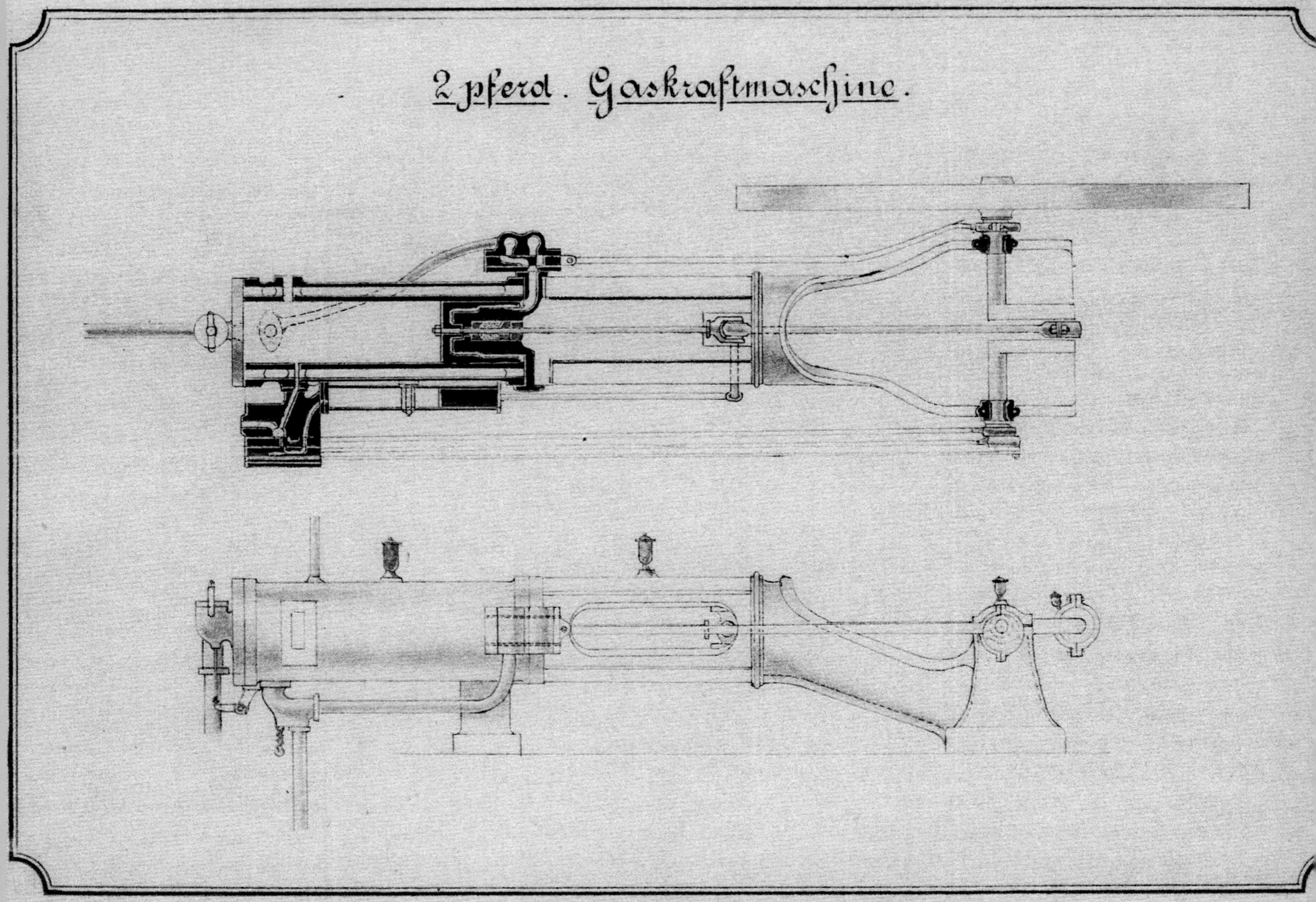

Da betrat eines Tages ein eleganter Herr die bescheidene Werkstatt in T 6, 11. Er stellte sich mit dem Namen Emil Bühler vor. Benz hatte bereits von dem *Hofphotographen* gehört. Bühler benötigte für seine großformatigen Hochglanzfotos sehr blank polierte, schwere Stahlplatten. Bisher hatte er in keiner Werkstatt Erfolg gehabt. Immer zeigten sich irgendwelche Kratzer auf dem Stahl, die sich auf den Glanz der Fotos übertrugen. Es dauerte nur fünf Tage, bis Benz die ersten Probeplatten abliefern konnte. Sie waren ohne jeden Makel. Der wohlhabende *Hofphotograph* ließ sich von Benz jetzt alle technischen Details zu dem neuen Gasmotor erklären. Diese Zukunftsidee des jungen Ingenieurs gefiel Bühler, und er bot Benz an, ihm allwöchentlich einen Betrag auszuzahlen, der es ermöglichen sollte, nur noch an dem Projekt Zweitaktmotor zu arbeiten. Voller Energie konnte Benz jetzt ans Werk gehen. In weiteren Versuchen verbesserte er seinen Motor so weit, dass er am

11. Juli 1881 ein Patentgesuch an das Kaiserliche Patentamt in Berlin richtete. Doch schon im August desselben Jahres erhielt er eine Ablehnung. Nach Ansicht der Juroren war das Patentgesuch zu allgemein gehalten. Doch Benz ließ sich von der negativen Nachricht aus Berlin nicht beirren. Er war so sehr von der Qualität seiner Konstruktion überzeugt, dass er bereits Ende des Jahres 1881 mit der Produktion begann.

Seine *ortsfesten Zweitaktmotoren System Benz* wurden von der Kundschaft auf Anhieb gut angenommen. Ihr Einsatz in den Fabriken konnte die Dampfmaschine, Wasser- oder Windkraft problemlos ersetzen. Als Treibstoff wurde Leuchtgas verwendet, das an vielen Orten für Straßenbeleuchtung bereits zur Verfügung stand. Allerdings fehlte Carl Benz selbst zunächst noch das Kapital, seine Werkstatt an das in Mannheim bestehende Ortsnetz anschließen zu lassen. Seine Gasrationen musste er sich deshalb in festen Gefäßen bei der Mannheimer Gasfabrik holen.

Der Zweitaktmotor war allerdings zum Betrieb eines Fahrzeugs noch nicht geeignet. Versuche ergaben entweder eine zu geringe Leistung oder bei Leistungssteigerung ein zu hohes Gewicht. Immerhin begann Carl Benz in dieser Zeit bereits mit Versuchen, seine Zweitaktmotoren von der stationären Gasversorgung unabhängig zu machen. Diese Möglichkeit sollte seine Antriebsmaschinen auch für Kunden attraktiv machen, die keinen Anschluss an ein Gasleitungsnetz hatten. Und das Mitführen von Treibstoff war natürlich auch für den mobilen Betrieb von Motoren in einem Fahrzeug nötig. Versuche mit Karbid, das man zu dieser Zeit bereits zur Entwicklung von Azetylen als Schweißgas verwendete, brachten keine brauchbaren Ergebnisse. Als geeignet erwies sich Benzin, das allerdings als äußerst feuergefährlich und explosiv galt. Daher war es nur schwer zu beschaffen.

Ein Vorfall, über den eine Zeitung berichtet hatte, lieferte dann die Idee. In einer Küche hatte man in der Nähe eines Kohlenherds Handschuhe in einem Behälter mit *Ligroin* gereinigt.

Links: Zeichnung des Benz-Zweitaktmotors, 1879

Benzin

Bereits im Jahr 1825 wurde durch den englischen Physiker Michael Faraday bei Destillationsversuchen mit Erdöl ein Stoff entdeckt, dem er die Bezeichnung C_6H_6 gab. Zur gleichen Zeit beschäftigte sich auch der Berliner Chemiker Eilhard Mitscherlich mit diesem Stoff. Das Ergebnis seiner Forschungen nannte er Benzin. Diese Bezeichnung geht auf das arabische Wort für Weihrauch und das italienische Wort für Benzoesäure zurück. Dieser *Kraftstoff* wurde später auch aus Steinkohle durch Verkokung gewonnen und bekam den Namen Benzol.

Bei Anwendungsversuchen mit Benzin kam es bald zu schweren Unfällen, was dazu führte, dass diese Substanz als hochexplosiv und äußerst gefährlich galt. Daher durfte sie lange Zeit nur in speziellen Schutzgefäßen und nur in Bunkern aufbewahrt werden.

Wahrscheinlich wurde der Name *Ligroin* nur deshalb gewählt, um das gefährlich klingende Wort Benzin zu vermeiden; denn *Ligroin* wurde bald als Reinigungsmittel in Apotheken und Drogerien angeboten. Druckereien verwendeten *Ligroin* zum Reinigen der Bleidruckplatten. Aber auch Hausfrauen benutzten *Ligroin* als Fleckenwasser.

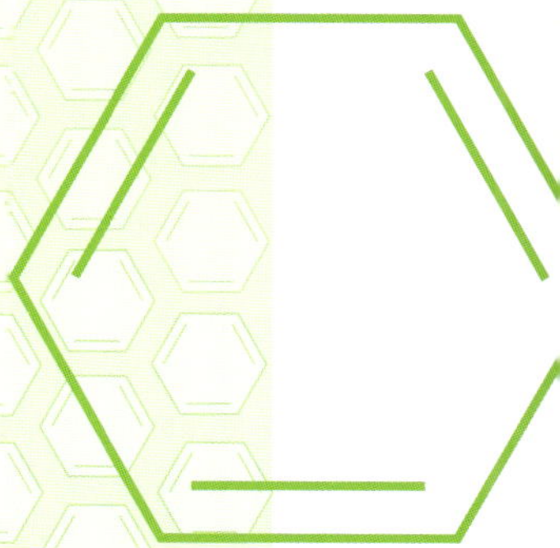

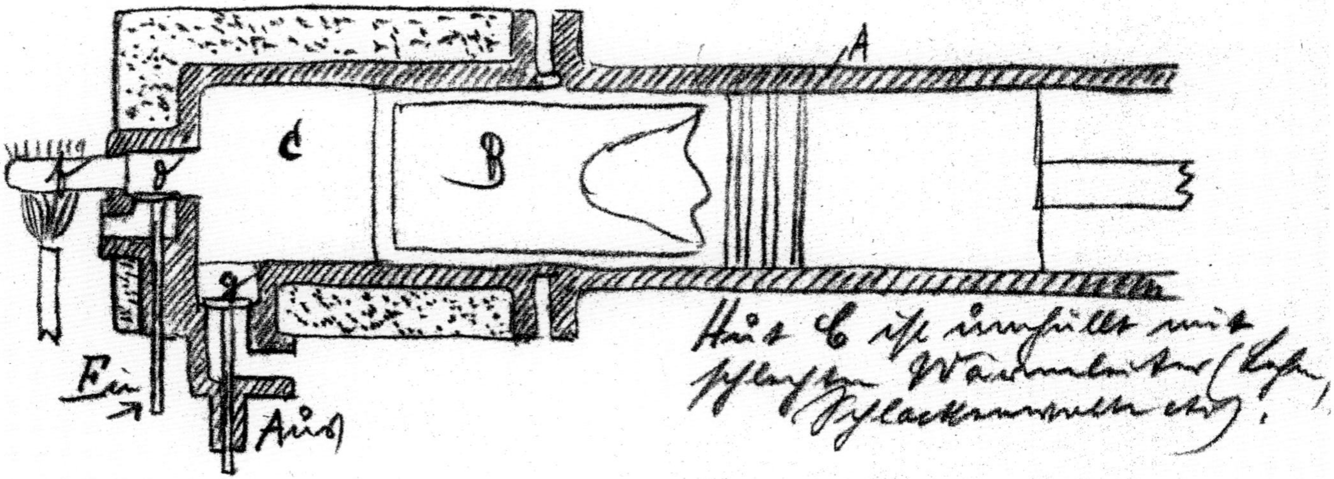

Trotz einer Entfernung von mehreren Metern hatte sich das leicht flüchtige Reinigungsmittel entzündet, war schließlich explodiert und hatte ein verheerendes Feuer ausgelöst. Dabei fanden mehrere Menschen den Tod. Der Umstand, dass man das an sich als äußerst gefährlich geltende Benzin unter der Bezeichnung *Ligroin* in jeder Apotheke kaufen konnte, hatte zu dem tragischen Unglück geführt.

Der Unfall brachte Carl Benz jedoch auf die „zündende" Idee. Versuche mit *Ligroin* in einem Oberflächenvergaser führten bald zu einem befriedigenden Ergebnis. An der relativ ausgedehnten Oberfläche eines großvolumigen Vergasertopfs konnte das *Ligroin* verdunsten. Durch Luftbeimischung wurde dieses Verdunstungsgas zu einem explosiven Treibstoff. Im Brennraum des Motors wurde das komprimierte Gemisch durch eine Flammenzündung zur Explosion gebracht. Für die Anwendung in seinem Zweitaktmotor hatte Benz die Flammenzündung deutlich verbessert. So konnte er seine Zweitaktstationärmotoren auf Kundenwunsch jetzt mit diesem Vergasersystem ausstatten. Zur weiteren Perfektionierung suchte Benz bald nach einem neuen, sichereren und funktionelleren Zündsystem – dies wahrscheinlich auch bereits im Hinblick auf einen Motorwagen, bei dem die Flammenzündung kaum zu verwenden war. Bei Fahrtwind und Erschütterungen wäre eine Zündflamme ungeeignet gewesen. Deshalb begann Benz mit Versuchen zu einem elektrischen Zündsystem und war auch hier bald erfolgreich. Die von Carl Benz entwickelte Hochspannungszündung war auch für seine Zweitaktmotoren verwendungsfähig. Mit dem Ersatz von Leuchtgas durch Treibstoff, der in einem Tank mitgeführt werden konnte, und mit der elektrischen Zündung waren zwei wichtige Schritte zum Motorwagen bereits gegangen. Jetzt musste noch die Leistung des Motors erhöht werden, um ihn für die Verwendung in einem Fahrzeug brauchbar zu machen.

Inzwischen waren die Zweitaktstationärmotoren von Carl Benz so zuverlässig und betriebssicher, dass er seinem Unternehmen die Firmenbezeichnung Mannheimer Gasmotorenfabrik gab. Mit der kapitalkräftigen Unterstützung durch Emil Bühler hatte Benz einen Betrieb mit sechs Arbeitern aufgebaut. Die Arbeit an der Motorenfabrikation ließ dem jungen Ingenieur aber kaum noch Zeit, sich um den Vertrieb zu kümmern. Auf Anraten von Bühler übertrug er daher dem Mannheimer Kaufmann Otto Schmuck die Alleinverkaufsrechte für alle bei

Benz hergestellten Motoren. Neben einer Monatspauschale war eine Provision von 100 Reichsmark je verkauftem Motor vereinbart. Doch die fertigen Motoren standen bald im Lagerraum, denn Herr Schmuck war nicht in der Lage, seine vollmundigen Versprechungen in die Tat umzusetzen. Die Schulden des Unternehmens stiegen wieder einmal beängstigend an. Als die 30 000-Mark-Grenze erreicht war, hatte Emil Bühler Sorge, sein Geld zu verlieren. Sein Freund Max Scheurer, der in Mannheim an einem Bankhaus beteiligt war, gab ihm den Rat, Carl Benz dazu zu bewegen, seinen Betrieb in eine Aktiengesellschaft umzuwandeln.

In dieser Zeit, in der Carl und Bertha Benz wieder einmal um das tägliche Überleben kämpfen mussten, fiel die Geburt ihrer Tochter Thilde. Sie wurde am 2. Februar 1882 geboren und brachte ein wenig Sonnenschein in die sonst recht trübe Zeit.

Am 1. März 1882 unterschrieb Carl Benz den verhängnisvollen Vertrag, der zwar dazu führte, dass *9 in Mannheim wohnende Bürger* insgesamt einen Betrag von 100 000 Mark einbrachten und damit zu Teilhabern der neu gegründeten Aktiengesellschaft wurden. Im Paragrafenwirrwarr des Gesellschaftsvertrags fand sich Carl Benz jedoch von Anfang an nicht zurecht. Viel zu spät bemerkte er, dass praktisch alle bisherigen Konstruktionen und Patente ins Eigentum der Aktionäre übergegangen waren. Ja, es gab sogar eine Klausel, die Benz das Mitspracherecht bei zukünftigen Produktkonstruktionen untersagte. Überdies musste er bald feststellen, dass es den Herren Aktionären ausschließlich um die Vermehrung ihres Kapitals ging. Für irgendwelche Experimente hatte man kaum Verständnis. Auch die neue Produktionsstätte, die man in den *Schwetzinger Gärten* errichtet hatte, war ausschließlich darauf ausgelegt, Motoren zu produzieren. Zu diesem Zweck war auch die gesamte Betriebseinrichtung der alten Werkstatt in T 6, 11 an den neuen Standort verlegt worden. Enttäuscht kündigte Carl Benz am 6. Januar 1883 die weitere Zusammenarbeit auf. Doch es schien fast so, als ob die Aktionäre nur auf diese Reaktion hingearbeitet hätten; denn die postwendende

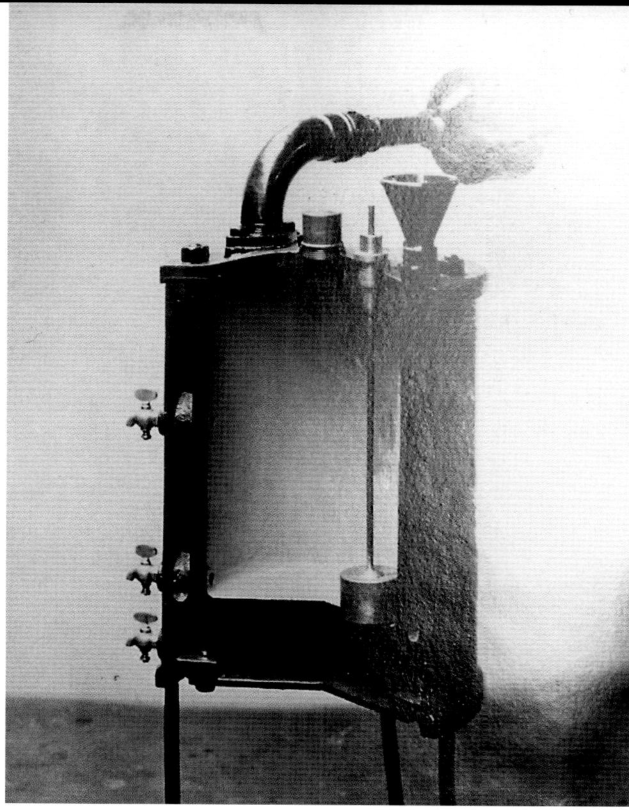

Antwort ließ nicht auf sich warten. Mit zynischem Hochmut ließ man Benz wissen: *Wir genehmigen in höflicher Erwiderung Ihres heutigen Schreibens Ihren Austritt zum 1. Januar.*

Wieder einmal musste Carl Benz ganz von vorne anfangen. Seine bisherige Werkstatt in T 6, 11 war an den Eisengießer Sebastian Capello verpachtet. Nur die Wohnung hatte man vorsorglich nicht aufgegeben. Um überhaupt weitermachen zu können, errichtete Benz mit seinen letzten Ersparnissen einen Holzschuppen als Anbau an seine frühere Werkstatt. Hier arbeitete er zunächst alleine, um durch Kleinaufträge wenigstens einen bescheidenen Lebensunterhalt für eine inzwischen

Links: Konstruktionszeichnung von Benz für einen Motor mit Glührohrzündung
Rechts: Erster stationärer Benz-Oberflächenvergaser

auf vier Kinder angewachsene Familie zu erwirtschaften. Noch hoffte er aber auf Geld von seinen ehemaligen Teilhabern. Einen Prozess, den er wegen noch nicht bezahlter Konstruktionspläne gegen die Mannheimer Gasmotorenfabrik führte, ging jedoch verloren. Es war sicher für Carl Benz eine große Genugtuung, dass die Mannheimer Gasmotorenfabrik ohne ihn nur noch kurze Zeit bestand.

Die Notsituation, in der sich Carl Benz jetzt befand, sprach sich in den Mannheimer Unternehmerkreisen schnell herum. Auch der Geschäftsmann Max Caspar Rose und der eher technisch orientierte Friedrich Wilhelm Esslinger erfuhren von den Zerwürfnissen zwischen Carl Benz und seinen bisherigen Mitgesellschaftern aus der Mannheimer Gasmotorenfabrik. Esslinger und Rose betrieben seit 1875 in Mannheim O 6, 1 ein Handelsunternehmen für technische Geräte. Durch ihre Geschäfte waren sie zu beträchtlichem Wohlstand gekommen. Rechtzeitig war das Handelshaus auch auf die Frankfurter Firma Heinrich Kleyer aufmerksam geworden, die mit der Produktion von Fahrrädern begonnen hatte. Und so lernte Benz eines Tages beim Kauf eines neuen Fahrrads die Herren Rose und Esslinger kennen.

Carl Benz gehörte zu den ersten *Velozipedfahrern* in Mannheim. Die Zeit als Radfahrer beschrieb er später sehr eindrucksvoll in seinen Lebenserinnerungen. Heute, wo die kleinen Kinder gleichsam mit dem Fahrrad zur Welt kommen, kann man sich kaum vorstellen, dass die ersten Radler, die durch Mannheims Straßen pedalierten, durch die Lach- und Spottsalven der Menge Spießruten fahren mussten wie einst Karl von Drais mit seiner Laufmaschine. Der *Knochenschüttler*, wie Benz sein schweres, eisenbeschlagenes Holzfahrrad nannte, wanderte bald in die Abstellkammer. Als die Fahrräder aber moderner wurden, kehrte Carl Benz zum Radfahren zurück.

Rose und Esslinger erkannten rasch die technischen Fähigkeiten ihres Kunden. Aufgrund ihrer bisherigen Erfolge waren die Herren auch durchaus bereit, das finanzielle Risiko einzugehen, Carl Benz beim Wiederaufbau seines Unternehmens zu helfen. Zusammen mit ihm gründeten sie am 1. Oktober 1883 die Firma Benz & Cie. Rheinische Gasmotoren-Fabrik. Zwei Monate später, am 1. Dezember, wurde vor dem Mannheimer Landgericht der entsprechende Gesellschaftervertrag geschlossen. Die Kompetenzen waren darin klar geregelt. Während Esslinger das Kapital für die Neugründung zur Verfügung stellte, verpflichtete sich Rose, den Vertrieb zu organisieren, und Carl Benz war für alle technischen und konstruktiven Bereiche zuständig. Um genügend Raum für die zukünftige Gasmotorenproduktion zu schaffen, wurde ein weiterer Holzschuppen auf einem Nachbargrundstück von T 6, 11 errichtet.

Damit waren die Voraussetzungen gegeben für eine komplette Überarbeitung des Zweitakt-Gasmotors. Benz' genialste neue Konstruktion war dabei die elektrische Zündung, die bei seinen Motoren die Flammenrohrzündung ersetzte. Durch Versuche während der Studienzeit war Carl Benz die Entdeckung der elektromagnetischen Induktion durch Michael Faraday bereits bekannt. Er griff dieses Prinzip auf und entwickelte eine Hochspannungszündung, die an zwei eng beieinander stehenden Platinstiften einen Funkenübersprung erzeugte. Dadurch wurde das Gasgemisch in der Brennkammer des Motors zur Explosion gebracht. Den Strom für die Induktionsspule lieferte ein kleiner Dynamo. Eines der Probleme bestand darin, die richtige Spannung für die Funkenbildung zu erreichen. Bertha Benz nutzte ihre Nähmaschine, um immer wieder neue Spulen zu wickeln, die der elektrischen Zündung die nötige Zündkraft bringen sollten.

Schon im Herbst des Jahres 1883 konnte die Firma Benz & Cie. Rheinische Gasmotoren-Fabrik den neuen Motor mit einem großzügig gestalteten Werbeprospekt der Kundschaft offerieren. Um eine möglichst vielseitige Verwendung auch in kleineren Betrieben zu ermöglichen, wurde der Motor in vier Stärken zwischen 1 und 6 PS angeboten. Die Preise lagen zwischen 1 500 Mark für den 1-PS-Motor und 3 650 Mark für den 6-PS-Motor. Der Absatz der neuen Motoren lief so gut, dass man

Rechts: Konstruktionszeichnung von Benz für die elektrische Zündung

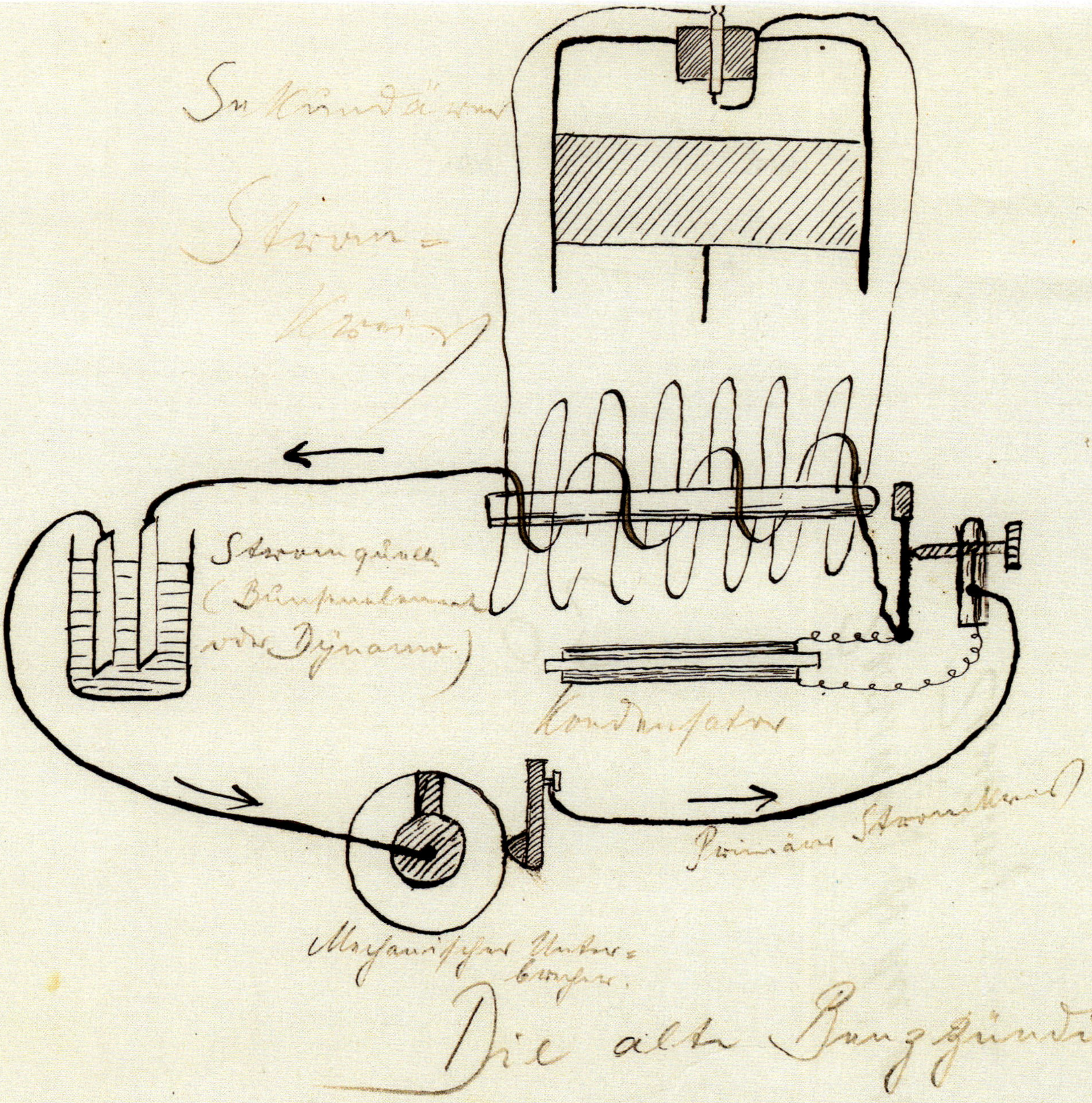

Die alte Benzzündung.

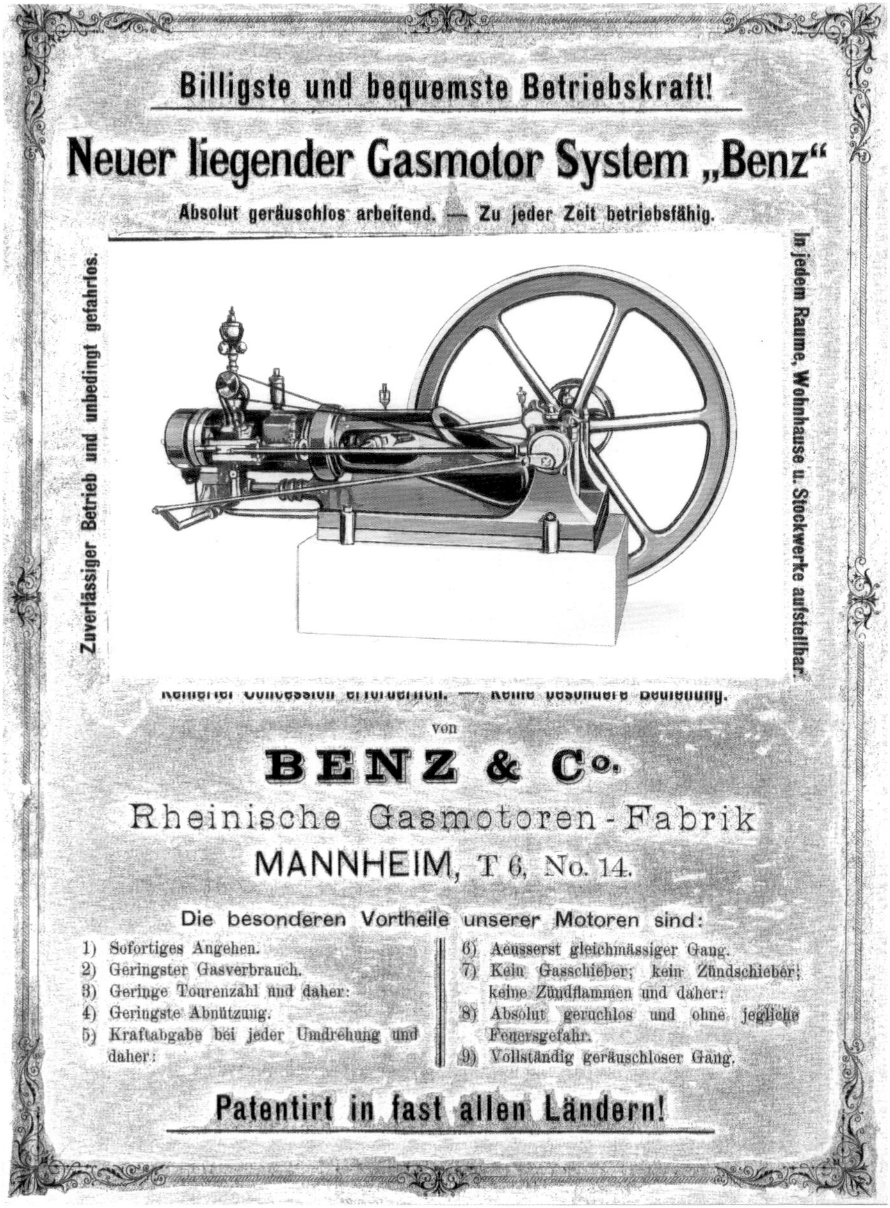
Billigste und bequemste Betriebskraft!
Neuer liegender Gasmotor System „Benz“
Absolut geräuschlos arbeitend. — Zu jeder Zeit betriebsfähig.
Zuverlässiger Betrieb und unbedingt gefahrlos.
In jedem Raume, Wohnhause u. Stockwerke aufstellbar.
von
BENZ & Co.
Rheinische Gasmotoren-Fabrik
MANNHEIM, T 6, No. 14.
Die besonderen Vortheile unserer Motoren sind:
1) Sofortiges Angehen.
2) Geringster Gasverbrauch.
3) Geringe Tourenzahl und daher:
4) Geringste Abnützung.
5) Kraftabgabe bei jeder Umdrehung und daher:
6) Aeusserst gleichmässiger Gang.
7) Kein Gasschieber; kein Zündschieber; keine Zündflammen und daher:
8) Absolut geruchlos und ohne jegliche Feuersgefahr.
9) Vollständig geräuschloser Gang.
Patentirt in fast allen Ländern!

bald bis zu zehn Einheiten im Monat herstellen konnte. Die Palette der PS-Variationen wurde etwas später sogar um einen 8- und einen 10-PS-Motor erweitert. Jedoch trotz aller technischen Verbesserungen und Leistungssteigerungen bei seinem Zweitaktmotor musste Benz feststellen, dass der Motor für ein Fahrzeug nicht geeignet war.

Immerhin verkauften sich die neuen *Zweitaktmotoren System Benz* derart gut, dass eine ausreichende finanzielle Basis für die Entwicklung eines Motorwagens gegeben war. Auch seine Partner Rose und Esslinger erklärten sich jetzt mit den Plänen von Carl Benz einverstanden. Die entsprechenden Arbeiten begann er im Jahr 1884. Schon seit langem hatte er konstruktive Details entworfen und Zeichnungen angefertigt. Jetzt war es endlich soweit, dass er seine große Vision in die Realität umsetzen konnte.

Zunächst prüfte Benz noch die Möglichkeit, seinen Motorwagen mit einer kleinen Dampfmaschine auszurüsten, um den Antrieb von der stationären Gasversorgung unabhängig zu machen. Schon während seines Studiums in Karlsruhe hatte er Gelegenheit gehabt, mit einem Dampfwagen, der aus dem Jahr 1775 stammte, Fahrversuche zu unternehmen. Das Fahrzeug hatte der damals in Karlsruhe lehrende Professor Lorenz Beckmann gebaut. Allerdings kam hier keine herkömmliche Dampfmaschine zum Einsatz. Beckmann hatte ein recht eigenwilliges Antriebskonzept ersonnen. Aus einer beheizten und mit Wasser gefüllten Kugel strömte ein Dampfstrahl unter hohem Druck aus. Dieser Strahl traf auf eine Art Windflügelrad, das den Wagen antrieb. Obwohl Carl Benz jetzt für seine Versuche eine Kolbendampfmaschine verwendete, veranlasste ihn die umständliche Inbetriebnahme bald, über ein völlig neues Motorenkonzept nachzudenken.

So entstand in der Werkstatt in T 6, 11 ein kleiner, leistungsfähiger Motor, der nach dem Viertakt-Prinzip arbeitete. Seine Leistung bei geringem Gewicht war ausreichend, ein Fahrzeug anzutreiben. Es ist sehr wahrscheinlich, dass Carl Benz von den Auseinandersetzungen um die Viertakt-Patente wusste, die in dieser Zeit stattfanden. Umso erstaunlicher ist es, dass auch er einen Viertaktmotor entwickelte. Denn eigentlich musste Benz erhebliche rechtliche Probleme bei der Verwendung einer derartigen Antriebsmaschine befürchten. Eine äußerst günstige Entwicklung ebnete Carl Benz schließlich den Weg zum Motorwagen; denn genau in dem Monat, in dem er seinen Wagen durch das Kaiserliche Patentamt in Berlin schützen ließ, wurden die Patentrechte für den Viertaktmotor für nichtig erklärt.

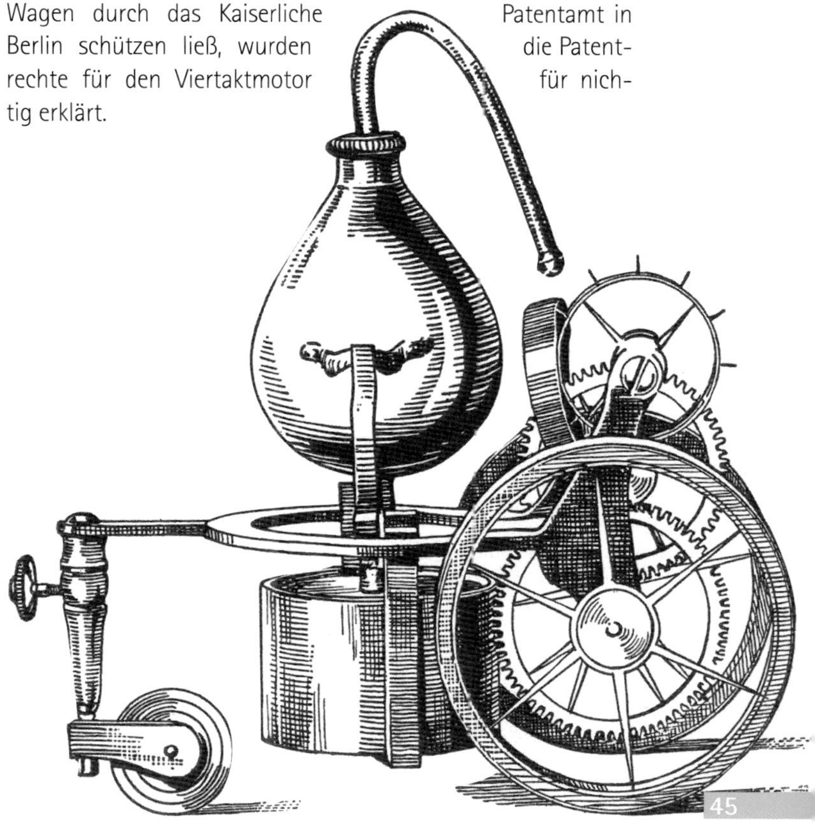

Links: Benz-Werbeprospekt für den neuen Motor, 1883
Rechts : Zeichnung des Dampfwagenmodells von 1775 aus dem physikalischen Institut des Karlsruher Lyzeums

Die Wiege des Automobils: das Mannheimer Quadrat T 6

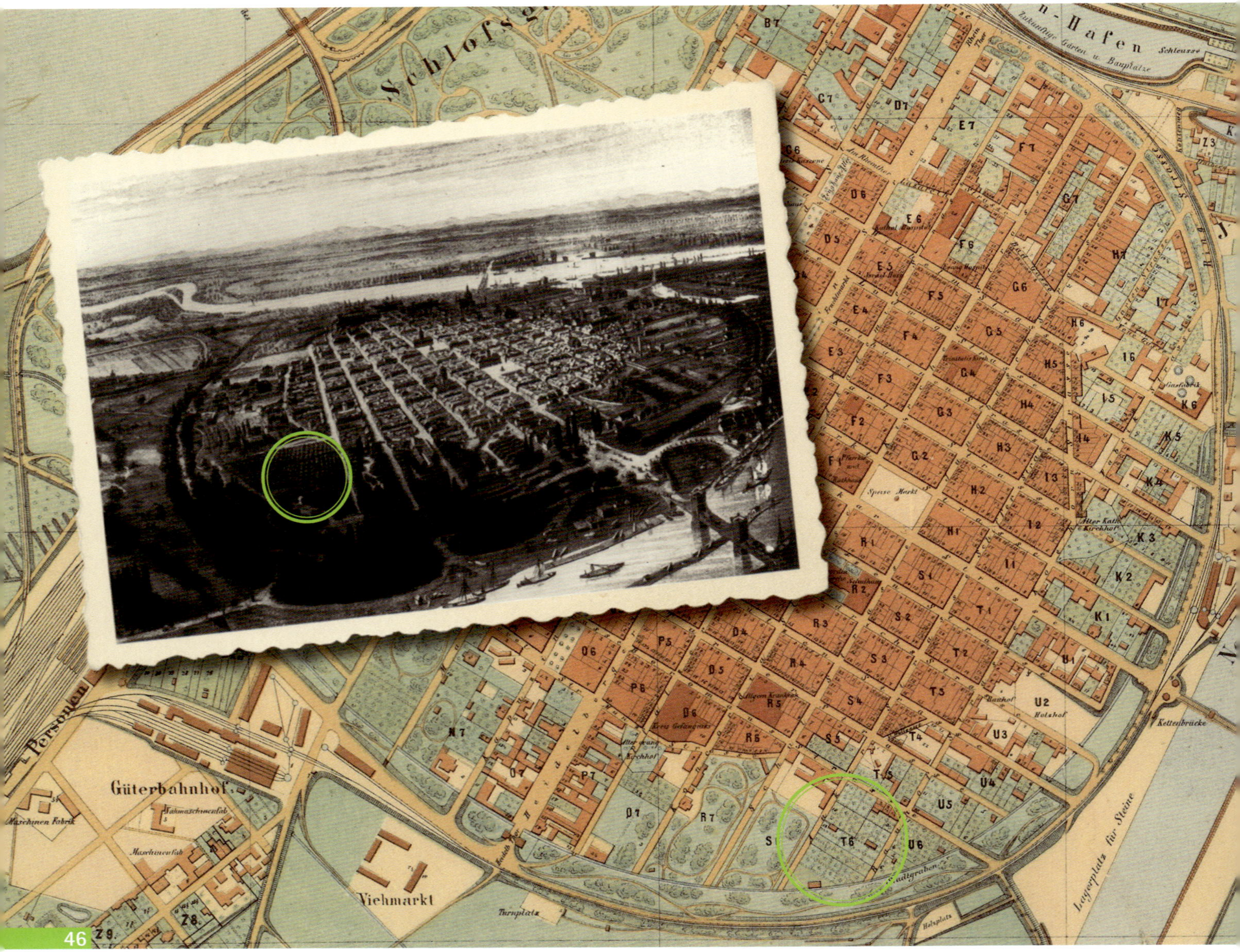

Zwischen Erfinderschutz und Fortschrittshemmnis: der Patentstreit um den Viertaktmotor

Mit der Nummer 532 wurde der Viertaktmotor von Nicolaus August Otto am 4. August 1877 patentrechtlich geschützt. Die juristische Situation war damals allerdings recht unübersichtlich, da es im deutschen Kaiserreich noch kein einheitliches Patentrecht gab. Nach technischen Weiterentwicklungen seiner ersten Erfindung reichte Otto ein zweites Patentgesuch mit einer detaillierten Beschreibung der Arbeitsweise seines verbesserten Viertaktmotors ein. Mit der Nr. 2735 wurden darauf ebenfalls mit Datum vom 4. August 1877 die Patentrechte erteilt.

Aus den Geschichtsbüchern der Motorentechnik geht jedoch hervor, dass der königlich bayrische Hofuhrmacher Christian Reithmann bereits im Jahr 1873 einen Motor nach dem Viertakt-Prinzip gebaut haben wollte. Mit diesem trieb er angeblich in seiner Werkstatt eine Bohr- und ein kleine Fräsmaschine an. Ein späterer Prozess zur Klärung der Patentansprüche brachte allerdings kein eindeutiges Ergebnis in der Frage, ob Reitmanns Motor tatsächlich nach dem Viertakt-Prinzip arbeitete und ob er überhaupt betriebsfähig war. Auch wies eine Zeichnung des Motors, die den Gerichten vorgelegt wurde, gravierende Fehler auf. Trotz aller Widersprüchlichkeiten wurde eine Klage der Firma Deutz, die Ottos Rechte gegen Reithmanns Patentansprüche gelten machte, am 13. Dezember 1884 abgewiesen. Daraufhin zahlte Deutz die beträchtliche Summe von 25 000 Goldmark an Reithmann und stellte ihm zusätzlich einen 1-PS-*Ottomotor* zum Betrieb seiner Maschinen zur Verfügung.

Trotz dieser vordergründigen Einigung legte Deutz im Patentstreit mit Reithmann bei Gericht Berufung ein. In einem neuerlichen Prozess wurden fast alle Zeugenaussagen zu Gunsten des bayrischen Uhrmachers verworfen. Da Reithmann auch diesmal keinen Beweis der Funktion seines Motors erbringen konnte, erging am 21. November 1885 folgendes Urteil: *Dem Beklagten wird die Benutzung des den Gegenstand der Augenscheinnahme vom 21. Februar 1884 bildenden Gasmotors bei Meidung einer Strafe von 500 M (fünfhundert Mark) für jeden Fall der Zuwiderhandlung untersagt, und hat der Beklagte alle Kosten des Streits zu tragen.* Auch das Reichsgericht bestätigte wenig später dieses Urteil.

Damit lagen die Patentrechte wieder ungeschmälert bei Nicolaus August Otto. Allerdings nur für kurze Zeit. Schon im Jahr 1861 hatte sich nämlich auch der in Paris lebende Ingenieur Alphonse Eugène Beau de Rochas Gedanken über einen Viertaktmotor gemacht. Sein Ausgangspunkt war es, mit einem neuen Antriebssystem den Wirkungsgrad der Dampfmaschine zu verbessern. Seine Gedanken reichte er am 16. Januar 1862 als vielseitigen Schriftsatz zu einem Patent ein. Zur praktischen Anwendung gelangten seine Ideen jedoch nicht.

Erst als ein findiger deutscher Patentanwalt auf Monsieur Beau de Rochas' Antrag stieß, wurde dieser in Deutschland aktenkundig, und das Reichsgericht erkannte ihn im Januar 1884 als *Vorveröffentlichung* für ein Viertakt-Verfahren im Motorenbau an. Es folgte ein langer Rechtsstreit, in dem Nicolaus August Otto im Wesentlichen sogar Recht bekam. Aber wieder gab es heftige Gegenwehr. Die Gegner bemängelten, dass dadurch die Firma Deutz ein Monopol erhalte, das dem öffentlichen Interesse am Motorenbau widerspreche. Das noch nicht ausgereifte deutsche Patentrecht führte schließlich dazu, dass die Otto'schen Patente im Januar 1886 endgültig für nichtig erklärt wurden. Damit war der Weg für alle Konstrukteure frei, Motoren nach dem Viertakt-Prinzip zu bauen und auch zu verwenden.

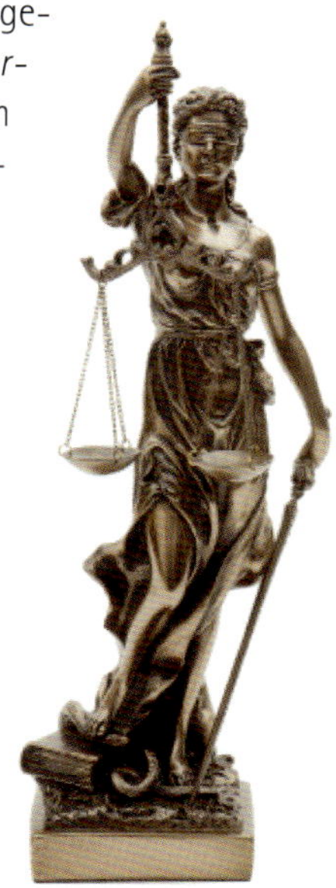

Komplexe technische Herausforderungen

Die zahlreichen technischen Schwierigkeiten, die beim Bau eines Motorwagens zu überwinden waren, fasst Carl Benz im Abschnitt *Wie ich das Gesamtproblem des Motorwagens löste* seiner Lebenserinnerungen noch einmal prägnant zusammen. Dabei wird deutlich, dass er ein funktionsfähiges Fahrzeug als untrennbare Einheit ansah. *Das Gesamtproblem der Motorwagenerfindung löste sich für mich auf in eine Reihe von Einzelproblemen und Unterproblemen. Konnte eines dieser Einzel- und Unterprobleme nicht gelöst werden, so war es unmöglich, den Motorwagen betriebsbrauchbar und straßenreif zu machen. Das heißt, die Lösung des Gesamtproblems musste scheitern.*

Zunächst einmal musste ein geeigneter *schnell laufender* Motor entwickelt werden. Die bisherigen Stationärmotoren konnten die benötigte Leistung nicht erbringen, und wenn man die Leistung steigern wollte, wurde der Motor für ein Fahrzeug zu schwer. Eine weitere Herausforderung erkannte Carl Benz darin, die Motordrehzahl zu erhöhen. Er entschied sich für den Viertaktmotor; denn bei ihm sah er das größte Potential für Verbesserungen.

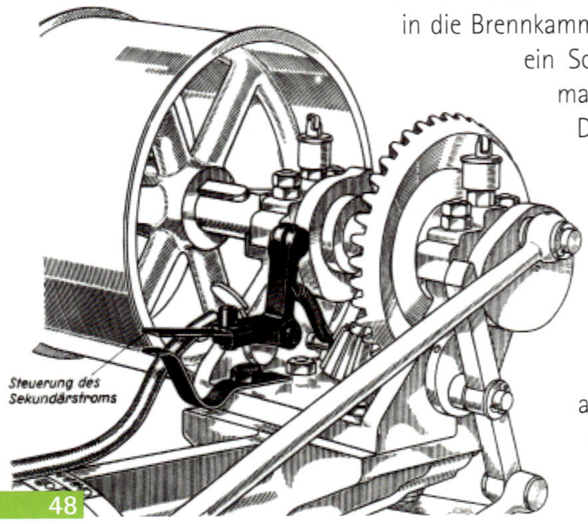

Für den Einlass des Kraftstoffgemischs in die Brennkammer entwickelte Benz ein Schieberventil, so wie man es auch von den Dampfmaschinen her kannte. Das Auslassventil war als Kegelventil stehend unter dem Motor angeordnet. An einer exzenterartig ausgebildeten Nockenscheibe war an einem Zapfen eine Schubstange befestigt. Sie hatte die Aufgabe, den Einlassschieber zu steuern. Ein Kipphebelmechanismus, der ebenfalls über eine Schubstange gesteuert wurde, betätigte das Auslassventil. Angetrieben wurde die Nockenwelle über zwei Kegelzahnräder, die über der senkrecht montierten Kurbelwelle angebracht waren. Als Übersetzung wählte Benz das Verhältnis 1:2, um so bei einer Kurbelwellenumdrehung auf eine halbe Nockenwellenumdrehung zu kommen.

> „Wie ich das **Gesamtproblem** des Motorwagens löste."

Das 27 kg schwere Schwungrad mit einem Durchmesser von 68,5 cm drehte sich horizontal. Carl Benz befürchtete bei senkrechter Stellung durch die Kreiselwirkung eine ungünstige Beeinflussung des Motorwagens bei Kurvenfahrten. Die Dimension des Kolbens hatte er zunächst mit rund 100 mm Höhe und einem Durchmesser von ebenfalls 100 mm berechnet.

Auch die Zündung war noch deutlich verbesserungsbedürftig, um auf eine ausreichende Drehzahl zu kommen. Weder die Glührohr- noch eine Stichflammenzündung waren für einen Fahrzeugmotor geeignet, denn im Fahrtwind wären die Flammen unweigerlich erloschen. Daher widmete sich Carl Benz mit aller Energie der elektrischen Zündung. Zunächst experimentierte er mit einer kleinen Dynamomaschine, die mit Hilfe eines runden Lederriemchens in Gang gesetzt wurde. Den Antrieb lieferte das große Schwungrad, bei dem eine Rille zur Aufnahme des Riemchens ausgespart war.

Links: Die Steuerung des ersten Benz-Fahrzeugmotors
Rechts: Zeichnung für die Hochspannungserzeugung am ersten Benz-Fahrzeugmotor

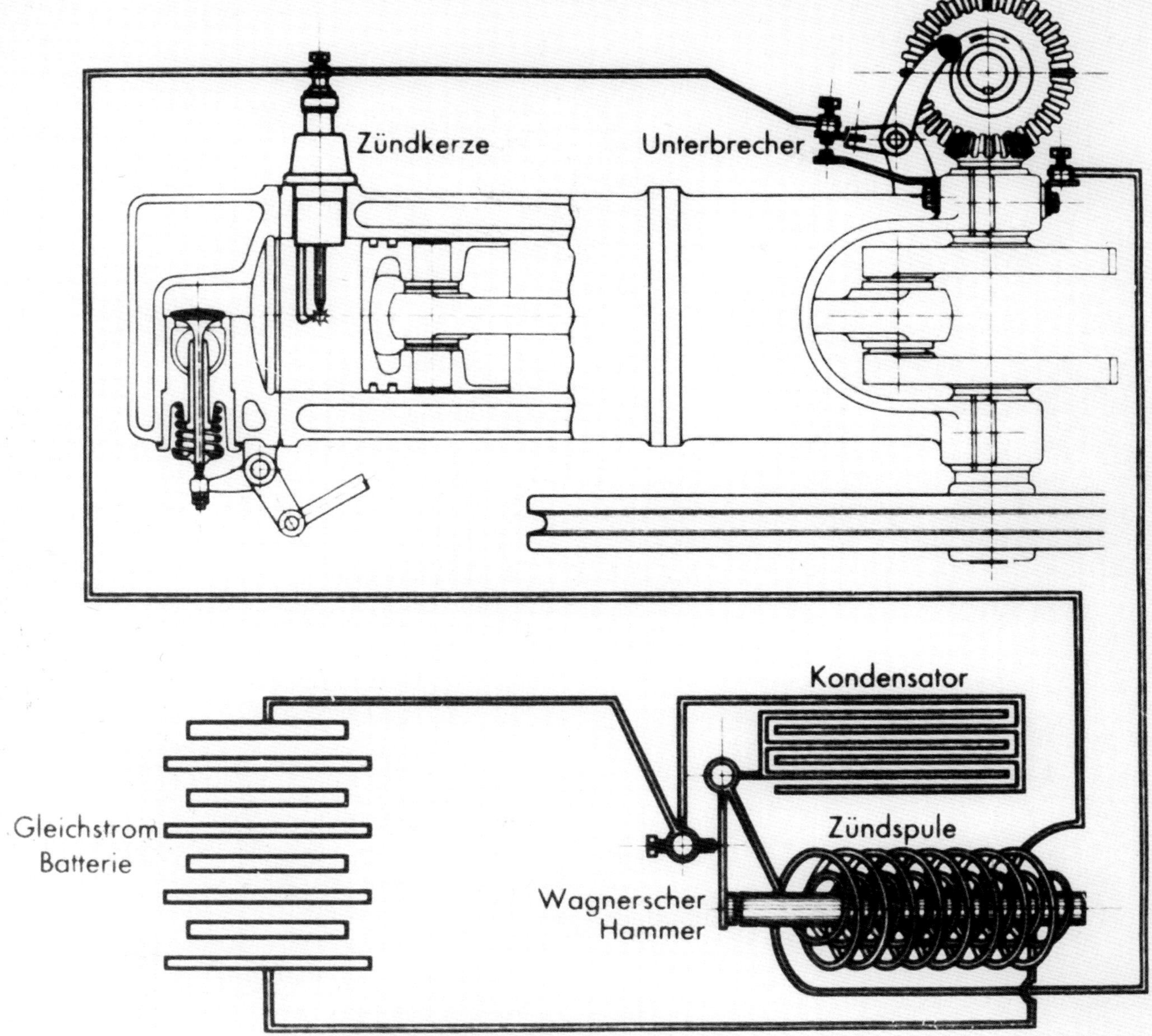
Zündkerze
Unterbrecher
Kondensator
Gleichstrom
Batterie
Zündspule
Wagnerscher
Hammer

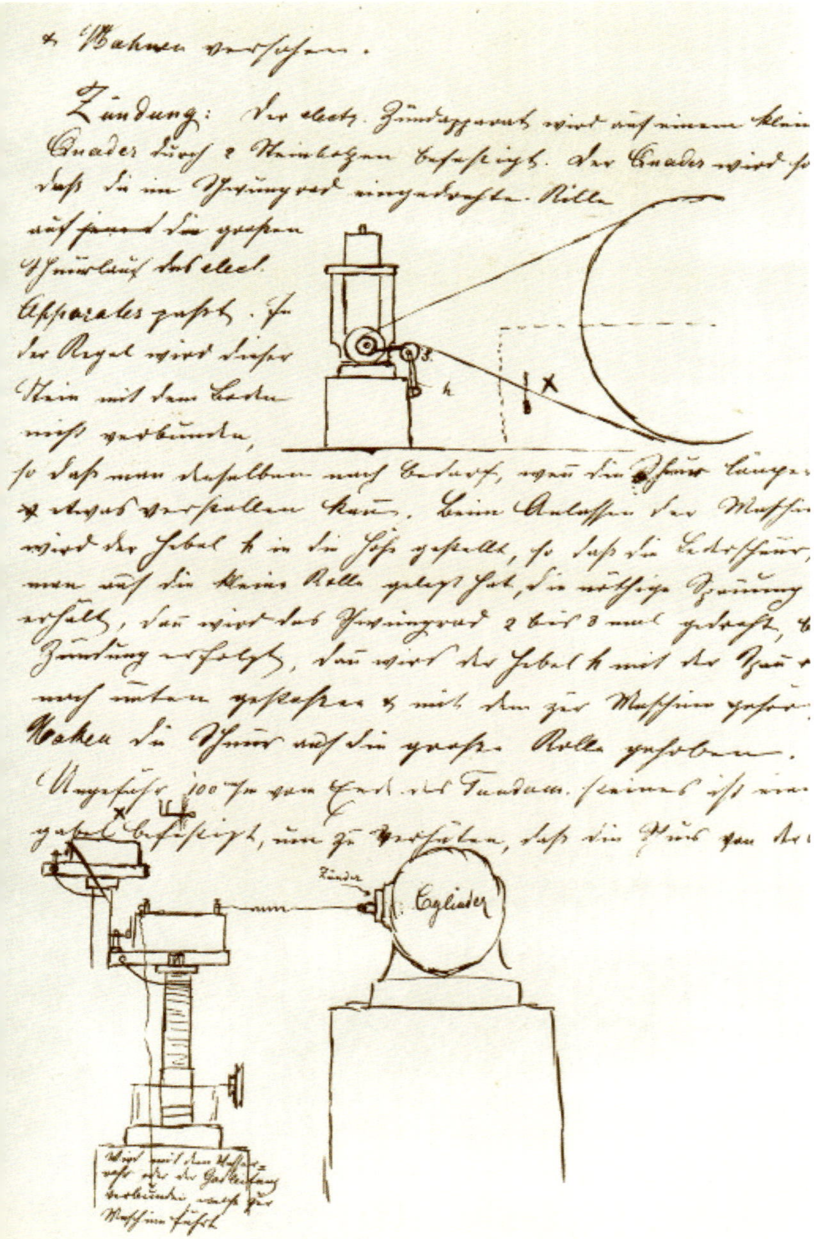

Um die Leistung des Dynamos zu testen, nutzte Benz das große Eisenrad der Nähmaschine seiner Frau Bertha. Es ersetzte bei den Versuchen in der Werkstatt das Schwungrad des Motors. Die kleine Dynamomaschine, die Carl Benz selbst hergestellt hatte und die er schon bei seinem stationären Zweitaktmotor verwendete, sollte auch für den Fahrzeugmotor die benötigte Grundspannung liefern. Diese reichte allerdings für eine Zündfunkenerzeugung bei weitem nicht aus. Ein Funkeninduktor sollte die notwendige Hochspannung erzeugen. Hierfür mussten immer wieder neue Kupferdrahtspulen in unterschiedlichen Stärken gewickelt werden. Dabei kam noch einmal die Nähmaschine von Bertha Benz zum Einsatz.

Auch die Zündkerze fertigte Benz in seiner kleinen Werkstatt selbst an. Besonders wichtig war der Abstand eines kleinen abgewinkelten Platindrahts zum Mittelstift. Dieser war durch Keramik zur Zündkerze hin isoliert und zugleich mit der Hochspannungsleitung verbunden. Immer wieder musste Benz den kritischen Abstand korrigieren. An der ausgebauten Zündkerze sprang der Zündfunke bei etwa 1 mm Abstand problemlos über. Der Funkenüberschlag blieb jedoch aus, sobald die Kerze in den Motor eingebaut war. Es stellte sich heraus, dass sich die Funkenbildung unter dem Kompressionsdruck des Kolbens im Motor ganz anders verhielt als in ausgebautem Zustand. Durch langwierige Versuche mit unterschiedlichen Spulen und Abständen der Zündelektrode gelang es Benz schließlich, diese Probleme zu lösen.

Als nächstes musste die optimale Möglichkeit gefunden werden, den Kraftstoff für den Motor transportabel zu machen und durch Vergasung zum explodierenden Gemisch aufzubereiten. Um diesen Zustand zu erreichen, verwendete Benz seinen schon erprobten Oberflächenvergaser. In diesem *topfartigen Behälter* konnte das *Ligroin* auch im Fahrbetrieb an einer relativ großen Fläche verdunsten. Durch die Saugwirkung des Motors zog Luft über den *Ligroin*-Spiegel im Vergaser. Aus der Vermischung des *Ligroin*-Dunsts mit dem Luftsauerstoff bildete sich ein explosives Gemisch, das dann im Motor verbrannt werden konnte. Nach ersten Probefahrten stellte Benz allerdings fest, dass die begrenzte *Ligroin*-Menge im Vergaser nur für eine kurze Fahrstrecke reichte. Deshalb sah er einen kleinen Vorratsbehälter

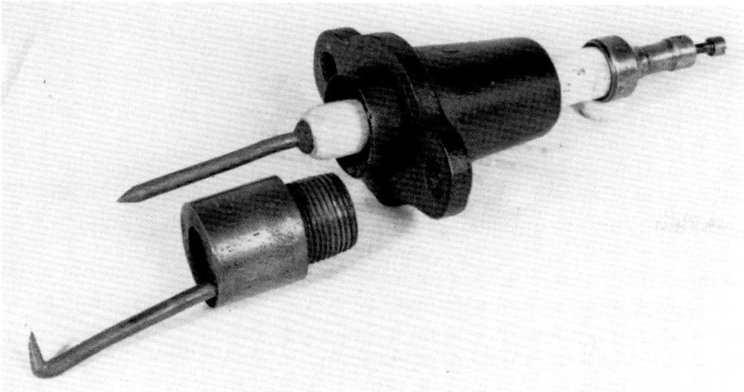

vor und platzierte diesen „Tank" auf einen kleinen Bock neben dem Motor. Über eine Verbindungsleitung zum Vergaser konnte nun mittels Öffnung eines kleinen Hahns Kraftstoff nachgefüllt werden, während der Motor lief. Um eine möglichst optimale Kraftstofftemperatur zu erreichen, wurde die Zuleitung zwischen dem Boden des Vergasers und der Ableitung des heißen Abgases angebracht. Dadurch erreichte Benz eine Gemischvorwärmung. Durch ständige Weiterentwicklung seines Oberflächenvergasers erreichte der hartnäckige Techniker eine immer bessere Aufbereitung des Gas-Luft-Gemischs.

Bei der Verbrennung des Kraftstoffgemischs im Motor entstanden sehr hohe Temperaturen. Es war deshalb notwendig, diesen während des Betriebs ständig zu kühlen. Das einzige Mittel, das hierfür in Frage kam, war Wasser. Die Gussform des Motorblocks wurde deshalb so gestaltet, dass um den Zylinder, in dem sich der Kolben bewegen sollte, eine zweite Wand ausgebildet war. Dadurch entstand eine Art „Abstands-Mantel" um den Motor, durch den das Kühlwasser fließen konnte. Benz montierte nun einen runden, 3,5 l fassenden Wasserbehälter aus Kupferblech direkt auf dem Motor. Aufgrund des physikalischen Gesetzes, dass kaltes Wasser schwerer ist und nach unten sinkt, während das erwärmte leichtere nach oben steigt, ergab sich eine Art *Thermosyphon-Kühlung.* Allerdings konnte der Wasserumlauf noch nicht geschlossen werden, so dass das erhitzte Wasser zum Teil verdunstete.

Links: Skizzen für die Stromerzeugung am ersten Benz-Fahrzeugmotor
Oben: Zündkerze für den ersten Benz-Fahrzeugmotor; rechts: Oberflächenvergaser für den Benz-Fahrzeugmotor. Schematische Zeichnung

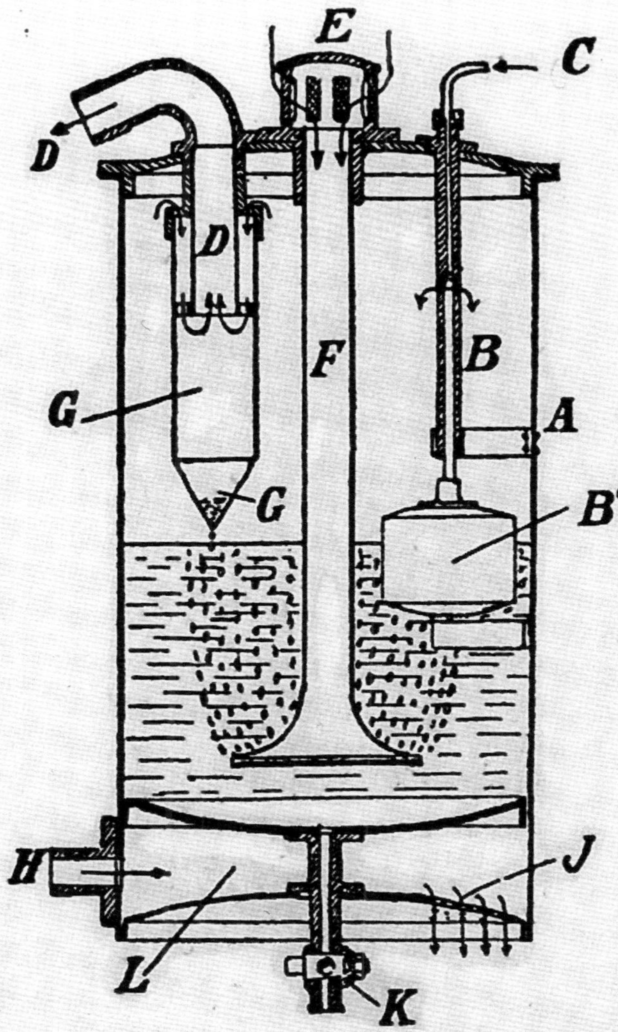

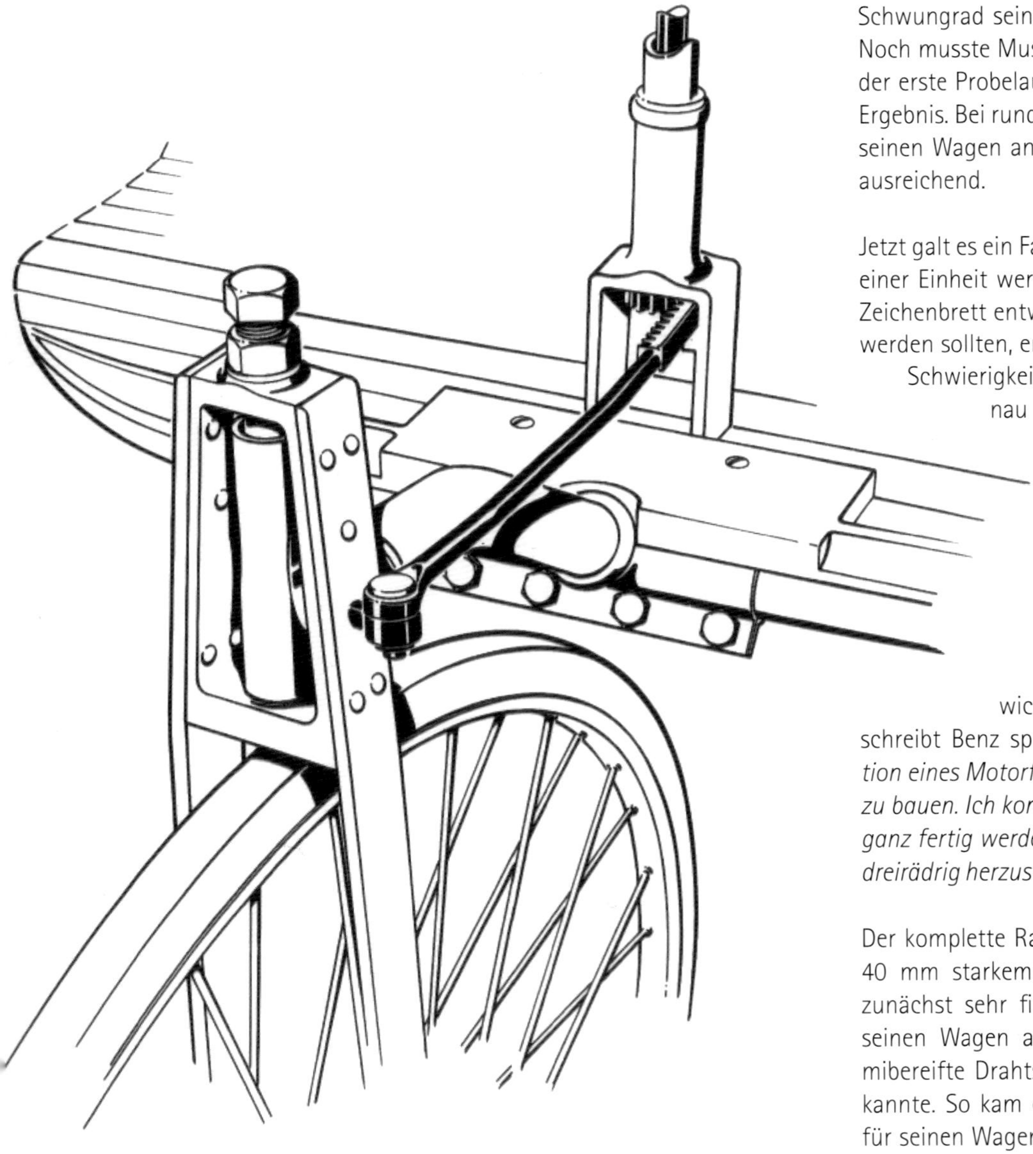

Es war sicher ein großer Moment in der kleinen Werkstatt in Mannheim T 6, 11, als Carl Benz zum ersten Mal das große Schwungrad seines Kraftwagenmotors in Bewegung brachte. Noch musste Muskelkraft den „Anlasser“ ersetzen. Aber schon der erste Probelauf brachte ein durchaus zufrieden stellendes Ergebnis. Bei rund 300-400 U/min leistete der Motor 3/4 PS. Um seinen Wagen anzutreiben, hielt Carl Benz diese Leistung für ausreichend.

Jetzt galt es ein Fahrwerk zu entwickeln, das mit dem Motor zu einer Einheit werden sollte. Längst waren alle Pläne auf dem Zeichenbrett entwickelt, aber als diese in die Praxis umgesetzt werden sollten, ergaben sich immer wieder unvorhergesehene Schwierigkeiten. Carl Benz experimentierte zunächst genau wie Gottlieb Daimler mit einem 4-rädrigen Fahrzeug. Aber er erkannte schnell, dass die Drehschemelvorderachse, wie sie bei Kutschen üblich war, für sein Vorhaben nicht geeignet war. Bei einem Wagen, bei dem durch einen Motor die Hinterräder angetrieben wurden, statt vorn von einem Pferd gezogen zu werden, musste ein völlig neues Lenksystem entwickelt werden. In seinen Lebenserinnerungen schreibt Benz später: *Mein erster Gedanke bei der Konstruktion eines Motorfahrzeuges war, einen Wagen mit vier Rädern zu bauen. Ich konnte aber theoretisch mit der Steuerung nicht ganz fertig werden, und so entschloss ich mich, das Fahrzeug dreirädrig herzustellen.*

Der komplette Rahmen, der als Fahrgestell diente, wurde aus 40 mm starkem Stahlrohr hergestellt. Nachdem Carl Benz zunächst sehr filigrane, eisenbereifte Holzspeichenräder für seinen Wagen anfertigen ließ, verwendete er später gummibereifte Drahtspeichenräder, wie man sie von Hochrädern kannte. So kam es, dass er die ersten fremdgefertigten Teile für seinen Wagen aus Frankfurt bezog. Als Lieferanten für die benötigten verstärkten Felgen gewann Benz nämlich durch Vermittlung von Max Caspar Rose die Firma Heinrich Kleyer, eine gut florierende Fahrrad- und Nähmaschinen-Fabrik in der Mainmetropole. Die zwei Felgen für die Hinterräder hatten einen Durchmesser von 110 cm, eine kleinere von 70 cm war für das Vorderrad vorgesehen. Die Anfertigung der ebenfalls verstärkten Drahtspeichen übernahm Benz dagegen selbst. Auch die kräftigen Messingnaben für die Hinterräder, die zum Antrieb auf beiden Seiten mit einem Kettenzahnkranz von 23 cm Durchmesser versehen waren, konnte Benz in der eigenen Werkstatt herstellen.

Eine weitere große technische Herausforderung stellte die Kraftübertragung vom Motor auf das Fahrwerk dar. Diese Aufgabe sollte ein rund 4 cm breiter Lederflachriemen übernehmen. Dazu wurde an der Nockenwelle eine Riemenscheibe montiert. Diese oben liegende Welle hatte also auf der einen Seite die Aufgabe, den Nockenexzenter in Bewegung zu halten, auf der anderen Seite, das 14 cm breite Antriebsrad mit einem Durchmesser von 19 cm aufzunehmen. In der Mitte der Welle hatte Benz eine weitere exzentrisch geformte Scheibe montiert, die den Zündkontakt für die Hochspannungszündung steuerte.

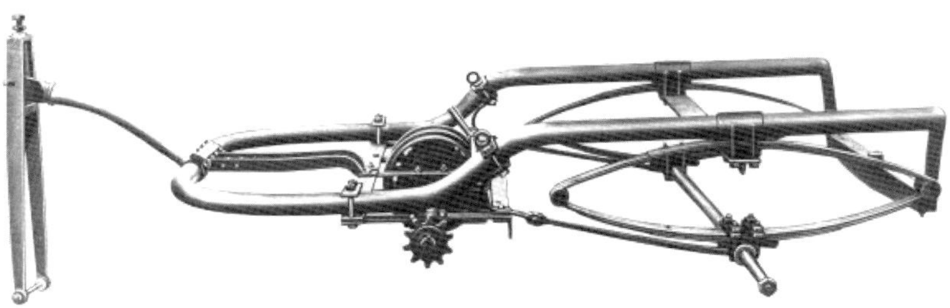

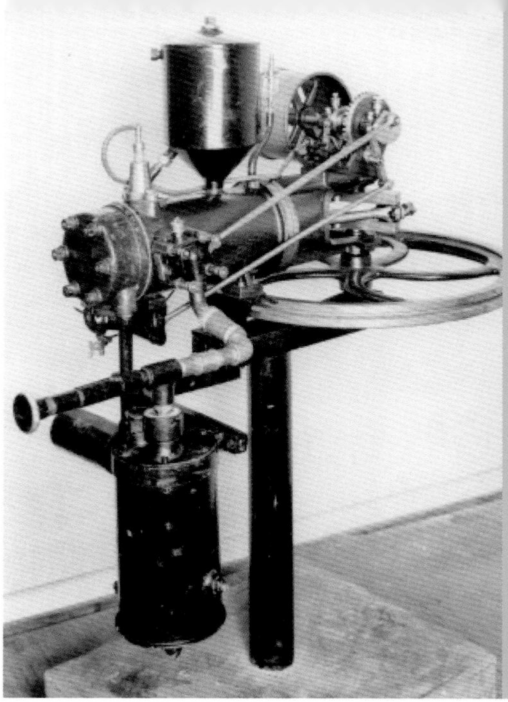

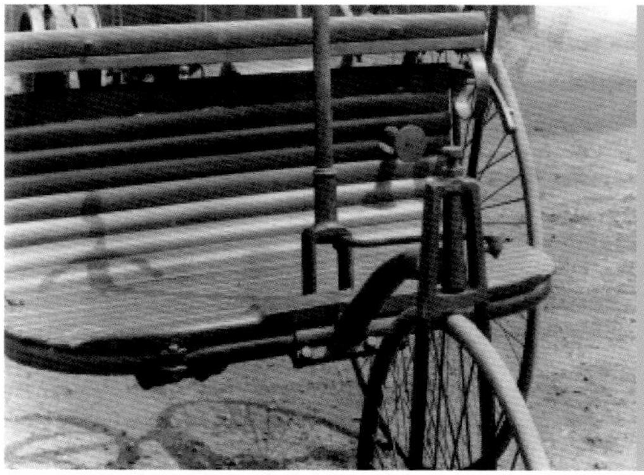

Oben: Der Rahmen des ersten Benz-Motorwagens von der Seite
Links: Die Zahnstangenlenkung des ersten Benz-Motorwagens. Zeichnung
Rechts oben: Der erste Fahrzeugmotor
Rechts unten: Die Zahnstangenlenkung des ersten Benz-Motorwagens

Der flache Lederriemen für die Kraftübertragung lief gekreuzt, um die Drehrichtung von der Antriebsriemenscheibe zur Riemenscheibe auf der Hinterachse umzukehren. Als positive Nebenwirkung ergab sich dadurch, dass der Lederriemen eine deutlich größere Auflagefläche auf den Riemenscheiben hatte.

Damit war das Antriebsproblem allerdings noch nicht vollständig gelöst. Da der Motor zunächst bei stehendem Fahrzeug in Gang gebracht werden musste, bedurfte es einer Vorrichtung, die wie eine Kupplung wirkte. Die eine Riemenscheibe auf der Antriebswelle durfte daher nur lose montiert sein, damit sie beim Startvorgang auf der Welle durchdrehen konnte. Eine zweite Riemenscheibe war für den Antrieb vorgesehen. Über einen Hebelmechanismus, den der Fahrer zum Starten betätigen musste, wurde eine Führungsgabel so verschoben, dass sie den Lederriemen von der durchdrehenden auf die feste Antriebsscheibe schob. Damit war das Anfahren problemlos möglich.

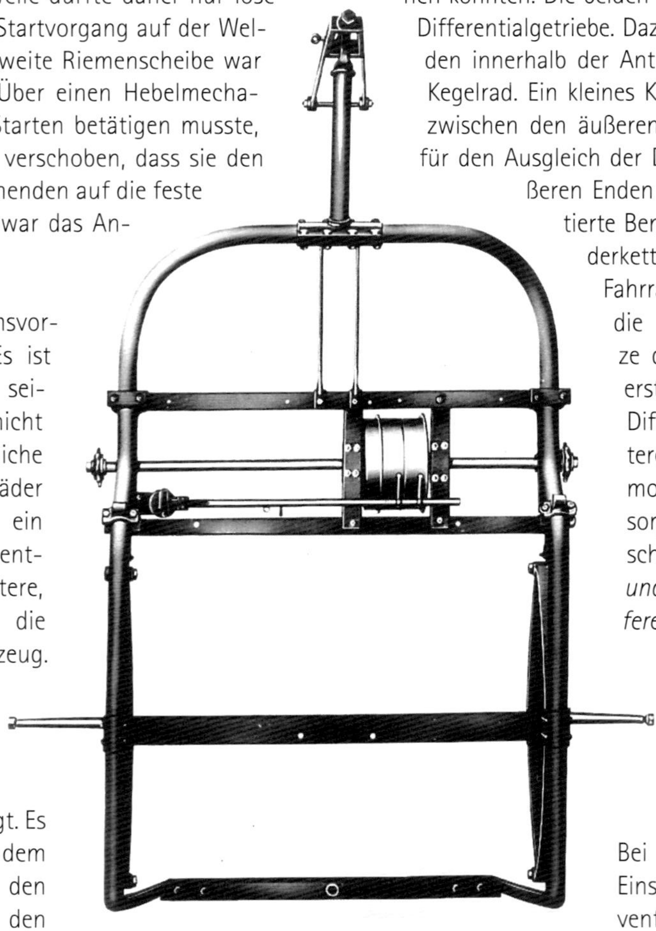

Jetzt musste noch eine Bremsvorrichtung gefunden werden. Es ist bemerkenswert, dass Benz bei seinem ersten Motorwagen nicht die damals bei Kutschen übliche Klotzbremse auf die Hinterräder verwendete, sondern sich für ein völlig neues Bremssystem entschied. Er montierte eine weitere, etwas schmalere Scheibe an die Antriebsachse unter dem Fahrzeug. Diese Scheibe konnte über ein Spannband gebremst werden. Dieses Spannband wurde ebenfalls über den langen Hebel neben dem Fahrer betätigt. Es war eine geniale Lösung, mit dem Hebel in der Vorwärtsrichtung den Lederriemen umzusteuern, um den Fahrbetrieb einzuleiten, und durch Zurückziehen des Hebels den Wagen abzubremsen.

Eigentlich wäre der Motorwagen so bereits betriebsbereit gewesen. Aber Carl Benz wollte auch bei Kurven ein optimales Fahrverhalten erreichen. Hierfür musste ein System entwickelt werden, bei dem sich in Kurven, das äußere Rad deutlich schneller drehte als das innere, ohne dass dabei eines der Räder die Antriebskraft verlor. Benz teilte zu diesem Zweck die Antriebswelle in zwei Teile, die sich unabhängig voneinander drehen konnten. Die beiden Wellenteile verband er mit einem Differentialgetriebe. Dazu montierte er an den Wellenenden innerhalb der Antriebsriemenscheibe je ein großes Kegelrad. Ein kleines Kegelrad, das sich auf einer Welle zwischen den äußeren Kegelzahnrädern drehte, sorgte für den Ausgleich der Drehgeschwindigkeit. An den äußeren Enden der beiden Antriebswellen montierte Benz Kettenzahnräder. Kräftige Gliederketten, so wie man sie von der neuen Fahrradgeneration kannte, übertrugen die Kraft auf die Kettenzahnkränze der Hinterräder. Damit hatte der erste Benz-Motorwagen bereits ein Differential, das noch heute in weiterentwickelter Form in jedem Automobil für optimales Kurvenverhalten sorgt. In seinen Lebenserinnerungen schreibt Carl Benz: *Für so wichtig und unentbehrlich hielt ich das Differential, dass ich dasselbe zu allererst zeichnete, mindestens zehn Jahre, bevor ich die Lösung des Gesamtproblems und damit den Bau des Motorwagens in Angriff nahm.*

Bei der Lenkvorrichtung, die den Einschlag des Vorderrads bei Kurvenfahrten bewirken sollte, ist ein äußerst interessantes Detail festzustellen. Denn die Zeichnung, die Carl Benz seinem Patentgesuch beifügte, zeigt deutlich einen Lenkhebel an der Vordergabel. Dieser sollte wahrscheinlich durch einen Hebel neben dem Fahrersitz betätigt werden. In der Ausführung wies der Motorwagen dagegen deutliche Unterschiede auf. Die Lenkung wurde durch eine Zahnstange reguliert. Eine Lenkkurbel, die senkrecht in der Mitte des Wagens vor dem Fahrer stand, bewegte über eine Welle, die in einem Rohr gelagert war, ein kleines Zahnrad. Dieses verschob wiederum eine Zahnstange, die mit einem Bolzen einseitig an der Vordergabel befestigt war. Dadurch bekam der dreirädrige Motorwagen eine sehr einfache, aber durchaus exakte Lenkung. Auch die Federung des Fahrersitzes gestaltete Benz deutlich filigraner als auf der Patentzeichnung dargestellt. Die vielen Änderungen, die der Motorwagen gegenüber der Zeichnung für die Patenteinreichung aufwies, erklärte Carl Benz in seinen Lebenserinnerungen sehr eindrucksvoll: *Als ich an die Anfertigung der Holzmodelle ging, da war das motorgetriebene Fahrzeug fix und fertig auf dem Papier in der Konstruktionsmappe. Da gab es kein Zahnrad und Zahnrädchen, keine Schraube, Kette und Riemenscheibe, kurz kein Teilchen bis herab zum letzten Griff und Knopf, das nicht in der Zeichnung vorgesehen war. Aber so siegesgewiss entworfen, so wohl überlegt und exakt berechnet auch alles war, nicht immer konnte das Theoretische in Ehren bestehen vor dem Forum des Praktischen. Manches Teilchen gebärdete sich in der Praxis ganz anders, als der Konstrukteur es vom Standpunkt der Berechnung aus erwartet hatte.*

> „[...] nicht immer konnte das **Theoretische** in Ehren bestehen vor dem Forum des **Praktischen.**"

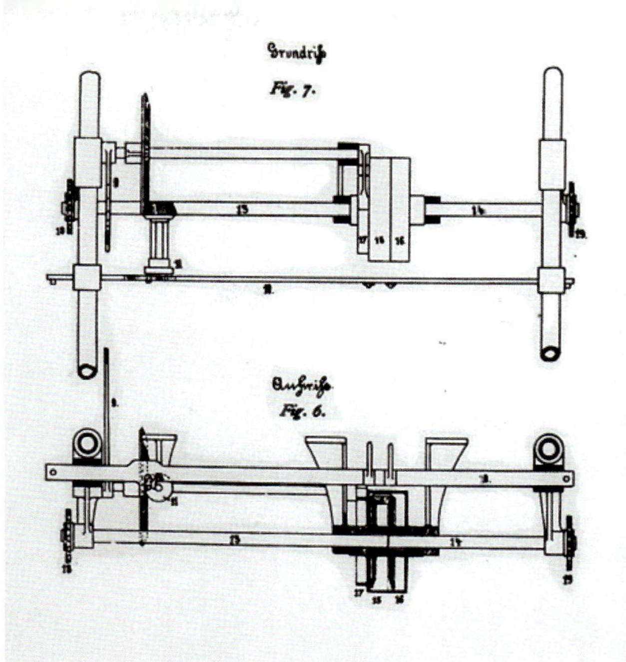

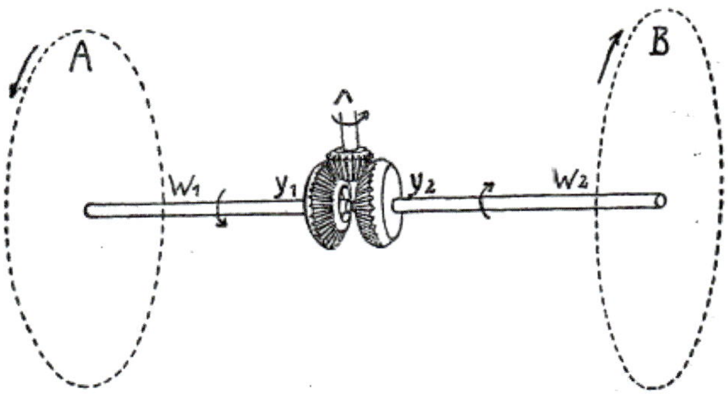

Links: Der Rahmen des ersten Benz-Motorwagens von oben
Rechts oben: Vorgelege des ersten Benz-Motorwagens. Zeichnung
Rechts unten: Differential des ersten Benz-Motorwagens. Zeichnung

Der *Patent-Motorwagen*: erste Fahrversuche und öffentliche Resonanz

So stand der Motorwagen eines Tages im Frühjahr 1885 betriebsbereit auf dem Hof der kleinen Werkstatt in T 6, 11. Mit ein paar kräftigen Drehbewegungen am Schwungrad brachte Carl Benz den Motor in Bewegung. In schöner Regelmäßigkeit erfolgten die Zündungen. Über ein Messingrad unter dem Fahrersitz konnte das Luftgemisch so beeinflusst werden, dass sich die Drehzahl des Motors veränderte. Inzwischen waren alle Arbeiter aus der Werkstatt gekommen, auch Bertha Benz und die Kinder standen erwartungsvoll vor dem *pferdelosen Wagen.*
Hier soll der Konstrukteur des ersten Automobils noch einmal selbst zu Wort kommen, so wie er es in seinen Lebenserinnerungen erzählt: *Um den „Neuling" herum stehen Frau, Kinder und Arbeiter. Alle Augen leuchten. Stolz ist jeder, vom jüngsten Kinde angefangen bis zum ältesten Arbeiter. Und gespannt erst*

Um den **„Neuling"** herum stehen Frau, Kinder und Arbeiter.

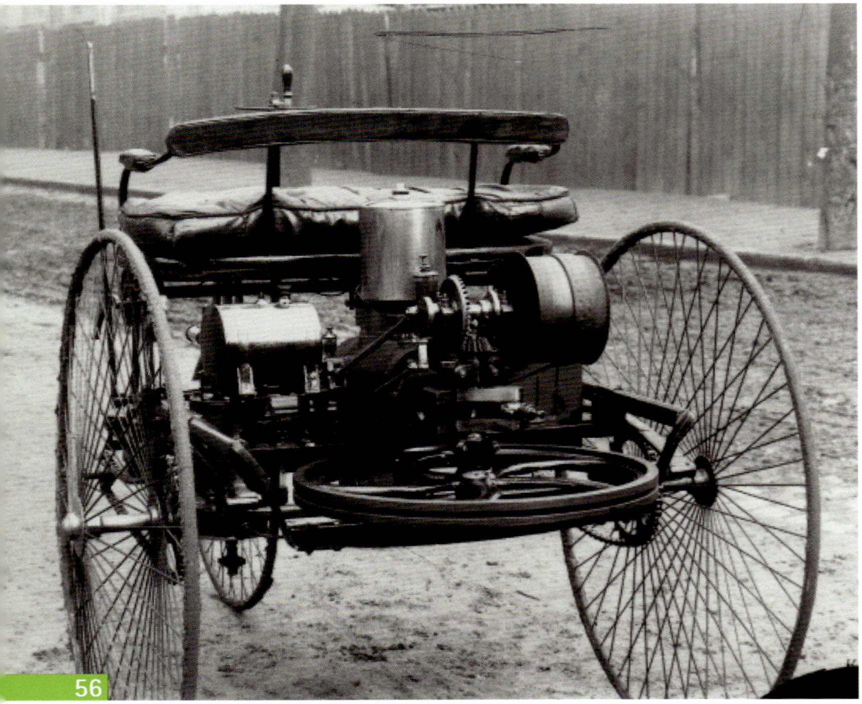

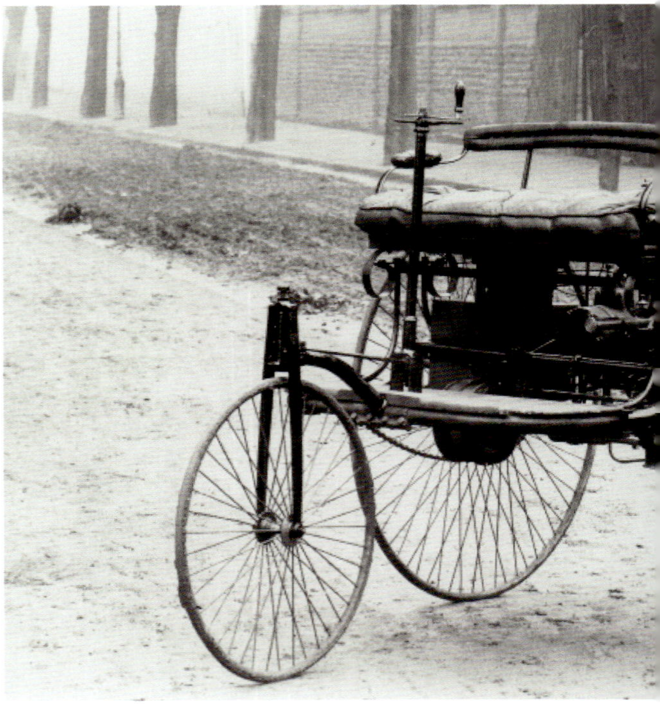

recht, fast so, als ob im nächsten Augenblick der größte Theatervorhang der Welt in die Höhe gehen müsste.

Aber schon wenige Meter außerhalb der Werkstatt blieb das Fahrzeug stehen und musste wieder zurück in die Werkstatt geschoben werden. Schnell stellte Benz den Fehler fest. Beim Fahren auf der holperigen Straße traten zu starke Erschütterungen auf. Diese übertrugen sich auf die kleinen Bürsten am Anker des Dynamos. Infolgedessen hatte die kleine Dynamomaschine, die den Strom für die Zündung erzeugen sollte, ihren Dienst eingestellt. Benz ließ daraufhin einen Holzkasten herstellen, in den er *Bunsenelemente* einbaute. Dadurch bekam der Wagen eine Batteriezündung. Wieder mussten Spulen gewickelt werden, die der Batteriespannung angepasst wurden und für einen ausreichenden Funkenüberschlag an der Zündkerze sorgten.

Wenige Tage nach der nur halb gelungenen Weltpremiere warf Carl Benz seinen Motorwagen wieder an. Dieses Mal schien die Probefahrt zu gelingen. Benz hatte schon fast die Ringstraße erreicht. Die Menschen blieben stehen, steckten die

Bilderreihe: Der Benz'sche *Patent-Motorwagen*

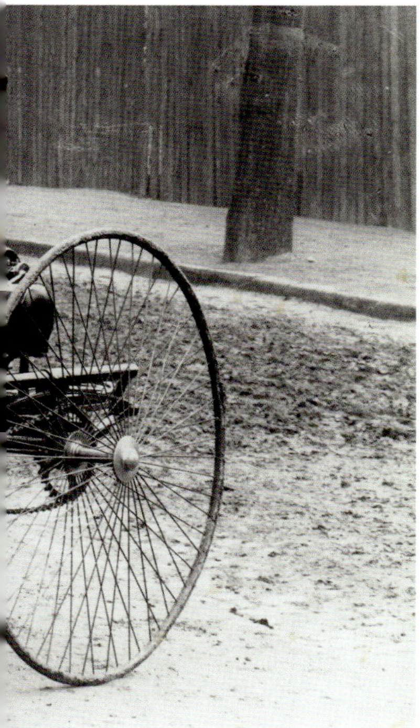

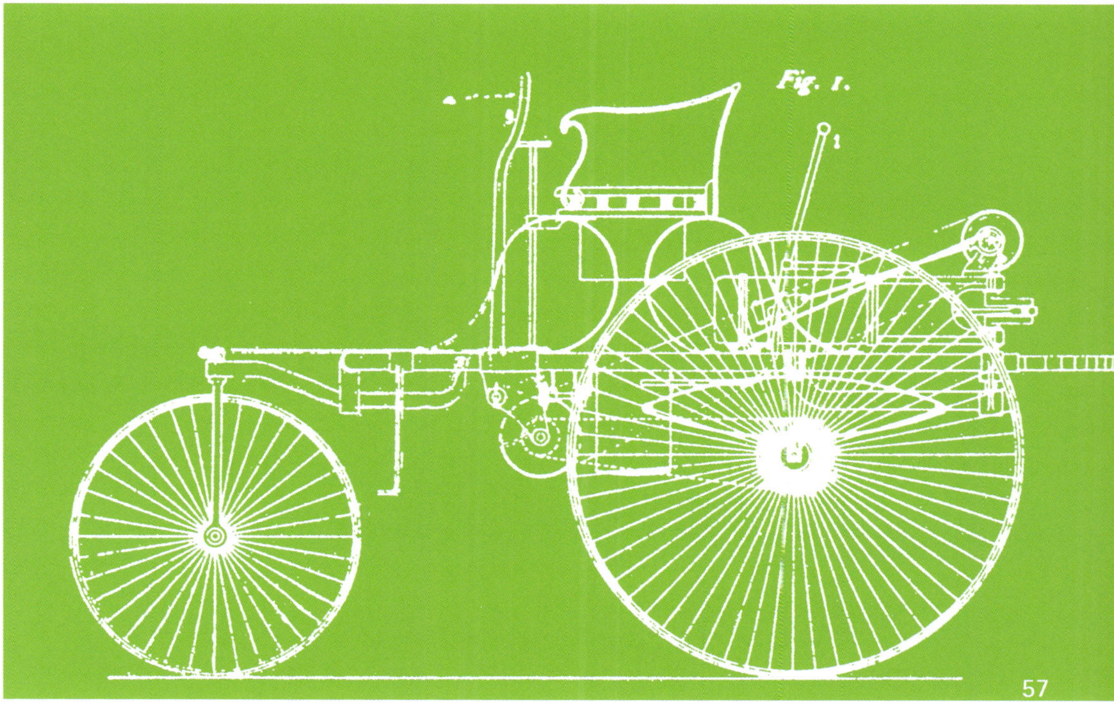

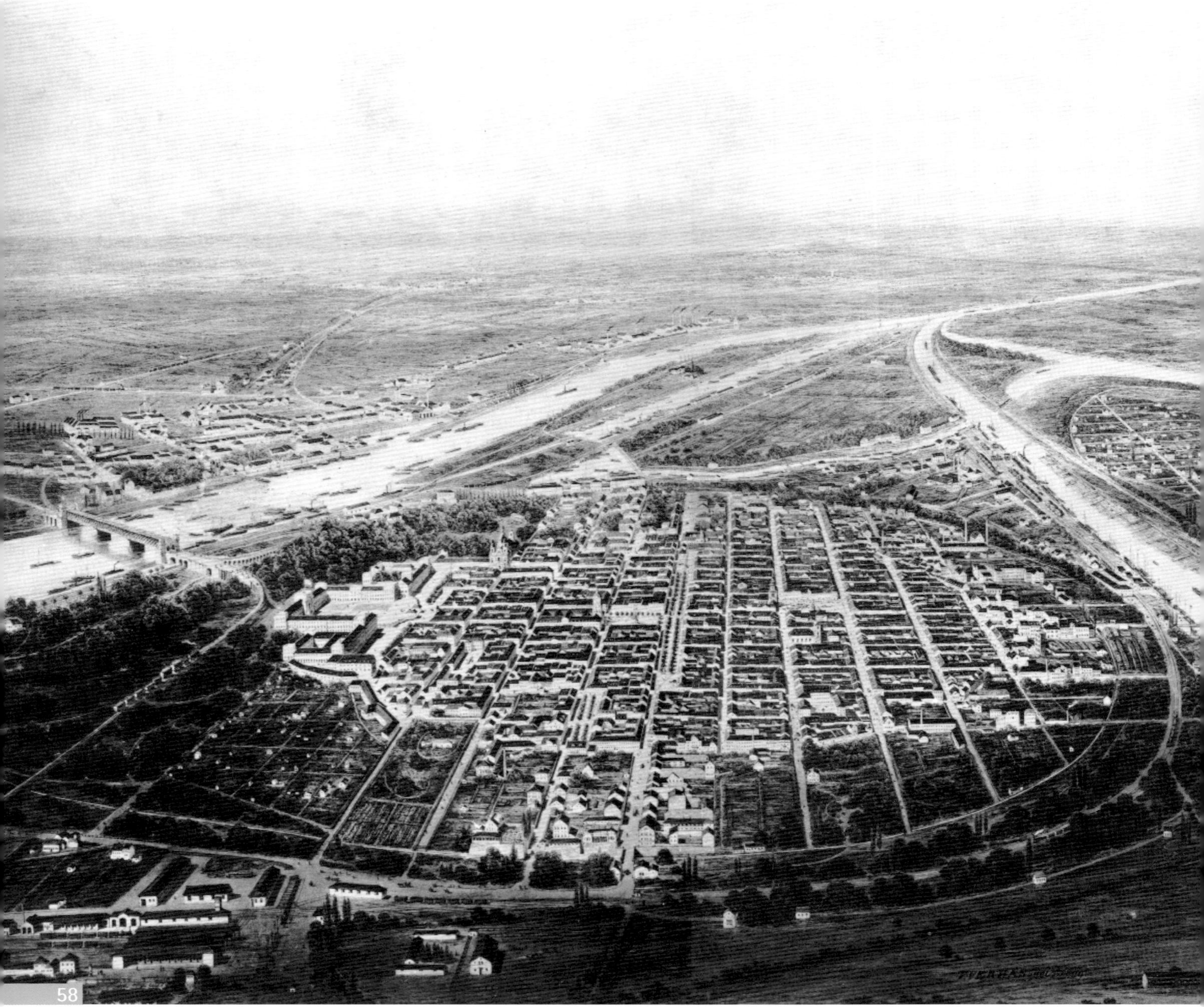

Köpfe zusammen. *Ein Wunder, ein Fuhrwerk ohne Pferde, wie ist das nur möglich?* Stolz saß der Erfinder auf seinem Wagen, die Lenkkurbel fest in der Hand. Doch auch diesmal folgte das Verhängnis: Der Wagen wurde langsamer und blieb wieder stehen. Die Menschen liefen zusammen. Ihre anfängliche Anerkennung schlug in demütigenden Spott um. *Wie kann man sich nur auf einen so unzuverlässigen, laut lärmenden Maschinenkasten setzen, wo es doch genug Pferde gibt auf der Welt.* Selbst Carl Benz begann nun langsam, an seiner Idee zu verzweifeln. Aber er blieb doch fest im Vertrauen in die Zukunft des Automobils. *Es gab auf der Welt nur einen Menschen, der ebenso mutig glaubte und hoffte: meine Frau,* sagte er später. *Sie war nötig beim Fortfahren des Wagens, zum Ingangsetzen des Motors und manchmal noch nötiger zum Heimfahren, das häufig in einem Heimschieben endete.*

“Ein **Wunder**, ein Fuhrwerk ohne Pferde [...]”

Trotz aller Pannen bei den ersten Versuchsfahrten hielt Carl Benz am Ende des Jahres 1885 die Zeit für gekommen, die Patentschrift einzureichen. *Fahrzeug mit Gasmotorenbetrieb. Vorliegende Konstruktion bezweckt den Betrieb hauptsächlich leichter Fuhrwerke und kleiner Schiffe, wie solche zur Beförderung von ein bis vier Personen, verwendet werden.* Der erste Motorwagen wurde am 29. Januar 1886 mit der Nummer DRP 37435 durch das Kaiserliche Patentamt in Berlin patentrechtlich geschützt.

Bei dem ersten Automobil handelte es sich freilich um ein Versuchsmodell. Es gab daher kaum einen Tag, an dem der Erfinder seinen Motorwagen nicht verbesserte. Seine Probefahrten zogen immer weitere Kreise. So wurden auch die Medien auf das neue Verkehrsmittel aufmerksam. Am 4. Juni 1886 erscheint in der *Neuen Badischen Landeszeitung* ein erster Bericht: *Für Velocipedsportfreunde dürfte es von hohem Interesse sein, zu erfahren, dass ein großer Fortschritt auf diesem Gebiet durch eine neue Erfindung, welche von der hiesigen Firma Benz & Cie. gemacht, zu verzeichnen ist. Gegenwärtig wird in genanntem Geschäft, welches sich übrigens auch durch die Fabrikation von Gasmotoren mit neuer patentierter Zündvorrichtung bereits einen geachteten Namen und großen Wirkungskreis verschafft hat, ein dreirädriges Velociped, welches durch einen Motor, der in der Konstruktion den Gasmotoren gleich kommt, getrieben wird, gebaut. Der Motor, dessen Cylinderweite 9 cm beträgt und zwischen den beiden hinteren Laufrädern auf Federn über der Radachse placiert ist, repräsentiert trotz seiner Zierlichkeit annähernd eine Pferdekraft und macht 300 Touren in der Minute, wodurch die Geschwindigkeit des Fahrzeugs bis zu der eines gewöhnlichen Personenzugs gesteigert werden kann. Über dem Motor, der durch eine Gasart, dem Ligroin, welches in einem Reservoir enthalten ist und für längere Zeit reicht, getrieben wird, befindet sich der ebenfalls auf doppelten Federn angebrachte Sitz für zwei Personen, vor demselben der Lenk- und Bremshebel. Durch einen anderen Hebel wird das Fahrzeug nach Belieben in Bewegung gesetzt oder angehalten, indem derselbe den Riemen, welcher die bewegende Kraft des Motors den Laufrädern mitteilt, auf die lose oder feste Riemenscheibe leitet. Das ganze Gefährt ist nicht viel größer wie ein gewöhnliches Tricycel und macht einen sehr gefälligen und eleganten Eindruck. Es ist nicht zu bezweifeln, dass dieses Motoren-Velociped sich bald zahlreiche Freunde erwerben wird, da es sich voraussichtlich für Ärzte, Reisende und Sportsfreunde etc. als äußerst praktisch und brauchbar erweisen wird.*

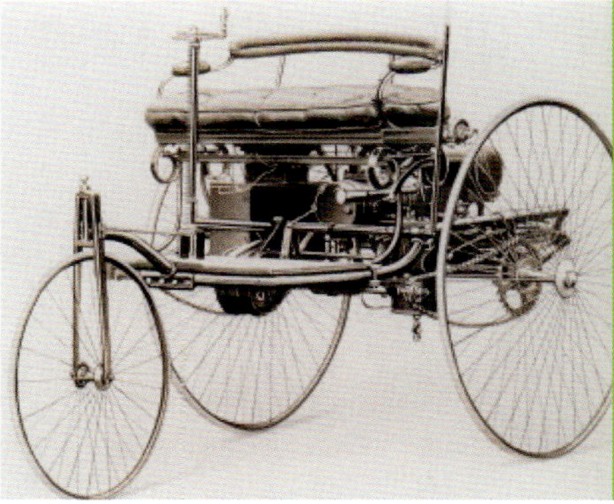

Links: Vogelschaubild auf die Stadt Mannheim, um 1870
Rechts: Der Benz'sche *Patent-Motorwagen*

Und schon einen Monat später, am 3. Juli 1886, berichtete das angesehene Blatt erneut: *Ein mittels Ligroingas zu treibendes Velociped, welches in der Rheinischen Gasmotorenfabrik von Benz & Cie. konstruiert wurde und worüber wir schon an dieser Stelle berichteten, wurde heute früh auf der Ringstraße probiert, und soll die Probe zufriedenstellend ausgefallen sein.*

Bei den folgenden Versuchstouren bekam man das Staunen erregende pferdelose Fahrzeug auch in den umliegenden Ortschaften rund um Mannheim zu sehen. Aufgrund der Privilegien des Kaiserlichen Patentamts durfte Carl Benz seine Erfindung jetzt *Patent-Motorwagen* nennen.

Am 5. September 1886 berichtet auch der Mannheimer *Generalanzeiger* in einem ausführlichen Artikel über das revolutionäre Verkehrsmittel. *Straßenwagen mit Gasmotorantrieb. Wir haben schon früher mitgeteilt, dass Herr C. Benz, Mitinhaber der Rheinischen Gasmotoren-Fabrik Benz & Cie. und Erfinder der Gasmotoren mit elektrischer Zündung, einen Straßenwagen konstruiert hat, der mittelst Gasmotor bewegt wird, und sich diese Erfindung patentieren ließ. Wir sahen das erste Vehikel entstehen und sahen es bereits schon vor Monaten in Betrieb. Schon beim ersten Versuch wurde uns die Gewissheit, dass durch die Benz'sche Erfindung das Problem gelöst sei, mittelst elementarer Kraft einen Straßenwagen herzustellen. Jedoch stellten sich, wie dies ja auch nicht anders erwartet werden konnte, noch viele Mängel ein, die durch fortgesetzte Versuche und Verbesserungen abzustellen waren. Diese ebenso schwierige Arbeit wie die Erfindung selbst darf nun als abgeschlossen betrachtet werden, und Herr Benz wird nunmehr den Bau solcher Fuhrwerke, für den praktischen Gebrauch berechnet, beginnen. Es soll dieses Fuhrwerk nicht gerade den Zweck und die Eigenschaften eines Velocipeds haben, mit dem man etwa eine Spazierfahrt auf ebener, gut unterhaltener Landstraße macht, sondern es soll als Fuhrwerk dienen, das einem Bernerwägelchen oder ähnlichem Vehikel gleicht, mit dem man nicht nur jeden halbwegs anständigen Weg befahren kann, sondern auch mit Überwindung größerer Steigerungen entsprechende Lasten befördern kann, und soll z.B. ein Geschäftsreisender mit seinen Mustern etc. von Ort zu Ort ohne Anstand damit fahren können. Was die Einrichtung und den Bau des neuen Vehikels betrifft, so sind dieselben ziemlich einfach. Am hinteren Teile des Fuhrwerks liegt ein Gasmotor von ¾ Pferdekraft, der jedoch die doppelte Stärke erhalten wird. Neben demselben befindet sich ein Kupfergefäß zur Aufnahme des Benzins, etwa 4 Liter enthaltend, das auf zehn Zeitstunden anhält. Von hier aus tritt das Benzin tropfenweise in ein anderes Gefäß, in welchem es sich in Gas verwandelt, das wiederum durch den Zutritt atmosphärischer Luft zu explosionsfähigem Gas umgewandelt wird. Von hier aus nun ist der Prozess der gleiche wie bei den Benz'schen Gasmotoren überhaupt, und zeichnet sich auch dieser Motor durch seinen ruhigen Gang aus. Der Gasmotor wirkt durch Übersetzung auf das Fuhrwerk und setzt es in Bewegung. Die Schnelligkeit ist 16 Kilometer pro Stunde, die Herr Benz auf 24 zu steigern beabsichtigt. Das heute fertige Vehikel hat mit Maschine und allem Zubehör in voller Füllung ein Gewicht von 400 Pfund und trägt drei Personen resp. ein entsprechendes Gewicht bequem. Die Handhabung der Maschine und des Fahrzeugs überhaupt geschieht in ebenso einfacher als sinniger Weise durch einen einfachen Hebel vom Sitz aus, während durch ebenso leichte Weise das Fuhrwerk gelenkt wird. Mit einem einzigen Ruck ist das Fuhrwerk gestellt, und zwar im Nu auf eine Entfernung von nur 3 Meter. Wir glauben, dass dieses Fuhrwerk eine gute Zukunft haben wird, weil dasselbe ohne viele Umstände in Gebrauch gesetzt werden kann und weil es, bei möglichster Schnelligkeit, das billigste Beförderungsmittel für Geschäftsreisende, eventuell auch für Touristen werden wird.*

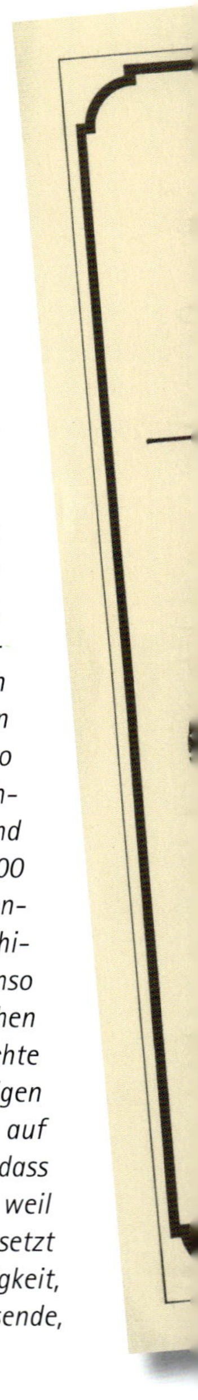

Patentschrift für das erste Automobil, 1886

ERLICHES PATENTAMT.

AUSGEGEBEN DEN 2. NOVEMBER 1886

PATENTSCHRIFT

№ 37435

KLASSE 46: LUFT- UND GASKRAFTMASCHINEN.

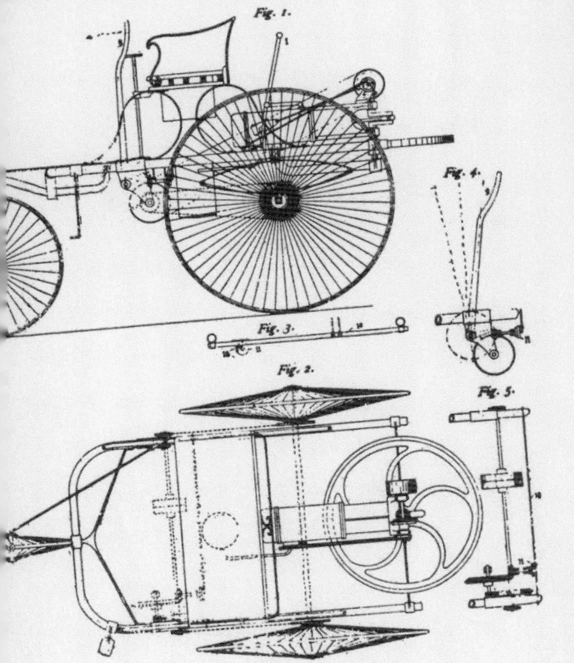

KAISERLICHES PATENTAMT.

AUSGEGEBEN DEN 2. N

PATENTSCHRIFT

— № 37435 —

KLASSE 46: LUFT- UND GASKRAFTMASCHINEN.

BENZ & CO. IN MANNHEIM.

Fahrzeug mit Gasmotorenbetrieb.

Patentirt im Deutschen Reiche vom 29. Januar 1886 ab.

Vorliegende Construction bezweckt den Betrieb hauptsächlich leichter Fuhrwerke und kleiner Schiffe, wie solche zur Beförderung von 1 bis 4 Personen verwendet werden.

Auf der beiliegenden Zeichnung ist ein kleiner Wagen nach Art der Tricycles, für 2 Personen erbaut, dargestellt. Ein kleiner Gasmotor, gleichviel welchen Systems, dient als Triebkraft. Derselbe erhält sein Gas aus einem mitzuführenden Apparat, in welchem Gas aus Ligroin oder anderen vergasenden Stoffen erzeugt wird. Der Cylinder des Motors wird durch Verdampfen von Wasser auf gleicher Temperatur gehalten.

Der Motor ist in der Weise angeordnet worden, dafs sein Schwungrad in einer horizontalen Ebene sich dreht und die Kraft durch zwei Kegelräder auf die Triebräder übertragen wird. Hierdurch erreicht man nicht nur vollständige Lenkbarkeit des Fahrzeuges, sondern auch Sicherheit gegen ein Umfallen desselben beim Fahren kleiner Curven oder bei Hindernissen auf den Fahrstrafsen.

Die Kühlung des Arbeitscylinders des Motors geschieht durch Wasser, welches die ringförmigen Zwischenräume ausfüllt. Gewöhnlich läfst man das Kühlwasser bei Gasmotoren mit geringer Geschwindigkeit durch den Cylinder sich bewegen, indem das kalte unten eintritt und das erwärmte oben abfliefst. Es ist aber dazu ein grofser Wasservorrath nöthig, wie ihn leichte Fuhrwerke zu Land nicht gut mitführen können, und daher folgende Einrichtung getroffen worden: Das Wasser um den Cylinder verdampft. Die Dämpfe streichen durch das oberhalb des Cylinders angebrachte Rohrsystem 1, werden dort zum gröfsten Theil condensirt und treten wieder als Wasser unten in den Cylinder ein. Der nicht condensirte Dampf entweicht durch die Oeffnung 2.

Das zum Betrieb des Motors nöthige Gas wird aus leicht verdunstenden Oelen, wie Ligroin, dargestellt. Um stets ein gleichmäfsiges Gasgemenge zu erhalten, ist es nöthig, dafs neben dem gleichmäfsigen Luftzutritt und der gleich hohen Temperatur des Ligroins auch der Stand des letzteren im Kupferkessel 4 ein möglichst gleicher sei, und ist zu diesem Zweck der Vorrathsbehälter 5 mit dem Kupferkessel 4 durch eine enge Röhre 6, die in ein weites Wasserstandsglas 7 mündet, verbunden. An der Röhre ist ein kleiner Hahn 8 angebracht, um den Zuflufs nach Bedarf reguliren zu können. Durch die Glasröhre ist das tropfenweise Eintreten des frischen Ligroins wahrzunehmen und zugleich der Stand desselben im Apparat zu controliren.

Das Ingangsetzen, Stillhalten und Bremsen des Fuhrwerkes geschieht durch den Hebel 9. Der Motor wird, bevor man den Wagen besteigt, in Betrieb gebracht. Dabei steht der Hebel 9 auf Mitte. Will man das Fuhrwerk in Bewegung setzen, so stellt man den Hebel 9 nach vorwärts, wodurch der Treibriemen vom Leerlauf auf die feste Scheibe geschoben wird. Beim Anhalten bewegt man den Hebel 9 wieder auf Mitte, und will man bremsen, so drückt man ihn über Mitte rückwärts. Der ausgerückte Riemen bleibt dabei in seiner Stellung und nur die Bremse wird angezogen. Um zu bewirken, dafs, wenn der Riemen auf Leerlauf gestellt ist, derselbe bei weiterer Rück-

Expansion in der Neckarstadt

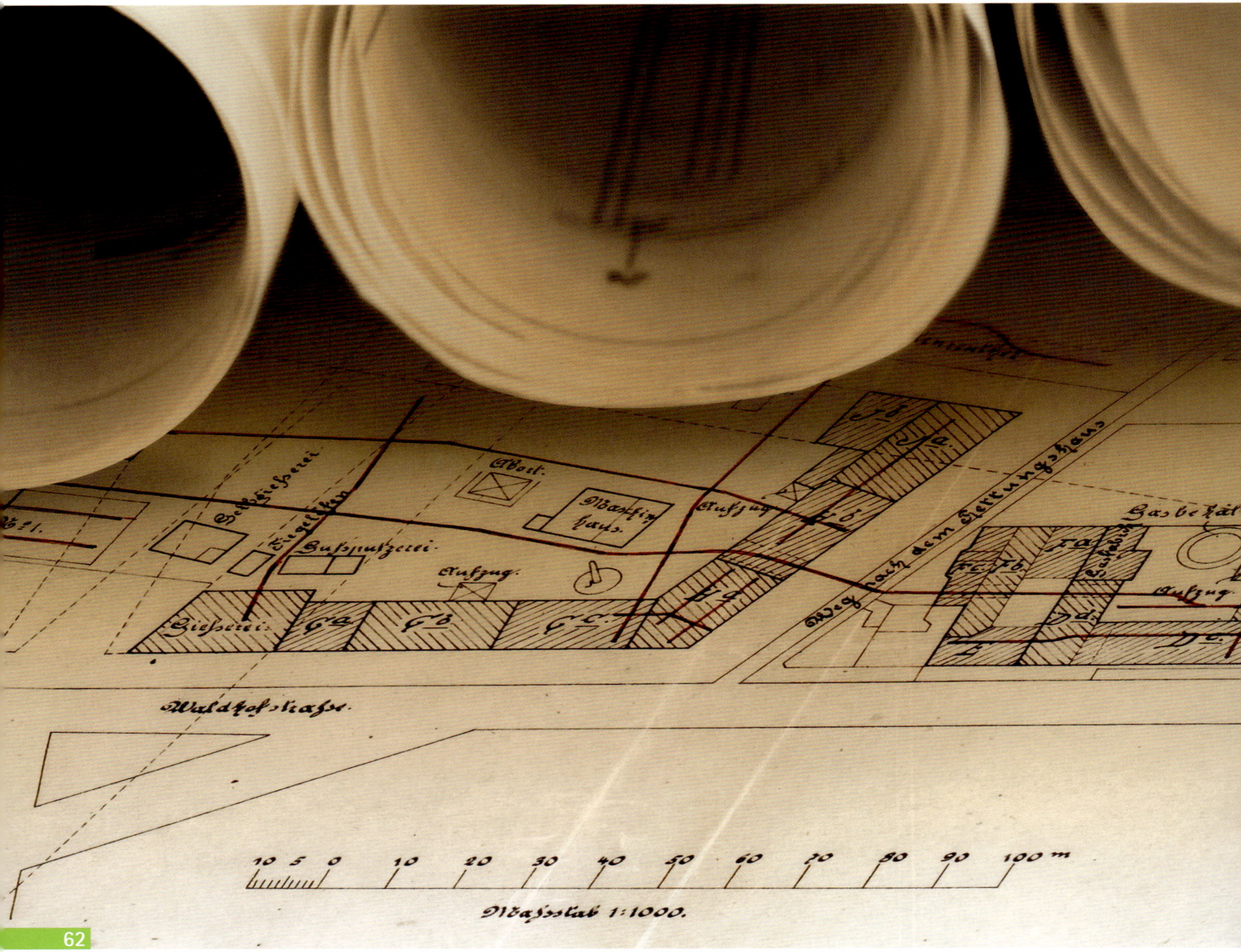

Technische Verbesserungen am neuen Standort

Neben all der Entwicklungsarbeit für den Motorwagen blieb natürlich die Herstellung von ortsfesten Gasmotoren das Hauptgeschäft der Firma Benz & Cie. Doch die Kapazität der Produktionsstätte in T 6 war längst an ihre Grenzen gestoßen. Schon seit einiger Zeit hielt man Ausschau nach einem geeigneten Grundstück, auf dem man eine richtige Fabrik errichten könnte. Bei den damaligen Spelzengärten, an der heutigen Waldhofstraße, fand man schließlich ein geeignetes Gelände. Dort besaß der Seifenfabrikant Josef Oettinger neben seinen Fabrikationsanlagen ein großes Brachland, das nur zu einem kleinen Teil zum Gemüseanbau genutzt wurde.

Am 6. April 1886 kam es zu einem recht komplizierten Kaufvertrag zwischen Esslinger und Oettinger. Danach ging ein Flächenanteil von 3398 qm zum Preis von 23786 Mark an Benz & Cie. Als Anzahlung waren 5786 Mark sofort fällig. Der Rest in Höhe von 18000 Mark wurde bei einem Jahreszins von 4 1/2 Prozent bis zum 25. Februar 1888 gestundet. Am 24. Juli 1886 konnten für 5878 Mark weitere 588 qm erworben werden. Bei einer Anzahlung von 1000 Mark blieb auch hier eine Restschuld von 4878 Mark, die gleichfalls mit 4 1/2 Prozent zu verzinsen war.

Als Carl Benz mit seinem *Patent-Motorwagen* nach ständigen Verbesserungen immer weiträumigere Erprobungsfahrten unternahm, hatten die Bauarbeiten auf dem fast 4000 qm großen Gelände bereits begonnen. Die Versuchsstrecke führte daher häufig direkt von der Werkstatt in T 6, 11 auf die Ringstraße und von dort über die Neckarbrücke bis hin zu den Spelzengärten.

Nach all den Erfahrungen, die Carl Benz mit seinem ersten Wagen gemacht hatte, begann er noch im Jahr 1886 mit den Arbeiten an einem zweiten Fahrzeug. Dabei verwendete er anstelle der schmalen gummibereiften Drahtspeichenräder deutlich stabilere Holzspeichenräder, so wie man sie von Pferdefuhrwerken her kannte. Auch die Bremse wirkte jetzt, wie die der Pferdekutschen, durch Holzklötze auf die Hinterräder. Mit den Belägen auf den Rädern experimentierte Benz allerdings weiter. Zunächst versah er die Holzräder mit Gummireifen. Später ließ er sie zur besseren Wirkung der Bremsklötze mit Eisenreifen beschlagen. Nur das Vorderrad behielt die Vollgummibereifung, um die Stöße der Fahrbahn auf die noch ungefederte Vordergabel etwas abzufangen. Außerdem ergab sich durch den Gummireifen eine bessere Lenkbarkeit.

Auch mit diesem Wagen unternahm Carl Benz umfangreiche Probefahrten. Zu Verkäufen kam es allerdings noch nicht, denn vorrangiges Geschäftsfeld von Benz & Cie. war noch immer

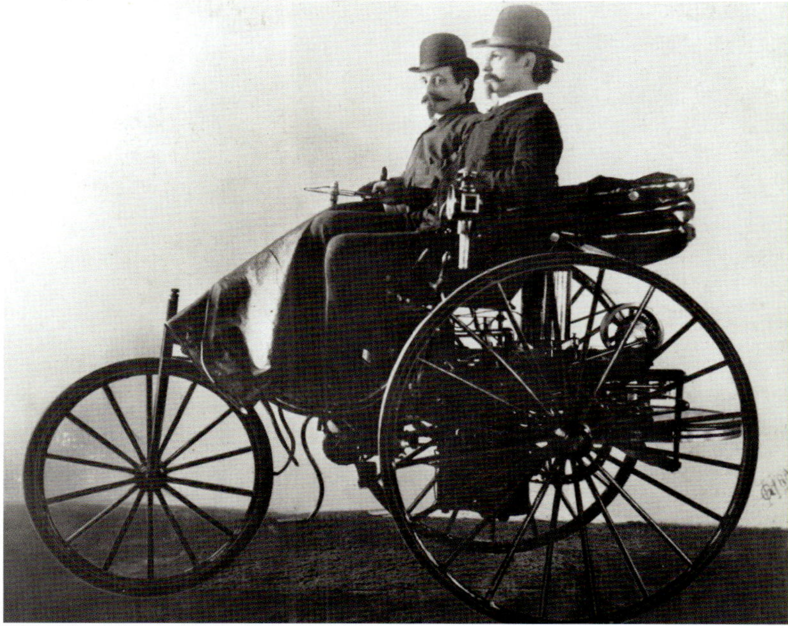

Oben: Wahrscheinlich der zweite Motorwagen, den Benz hergestellt hat.
Am Steuer Carl Benz, daneben Josef Brecht

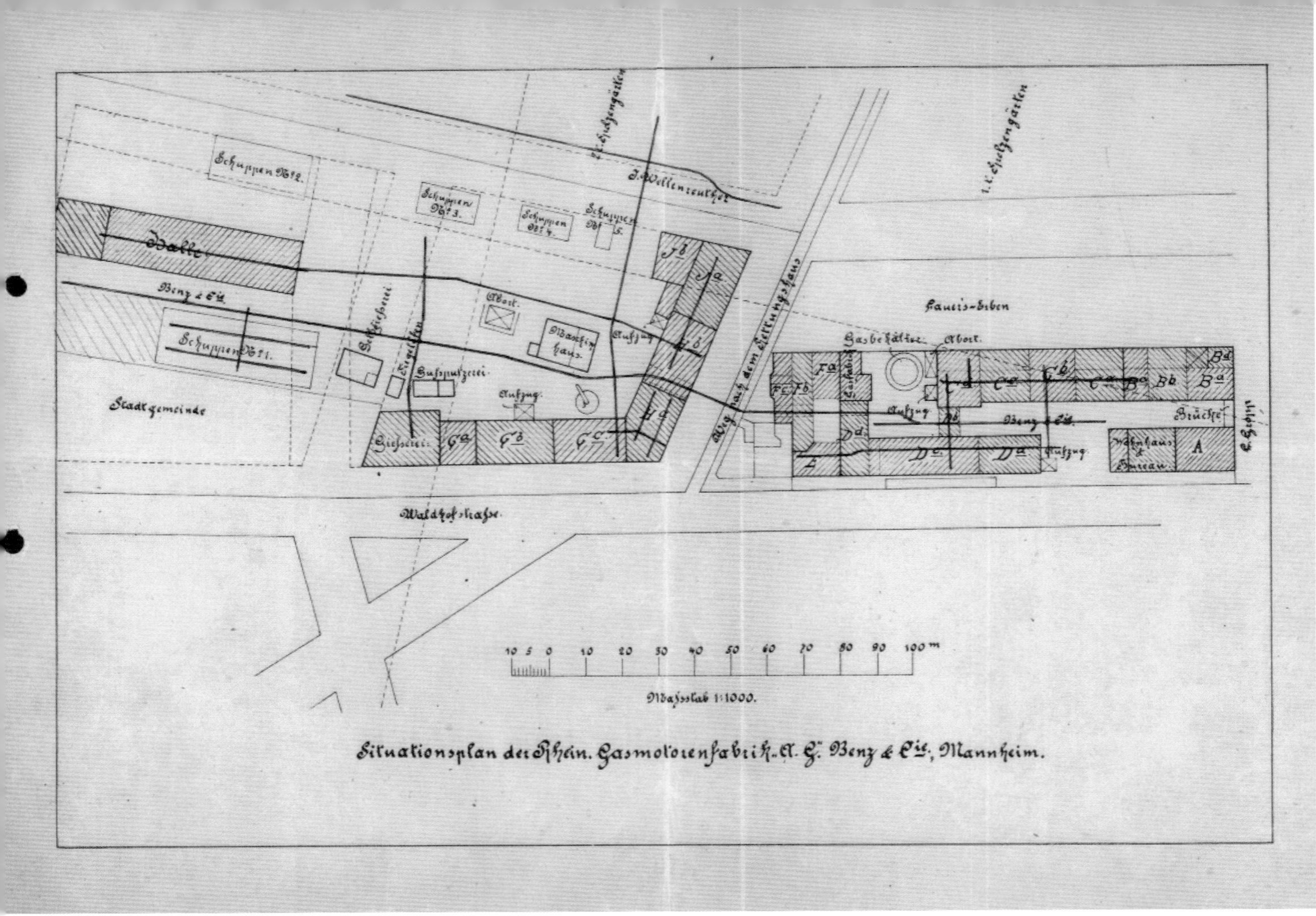

der Gasmotorenbau. Schrittweise erfolgte nun der Umzug in die neue Fabrik. Die Teilhaber Rose und Esslinger hatten ihr Einverständnis dazu gegeben, dass am neuen Standort eine Abteilung extra für die Herstellung von Motorwagen vorgesehen wurde. Allerdings sollte mit einer ersten Serienproduktion erst dann begonnen werden, wenn Kundschaft Interesse an den neuen Fahrzeugen zeigte. Um deren Kaufneigung zu wecken, ließ die Firma Benz & Cie. Rheinische Gasmotoren-Fabrik erste Verkaufsprospekte drucken.

Als Vorlage dafür diente ein Wagen, der in der Automobilgeschichte bisher nur schwer eingeordnet werden konnte. In vielen Publikationen wurde das angebotene Fahrzeug als Modell 3 beschrieben. Sehr wahrscheinlich handelte es sich aber um

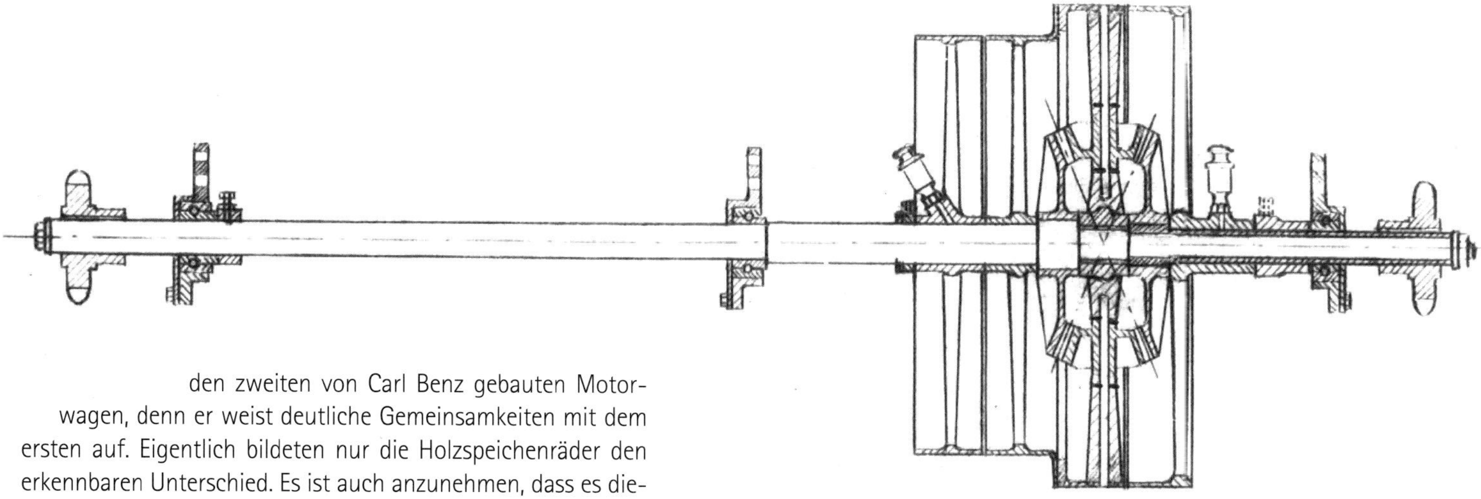

den zweiten von Carl Benz gebauten Motorwagen, denn er weist deutliche Gemeinsamkeiten mit dem ersten auf. Eigentlich bildeten nur die Holzspeichenräder den erkennbaren Unterschied. Es ist auch anzunehmen, dass es dieses Modell 2 war, das Carl Benz im Jahr 1887 auf einer Ausstellung in Paris zeigte. Dort wurde der *Patent-Motorwagen* aber im Bereich der vornehmen Pferdekutschen präsentiert und fand kaum Beachtung. Dennoch arbeitete der Automobilpionier unermüdlich an der Verbesserung seiner Erfindung weiter. Seine Detailkonstruktionen ließ er zum Schutz vor Nachahmern patentrechtlich schützen. So erwarb Benz in den Jahren 1887/88 zahlreiche Patente für einzelne Bauteile.

Es ist überliefert, dass Carl Benz sein zweites Automobil dem Offenbacher Hofwagenbauer Theodor Wecker schickte. Der sollte ihn mit einer lenkbaren zweirädrigen Vorderachse versehen. Offensichtlich war dieser erste Versuch erfolglos. Das Modell 2 der automobilen Ahnengalerie gilt leider als verschollen. Nach diesem Fehlversuch blieb es auch beim dritten Modell des *Patent-Motorwagens* bei der dreirädrigen Version.

Ansonsten ließ dieser Wagen deutliche konstruktive Veränderungen erkennen. Für eine sicherere Funktion der Lenkung verwendete Benz zwei Zahnstangen, die in paralleler Anordnung durch das kleine Zahnrad an der Lenkwelle betätigt wurden. Um eine bessere Federung zu erreichen, konstruierte er ein völlig neues Rahmensystem. Dabei setzte er alle Aggregate in ein separates Fahrgestell. Ein zweiter Rahmen trug die Karosserie. Dadurch war es möglich, das Fahrzeug auch im Vorderradbereich abzufedern. Benz verwendete dazu zwei übereinander liegende Blattfedern, die er quer in das Fahrzeug einbaute.

Mit seinem Modell 3 hatte Carl Benz das erste Fahrzeug geschaffen, bei dem Chassis und Karosserie voneinander getrennt waren. Diese Bauart, bei der es möglich war, unterschiedliche Karosserien auf konstruktiv gleiche Fahrgestelle zu montieren, wurde für viele Jahrzehnte im Automobilbau beibehalten. Der neue Wagen erhielt auch einen zweiten Gang, um die Geschwindigkeit den Geländegegebenheiten anzupassen. Der weiter verbesserte Motor leistete jetzt 1 1/2 PS.

Links: Lageplan der neuen Fabrik an der Waldhofstraße, um 1900
Oben: Zeichnung des Vorgeleges mit zwei Geschwindigkeiten

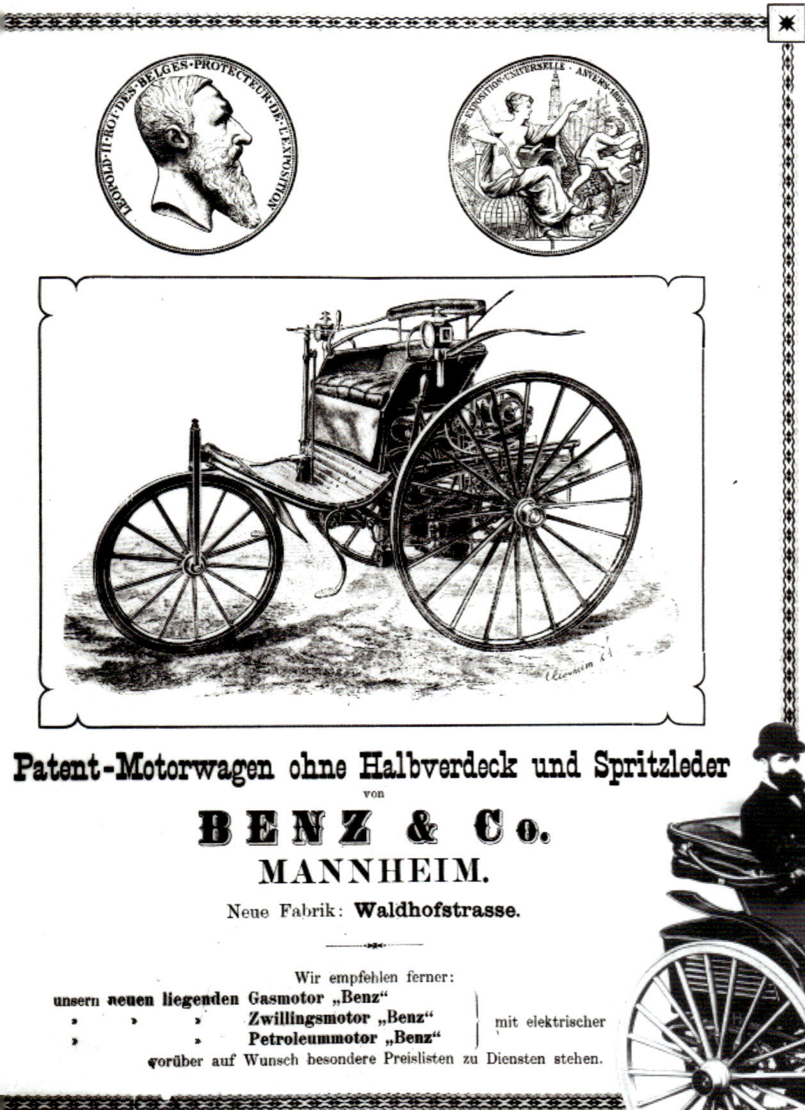
LEOPOLD·II·ROI·DES·BELGES·PROTECTEUR·DE·L'EXPOSITION
Patent-Motorwagen ohne Halbverdeck und Spritzleder
von
BENZ & Co.
MANNHEIM.
Neue Fabrik: Waldhofstrasse.
Wir empfehlen ferner:
unsern neuen liegenden Gasmotor „Benz“
» » » Zwillingsmotor „Benz“
» » Petroleummotor „Benz“
mit elektrischer
worüber auf Wunsch besondere Preislisten zu Diensten stehen.

Inzwischen befinden wir uns im Jahr 1888. Alle Produktionsbereiche waren jetzt in der neuen Fabrik. Auch die Familie Benz hatte ihre Wohnung auf dem neuen Werksgelände bezogen. In einem Gebäude, das im unteren Stockwerk vier Büroräume hatte, waren oben vier Zimmer für die Wohnung vorgesehen. Hinter diesem Haus befanden sich die Werkstätten für den Motorenbau, die zum Teil zweistöckig ausgebaut waren. Ein einstöckiger Sheddachbau mit seinen Lichteinfall ermöglichenden Dachfenstern war für den Fahrzeugbau vorgesehen. Aber noch immer stand der Motorenbau als Hauptbetriebszweig der Firma Benz & Cie. im Vordergrund. Denn trotz aller Bemühungen gab es keine ernsthafte Kundschaft für den Motorwagen.

Eine geradezu groteske Begebenheit mag dabei vielleicht eine gewisse Rolle gespielt haben. Einer der ersten kaufwilligen Interessenten für einen Benz'schen *Patent-Motorwagen* wurde noch vor Abschluss des Kaufvertrags in ein Irrenhaus eingeliefert. Als sich diese Geschichte in Mannheim herumsprach, fehlte es natürlich nicht an kritischen und spöttischen Kommentaren über den *Teufelskarren*. Man ging sogar so weit, dass man allen zukünftigen Benutzern eines derartigen Fuhrwerks, das gleiche Schicksal voraussagte. Auch die Kirchen hatten sich in den Anfangsjahren des Automobils gegen das vermeintliche Machwerk des Teufels gestellt. Es ist überliefert, dass in manchen Orten die geistlichen Herren beim Anblick des *Teufels-* bzw. *Hexenkarrens* ihre Gläubigen so lange zum Gebet in die Kirchen sperrten, bis der Spuk am Horizont wieder verschwunden war.

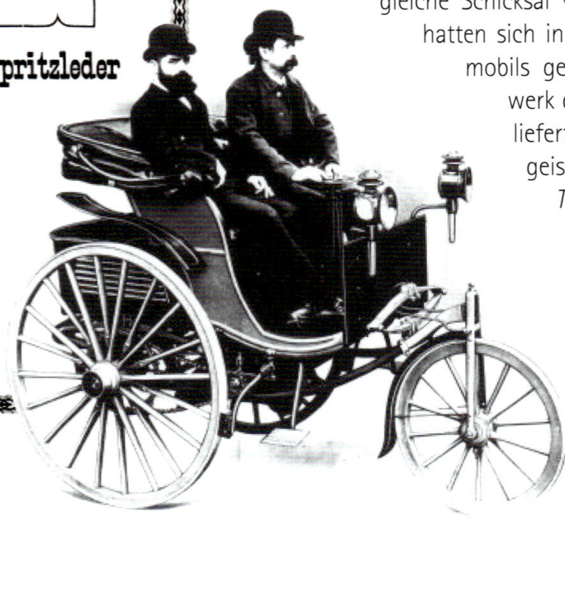

Dazu kamen behördliche Auflagen, die ernsthafte Interessenten vom Kauf eines Motorwagens abhielten. Einer der frühen Benz-Mitarbeiter, Meister Franz Lipfert, berichtete später von einem ersten Verbot. *Als bei den Versuchsfahrten von der Fabrik an der Waldhofstraße aus die Pferde* [von anderen Wagen] *durchgingen und die Behörde davon Kenntnis erhielt, wurde das Hexenfuhrwerk verboten, und die Gendarmerie wurde beauftragt, vor dem Fabriktor Wache zu halten, damit wir nicht mehr herausfahren konnten.* Auch Bertha Benz erinnerte sich: *Bei einer Probefahrt im Odenwald sahen wir eine Frau unter der Haustür stehen, als wir des Weges kamen. Sie starrte immerfort auf das fahrende Wägelchen, und ihre Augen wurden immer größer, je näher es kam. Plötzlich, wir waren nur einige Meter entfernt, stößt sie einen furchtbaren Schrei aus, stürzt ins Haus und knallt die Tür zu. Wir hörten sie noch schreien, als wir schon lange vorbei gefahren waren.* Auch ein Nachbar, dessen Pferde regelmäßig scheuten, wenn er mit seiner vornehmen Kutsche dem Benz-Wagen begegnete, richtete eine energische Beschwerde an die Behörde. Benz erhielt daraufhin ein Verbot für *diesen Spektakel*, und die Mannheimer Bürger hatten wieder ihren Gesprächsstoff.

Nach weiteren ausgedehnten Versuchsfahrten stellte Carl Benz seinen dritten Wagen zunächst wieder zur Seite. Er zog es vor, ein neues Modell zu bauen, bei dem er weitere Verbesserungen vornehmen konnte. Inzwischen lag auch eine Einladung für die Arbeitsmaschinenausstellung in München vor, bei der ihm die Möglichkeit offeriert wurde, seinen *Patent-Motorwagen* zu präsentieren. Mit einer Zusage zögerte er allerdings lange; denn er wollte seinen Wagen erst weiter perfektionieren. Nach den Erfahrungen, die er bei der Ausstellung in Paris gemacht hatte, befürchtete Benz ansonsten auch in München einen Misserfolg.

Verbissen arbeitete er weiter. Als eines der großen Probleme erwiesen sich die Antriebsketten. Diese wurden durch die Leistungssteigerung des Motors und den Einbau einer Übersetzung deutlich höher beansprucht. Die bisher verwendeten ungehärteten Ketten waren diesen neuen Anforderungen nicht mehr gewachsen. Einen ersten Satz gehärteter Ketten hatte

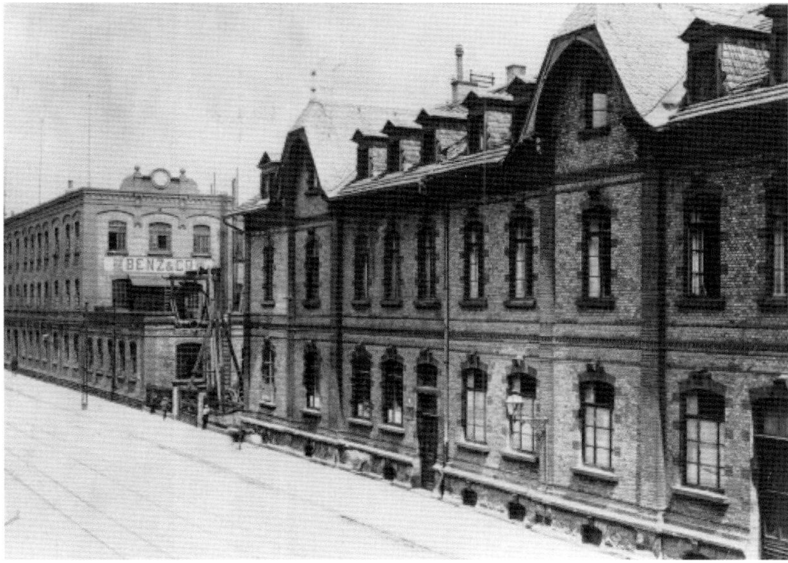

Benz an seinen Vorgängerwagen bereits im Fahrbetrieb getestet. Ein weiterer Satz war zwar bestellt, aber noch nicht in Mannheim eingetroffen.

Trotz aller schrittweisen Fortschritte gab es bei den Teilhabern von Carl Benz noch immer große Skepsis gegenüber der wirtschaftlichen Zukunft des Motorwagens. Damit der Fortgang des Motorenbaus nicht beeinträchtigt wurde, konnte Benz seine Arbeiten häufig nur in den Abend- und Nachtstunden durchführen. Mit dieser Situation war er höchst unzufrieden. Eigentlich schien die Krönung seines Lebenswerks jetzt greifbar nahe. Dennoch musste er den Forderungen von Rose und Esslinger nachgeben.

Linke Seite v. l. n. r.: Erste Werbung für den Benz'schen *Patent-Motorwagen*. Das Blatt zeigt wohl das Modell 2; der Benz'sche *Patent-Motorwagen* Modell 3. Am Steuer Carl Benz, daneben Friedrich Wilhelm Esslinger
Oben: Die neue Fabrik in der Waldhofstraße

Von Mannheim nach Pforzheim: Bertha Benz' legendäre *Überlandfahrt*

In dieser Zeit, in der Carl Benz wieder einmal große Selbstzweifel plagten, griff seine Frau Bertha mutig in das Räderwerk der Automobilgeschichte. Es war an einem Tag im August des Jahres 1888. Die Schulferien hatten gerade begonnen. In aller Heimlichkeit bereitete die Mutter mit den Söhnen Eugen und Richard eine Reise vor, die als erste *Überlandfahrt* in die Automobilgeschichte eingehen sollte. Über diese Fahrt ist schon viel geschrieben worden. Hier soll der damals 83-jährige Eugen Benz mit einen authentischen Bericht zu Wort kommen, den er in einem Interview im Jahr 1956 gegeben hat.

Ich war damals noch ein junger Mensch, das war 1888 gewesen, und ich bin 1873 geboren. Mein Bruder Richard war eineinhalb Jahre jünger. Zunächst muss ich bemerken, dass ich – wie wir alle – damals auch Fehler gemacht habe, schon bei der Wahl der Strecke. Ich hab' mir als Beispiel damals die Eisenbahn genommen und hab' mir auch den Weg herausgesucht, den wir öfters gefahren sind. So zum Beispiel war es auch nicht direkt ungeschickt, aber es hätte nicht sein brauchen, dass man über Weinheim nach Pforzheim fährt. [...] Aber der Weg war uns bekannt, weil wir oft nach Weinheim oder Schriesheim gefahren sind. Es wäre damals für uns alle besser gewesen, wir wären wenigstens über Schriesheim und dann nach Heidelberg, aber wir sind nach meiner Erinnerung über Weinheim gefahren. Wahrscheinlich war der Weg damals besser wie der andere. Man muss sich nur darüber klar werden, dass die Wege damals alle schlecht waren, schmal, mit Furchen, staubig. Es ist nicht mehr in meiner Erinnerung, ob der schlechte Weg, der Grund war, jedenfalls sind wir über Weinheim gefahren. Dann war von uns noch einmal ungeschickt, dass wir der Bahn entlang gefahren sind, weil wir da den Bergen entlang fuhren, da geht es auf, da geht es ab, und das erste Mal haben wir schon in Wiesloch gehalten.

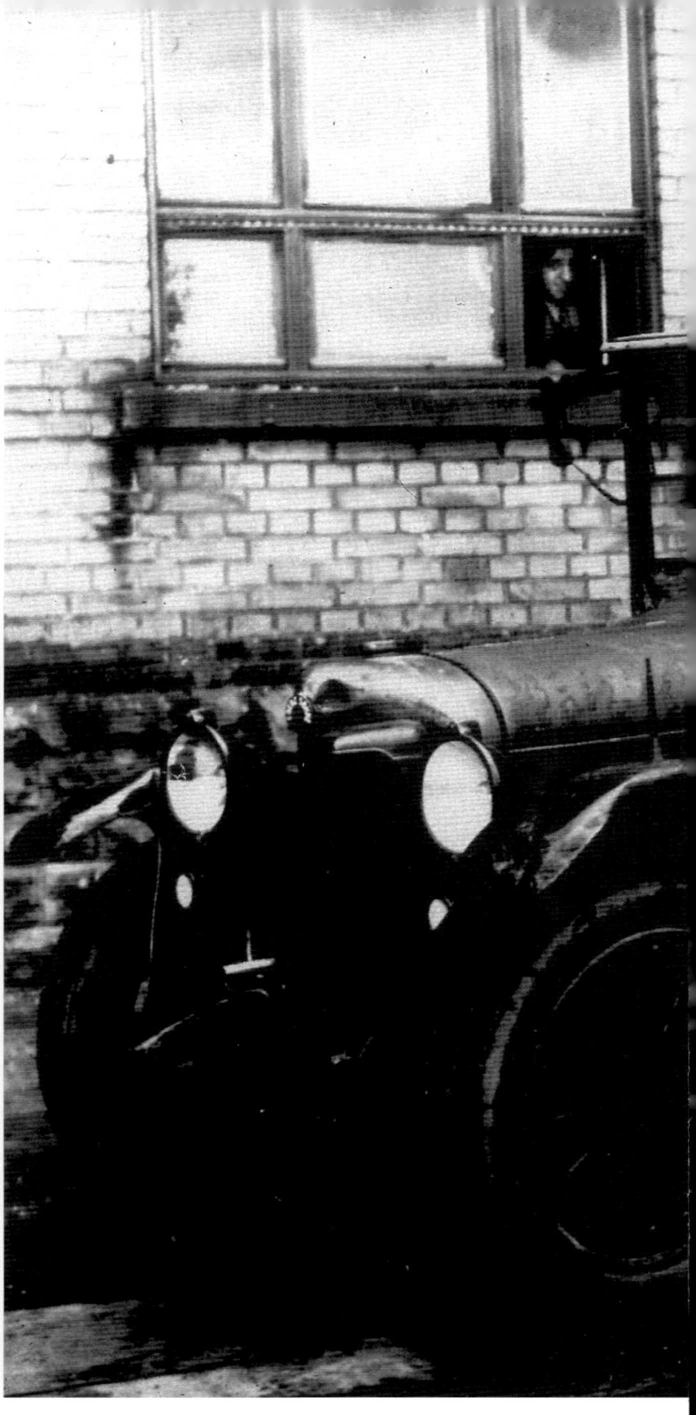

Eugen und Richard Benz vor der Firma C. Benz Söhne in Ladenburg, 1950er Jahre

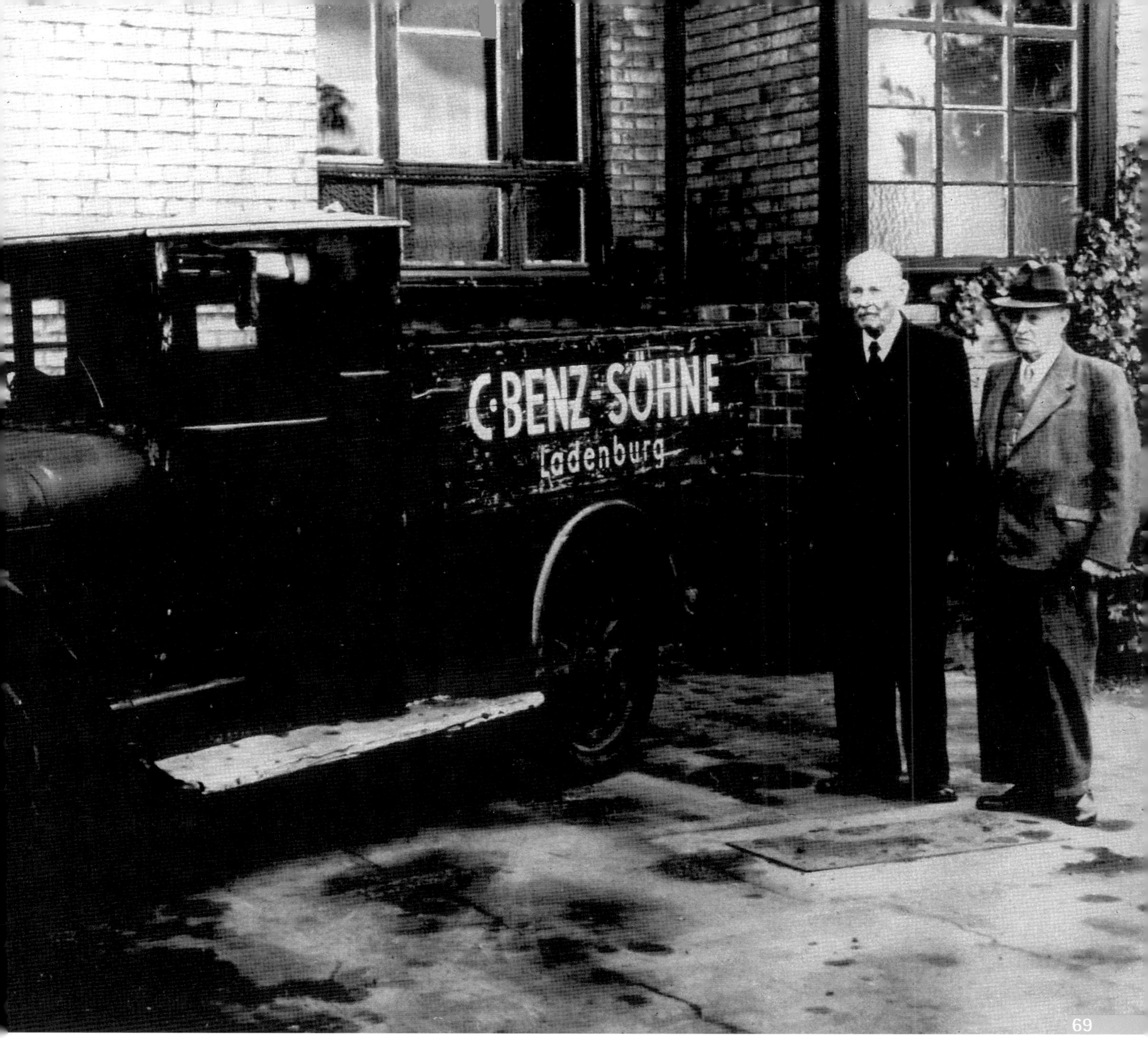
C·BENZ-SÖHNE
Ladenburg

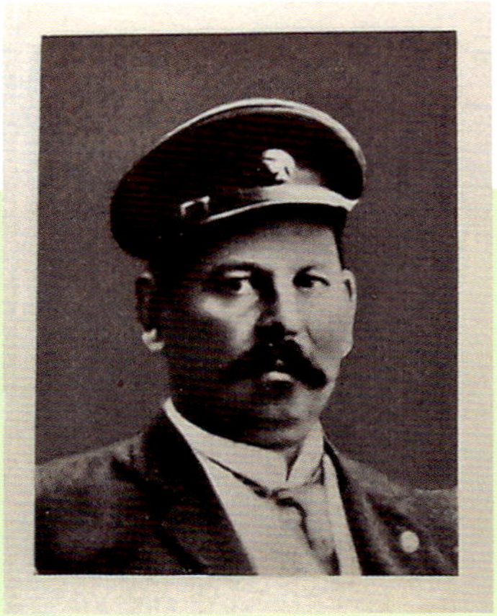

Eugen Benz, um 1900

[...] *Einesteils mussten wir halten, um wieder Benzin zu beschaffen.* [...] *Es ist noch nicht ausgegangen, aber wir haben uns etwas Vorrat gekauft, damit wir für die weitere Strecke Benzin hatten.* [...] *In der Apotheke, es hat ja damals noch keine Tankstelle gegeben. Und es war überhaupt eine Seltenheit, wenn man Benzin bekommen hat.* [...] *Aber wir haben böse Erfahrungen gemacht mit dem Gebirge, immer aufwärts, und wenn es bergab ging, hatten die Bremsen auch zu tun, aber wir haben es geschafft. Nun in Wiesloch, da ist ein großes Gefälle erst, dann kommt die Steigung, ein Bahnübergang usw., wir mussten wieder Wasser füllen.*

[...] *Mein Bruder ist ja jünger gewesen wie ich, ich war ja selbst noch ein 15-jähriger Junge, mein Bruder war noch jünger, und unsere Mutter konnte ja nicht fahren. Dagegen hat oftmals mein Bruder Richard gesteuert, wenn wir beide, Mutter und ich, unsere Kräfte in Anspruch genommen haben, den Wagen den Berg hinaufzuschieben. Die Mutter saß neben mir, und der Richard, mein Bruder, saß auf einem Sitz vor uns, auf einem schmalen Notsitz.*

[...] *Es war nicht so leicht, und es ging immer wieder bergauf, bergab, und wir waren froh, wenn wir wieder mal ein Stück hatten zwischen Wiesloch und Bruchsal. Es war nicht so einfach. Von Bruchsal haben wir dann nochmals Fehler gemacht, indem wir dann über Bretten gefahren sind. Bretten, Bauschlott, und es geht, wenn man von Bruchsal kommt eine lange Steigung rauf bis nach Bauschlott, und da war es eine ziemliche Anstrengung für uns, das heißt für meine Mutter und für mich, denn wir beide waren die stärksten, und wir haben darum auch schieben dürfen, und mein Bruder, der durfte dann steuern, und wenn es bergab ging, dann war es wieder gefährlicher. Übrigens ab und zu mussten wir auch die Bremsklötze erneuern, das heißt nicht die Klötze, sondern wir mussten Leder aufnageln. Das haben wir zum Beispiel in Bauschlott getan bei einem Schuhmacher.* [...] *Da haben wir gehalten, nicht um Wasser zu füllen, das haben wir noch mitgenommen, aber mittlerweile wurden bei einem Schuhmacher die Bremsbeläge mit Leder erneuert.*

[...] *ich besinne mich gerade eben, wie wir von dort nach Wilferdingen gefahren sind.* [...] *aber ich weiß nicht mehr genau, wie das war. Aber jedenfalls in Wilferdingen haben wir in einer Wirtschaft gehalten, und unsere Mutter hat sich mit den Wirtsleuten unterhalten, und die haben damals gesagt: „Der Weg da rüber geht über den Sieh-Dich-für, so heißt der Berg; es ist viel besser, Sie fahren von hier nach Brötzingen." Zwischendurch ein anderer Ort, ich weiß das nicht mehr so genau, ich war damals, wie ich vorhin schon bemerkte, noch ein junger Mensch. Jedenfalls haben wir dann den Rat der Wirtsleute befolgt und sind nicht über den Sieh-Dich-für gefahren. Dort ging die Straße eben, das war ja gut. Wir kamen bei Nacht in Pforzheim an.*

[...] *Wir haben an diesem Abend unsere Großmutter und unsere Verwandten nicht mehr besucht, sondern waren dann im nächstgelegenen Hotel dort, in der Ispringer Staße, das hieß „Zur Post", und erst am nächsten Morgen haben wir die Großmutter besucht.* [...] *Dunkel war's, und wir hätten doch eigentlich ein Licht gebraucht, aber wir sind ohne Licht gefahren, wir haben keine Laterne gehabt.* [...] *wo wir gehalten haben, sind die Leute drum rum gestanden und haben das Fuhrwerk betrachtet. Teilweise haben sie gesagt: „Jetzt schlagt eure Gäule tot" usw. Derartige Ausdrücke sind viele gefallen.*

[...] *es war die Zeit im August, wo wir Buben Ferien hatten, und die Mutter hat gesagt: „Ja Buben, morgen machen wir mal eine Fahrt, schon früh müssen wir fort, um fünf Uhr raus, richtet alles her." Und wir haben den Wagen gerichtet, so weit wir gekonnt haben und sind morgens um fünf Uhr abgefahren. Der Vater wusste gar nichts, er hat geschlafen, und die Mutter und wir zwei Buben waren fort. Die Mutter hat dann am gleichen Abend noch , soviel ich mich erinnere, ein Telegramm geschickt, dass wir gut angekommen sind. Nun, das war ja schon richtig, dass dann der Vater unterrichtet war.*

Jetzt kommt allerdings eine andere Sache, die war für uns wieder schwer. In Pforzheim selbst, als wir dort waren, da wurden die neuen Ketten gebraucht. Es war seinerzeit mit den Antriebsketten auf den Hinterrädern nicht so wie heute, sondern es waren alte Gelenkketten, die noch aus weichem Material hergestellt waren, nicht so wie heute solche Ketten, die sind gehärtet aus Spezialstahl. Kurzum, nun hat der Vater zur selben Zeit nach München eine Fahrt machen müssen. [...] *und dazu hatte er wohl auch solche Ketten bestellt, wie wir sie auf unserem Fahrzeug hatten, aber die waren noch nicht eingetroffen bei der Firma. Wir haben dann deswegen sofort ein Telegramm bekommen: „Sofort die Ketten zurückschicken, werden benötigt." Daher konnten wir nun mit dem Wagen in Pforzheim in den nächsten Tagen nichts mehr anfangen. Es wären so gerne meine Onkels und verschiedene Neffen mit dem Wagen gefahren, aber wir hatten keine Ketten mehr, und ohne Ketten konnten wir nicht fahren.*

Durchbruch in München?

Die erste Fernfahrt von Mannheim nach Pforzheim ging als eine der größten Pionierleistungen in die Automobilgeschichte ein. Bertha Benz hatte mit ihren Söhnen Eugen und Richard den Motorwagen auf dem Weg in die Zukunft ein deutliches Stück voran gebracht. Sogar Max Caspar Rose und Friedrich Wilhelm Esslinger bestärkten Carl Benz jetzt darin, den Wagen in München auszustellen. Nachdem die Leistung des Motors auf 2½ PS erhöht und schließlich die neuen gehärteten Ketten montiert waren, ging der Wagen auf die Reise. Die weiteren Verbesserungen hatten allerdings so viel Zeit in Anspruch genommen, dass der Benz-Motorwagen erst einige Tage nach der Ausstellungseröffnung eintraf.

Die Präsentation in München wurde dennoch zu einem großen Ereignis. Die Besucher standen jeden Tag gebannt vor dem neuen Verkehrsmittel. Auch die Obrigkeit hatte ein Einsehen. Nach langen Verhandlungen mit dem zuständigen Polizeihauptmann erhielt Benz die Genehmigung, seinen Wagen täglich bis zu zwei Stunden auf den Straßen von München vorzuführen. Diese Erlaubnis war allerdings an die Bedingung gebunden, *dass bei den Fahrten nichts passiert. Sonst wolle er von einer Genehmigung keine Kenntnis haben und den Herrn Benz ohne Nachsicht zur Rechenschaft ziehen.*

Die Ausstellung des Benz'schen *Patent-Motorwagens* und die Präsentation auf Münchens Straßen stießen das Tor weit auf für die Zukunft des Automobils. Die Münchner Zeitungen berichteten geradezu euphorisch über das neue Verkehrsmittel. Eine große Ehre für Carl Benz und seinen *Patent-Motorwagen* war auch die höchste Auszeichnung, die anlässlich der Ausstellung zu vergeben war: Das innovative Verkehrsmittel erhielt die *goldene Ehrenmedaille*.

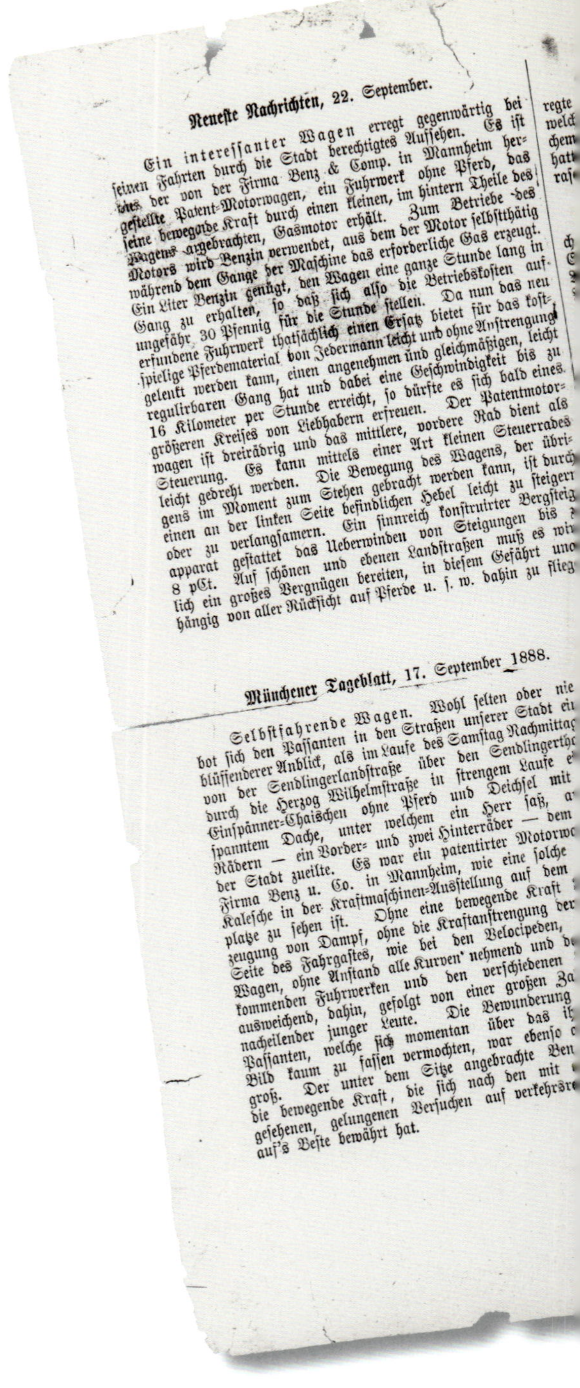
Neueste Nachrichten, 22. September.

Ein interessanter Wagen erregt gegenwärtig bei seinen Fahrten durch die Stadt berechtigtes Aufsehen. Es ist dies der von der Firma Benz & Comp. in Mannheim hergestellte Patent-Motorwagen, ein Fuhrwerk ohne Pferd, das seine bewegende Kraft durch einen kleinen, im hintern Theile des Wagens angebrachten, Gasmotor erhält. Zum Betriebe des Motors wird Benzin verwendet, aus dem der Motor selbstthätig während dem Gange der Maschine das erforderliche Gas erzeugt. Ein Liter Benzin genügt, den Wagen eine ganze Stunde lang in Gang zu erhalten, so daß sich also die Betriebskosten auf ungefähr 30 Pfennig für die Stunde stellen. Da nun das neu erfundene Fuhrwerk thatsächlich einen Ersatz bietet für das kostspielige Pferdematerial, von Jedermann leicht und ohne Anstrengung gelenkt werden kann, einen angenehmen und gleichmäßigen, leicht regulirbaren Gang hat und dabei eine Geschwindigkeit bis zu 16 Kilometer per Stunde erreicht, so dürfte es sich bald eines größeren Kreises von Liebhabern erfreuen. Der Patentmotorwagen ist dreirädrig und das mittlere, vordere Rad dient als Steuerung. Es kann mittels einer Art kleinen Steuerrades leicht gedreht werden. Die Bewegung des Wagens, der übrigens im Moment zum Stehen gebracht werden kann, ist durch einen an der linken Seite befindlichen Hebel leicht zu steigern oder zu verlangsamern. Ein sinnreich konstruirter Bergsteigapparat gestattet das Ueberwinden von Steigungen bis 8 pCt. Auf schönen und ebenen Landstraßen muß es wirklich ein großes Vergnügen bereiten, in diesem Gefährt und unabhängig von aller Rücksicht auf Pferde u. s. w. dahin zu flieg…

Münchener Tageblatt, 17. September 1888.

Selbstfahrende Wagen. Wohl selten oder nie bot sich den Passanten in den Straßen unserer Stadt ein … blüffenderer Anblick, als im Laufe des Samstag Nachmittag von der Sendlingerlandstraße über den Sendlingerthor… durch die Herzog Wilhelmstraße in strengem Laufe e… Einspänner-Chaischen ohne Pferd und Deichsel mit … spanntem Dache, unter welchem ein Herr saß, a… Rädern — ein Vorder- und zwei Hinterräder — dem … der Stadt zueilte. Es war ein patentirter Motorwa… Firma Benz u. Co. in Mannheim, wie eine solche … Kalesche in der Kraftmaschinen-Ausstellung auf dem … platze zu sehen ist. Ohne eine bewegende Kraft … zeugung von Dampf, ohne die Kraftanstrengung der … Seite des Fahrgastes, wie bei den Velocipeden, … Wagen, ohne Anstand alle Kurven nehmend und d… kommenden Fuhrwerken und den verschiedenen … ausweichend, dahin, gefolgt von einer großen Za… nacheilender junger Leute. Die Bewunderung … Passanten, welche sich momentan über das i… Bild kaum zu fassen vermochten, war ebenso … groß. Der unter dem Sitze angebrachte Ben… die bewegende Kraft, die sich nach den mit … gesehenen, gelungenen Versuchen auf verkehrsre… auf's Beste bewährt hat.

Rechts: Verkaufsprospekt für den Benz'schen *Patent-Motorwagen* mit Abbildung des Modells 2 und den Zeitungsberichten aus München

Neuer Patent=Motorwagen

mit Gasbetrieb durch Benzin

von

Benz & Cie., Rheinische Gasmotorenfabrik

in

Mannheim.

Höchste Auszeichnung (Ehrendiplom) Ausstellung Glogau 1888.

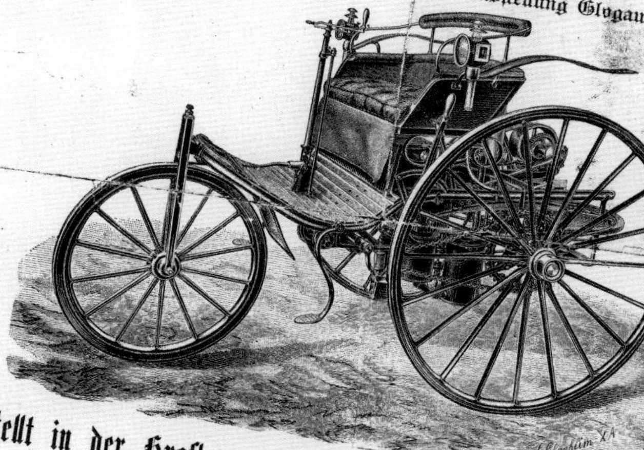

Ausgestellt in der Kraft= und Arbeitsmaschinen=Ausstellung in München seit dem 12. September 1888.

Die Münchener Blätter schreiben über diesen Wagen:

Neueste Nachrichten, 16. September:

In der Kraft= und Arbeitsmaschinen=Ausstellung finden seit gestern mehrere kurze Probefahrten mit dem patentirten Motorwagen der Firma Benz & Co. in Mannheim statt. Der Wagen ist eine viersitzige komfortable Kalesche mit umlegbarem Regendach und ruht auf drei Rädern, deren vorderes durch eine äußerst einfache Vorrichtung, ähnlich wie bei den Tricycles gesteuert werden kann. Hinter dem Rücksitze im Wagenkasten ist ein kleiner zierlich gearbeiteter Benzinmotor angebracht, der mit den Hinterrädern in Verbindung steht. Durch einen Druck auf einen unter der Steuervorrichtung angebrachten Hebel setzt sich der Wagen in Bewegung. Derselbe kann auf verhältnißmäßig kleiner Fläche umkehren und sofort zum Stehen gebracht werden. Seine größte Fahrschnelligkeit ist die eines in scharfem Trabe fahrenden Fuhrwerkes.

Neueste Nachrichten, 18. September:

Der Benz'sche Patent=Motorwagen, der in der Kraft= und Arbeitsmaschinen=Ausstellung ausgestellt ist, unternahm am Samstag seine erste Probefahrt in den Straßen der Stadt und zwar mit vorzüglichem Erfolg. Das seltsame Fahrzeug wurde allgemein angestaunt und die liebe Jugend verfolgte es in dichten Schaaren. Von nun ab finden täglich von 2 bis 4 Uhr Probefahrten in den Straßen statt.

...ener Tageblatt, 18. September:

...mit Gasmotor. Am Sonntag Nachmittag er...
...raßen Münchens ein dreirädriges Velociped,
...en Gasmotor getrieben wurde und in wel...
...en neben einander bequem Platz genommen
...en ... Das Velociped fuhr
...sehen der Passanten.
sich sehr lenksam.

...chener Tageblatt, 24. September:

...nd Arbeitsmaschinen=Ausstellung Mün...
In den letzten Tagen wurde die Vacuum=
...Betrieb gesetzt und bildet dieselbe einen großen
...kt für die Laien und Interessenten. Auch der
...wagen von Benz in Mannheim zeigt fortwährend
...gende Anziehungskraft und kann derselbe von
... in der Ausstellung einer Probe unterzogen
... Der Besuch der Ausstellung ist infolge dessen
...Steigung begriffen und ist in sehr anerkennens=
...eise eine ganz besondere Nachfrage nach den
...ten zu ermäßigten Preisen für die Arbeiterschaft
...nen. — Vom 16. bis 22. ds. sind 2994 Arbeiter=
25 Pf. für Arbeitervereine, Krankenkassen, Werk=
s. w. gelöst worden. Die Gesammtzahl der
...llete beträgt bis jetzt 13,652.

Bayr. Kurier, 18. Sept.

...aft= und Arbeitsmaschinen=Ausstellun...
den 15. und Sonntag den 16. ds. Nachmittags n...
...hr fanden Probefahrten des Benz'schen Patent=Mot...
von der Maschinen=Ausstellung aus durch die Straßen
Stadt mit glänzendem Erfolge statt, und erregten
Aufsehen. Diese Probefahrten, an welcher 2 Herren
...hmen, werden nunmehr täglich von 2—4 Uhr Nach=
...s unternommen werden. Bei dieser Gelegenheit wollen
...merken, daß die elektrische Kraftübertragung im Maschinen=
...de herrlich funktionirt und daß sich jetzt auch der Dampf=
...inenraum, in welchem vor wenigen Tagen ein Beleuchtungs=
...n der Firma C. und E. Fein, Stuttgart, aufgestellt wurde,
...hr erfreulicher Weise zu beleben beginnt.

Münchener Fremdenblatt, 13. Sept.

... Die Kraft= und Arbeits=
...Patent=Motorwagen.
...schinen=Ausstellung hat dieser Tage wieder einen äußerst
...teressanten Zuwachs erhalten. Es ist dies ein von der
...rma Benz u. Co. in Mannheim früher angemeldeter, aber
...st jetzt zur Ausstellung gebrachter Patentmotorwagen mi...
...Gasbetrieb. Derselbe macht die Pferde vollständig entbeh...
...ich. Die Ingangsetzung dieses auch in seinen äußern F...
...men sehr gefälligen Fuhrwerkes, wird vermittelst eines u...
dem Sitze befindlichen verdeckten Motors bewerkstelligt. ...
besteigt den sehr bequemen, zwei Personen fassenden...
rückt durch den zur Linken befindlichen Hebel den Mot...
und der Wagen setzt sich sogleich in Bewegung; di...
schwindigkeit kann regulirt werden. Dieser Wag...
mag 16 Kilometer in einer Stunde zurückzulegen ...
Steigerung von 6% ohne Schwierigkeit zu überwin...
Betriebskraft (Petroleum, Benzin) kostet 30 ₰ pe...
Man sieht der in Aussicht gestellten Probefahrt ...
Interesse entgegen.

...g Dr. Haas & Co. Mannheim

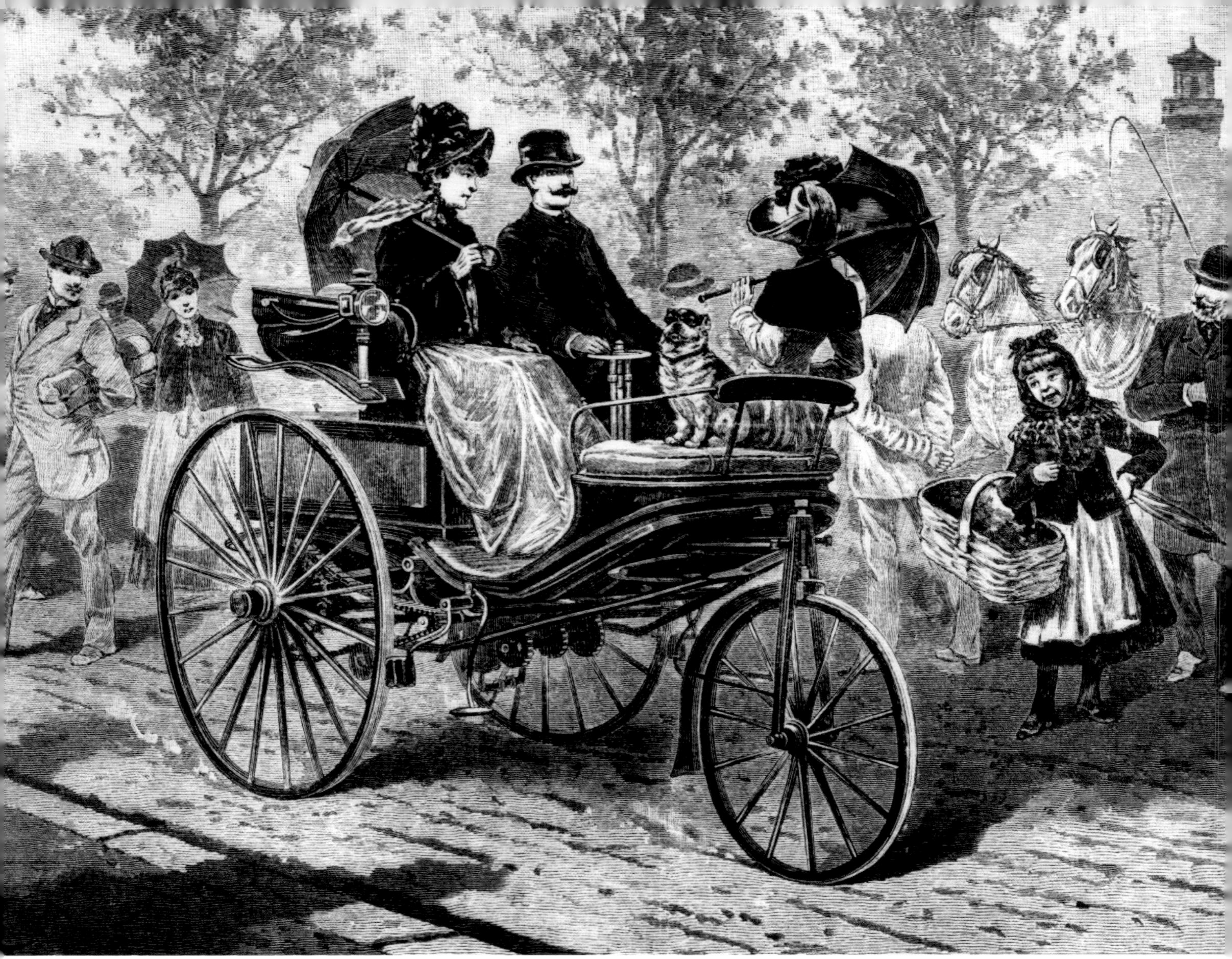

Am 1. Dezember 1888 erschien auch in der *Leipziger Illustrierten Zeitung* ein Artikel über den Benz-Motorwagen. Dabei wurde das neuartige Gefährt auch erstmals abgebildet. Da die Fotografie zu dieser Zeit noch nicht besonders verbreitet war, ließ man den Wagen zeichnen. Dadurch ist uns ein Zeitdokument von faszinierender Ausdruckskraft erhalten geblieben.

Zeichnung aus der *Leipziger Illustrierten Zeitung*

Neue Partner und erste Verkäufe

Die *Überlandfahrt* nach Pforzheim sowie der Ausstellungserfolg in München beflügelten Carl Benz zur zielstrebigen Weiterentwicklung seines Motorwagens. Damit bei Fahrten auf unebenen Wegen der Kraftstoff nicht allzu unkontrolliert im Oberflächenvergaser hin und her schwappte, setzte er kleine Blechstreifen an die Wände. Diese *Wallbleche* bremsten die Bewegungen der Flüssigkeit. Auch beschäftigte er sich noch einmal mit Versuchen, den nötigen Strom für die Zündung durch eine Dynamomaschine zu erzeugen. Um einen möglichst gleichmäßigen Lauf des Dynamos bei unterschiedlichen Drehzahlen des Motors zu erreichen, konstruierte Benz einen Fliehkraft-Regler. Aber auch das verhalf der eigenen Stromgewinnung am Automobil noch nicht zum Durchbruch.

Inzwischen war das Modell 3 des Benz'schen *Patent-Motorwagens* eigentlich reif für eine erste kleine Serie von Fahrzeugen. Tatsächlich erschien auch eines Tages der französische Ingenieur Emile Roger in der Mannheimer Benz-Fabrik. Roger war Inhaber einer mechanischen Werkstätte in der rue de Dames 52 in Paris. Schon seit einiger Zeit hatte er den Vertrieb und die Wartung der Benz-Stationärmotoren in Frankreich übernommen. Es war daher nahe liegend, dass er sich jetzt auch für den *Patent-Motorwagen* von Benz interessierte. Nach ausgiebigen Probefahrten auf dem Fabrikgelände entschloss sich Roger, einen Wagen zu kaufen. Dabei handelte es sich wahrscheinlich um das Fahrzeug, das Bertha Benz und die Söhne für die Fahrt nach Pforzheim benutzt hatten.

Im Jahr 1889 präsentierte Benz seinen *Patent-Motorwagen* in Paris auf jener Weltausstellung, als deren Wahrzeichen der Eiffelturm noch heute aus dem Häusermeer der Seine-Metropole ragt. Aber das große Aufsehen, das das Automobil in München erregt hatte, blieb in Paris wieder aus. Der Wagen, der auf der

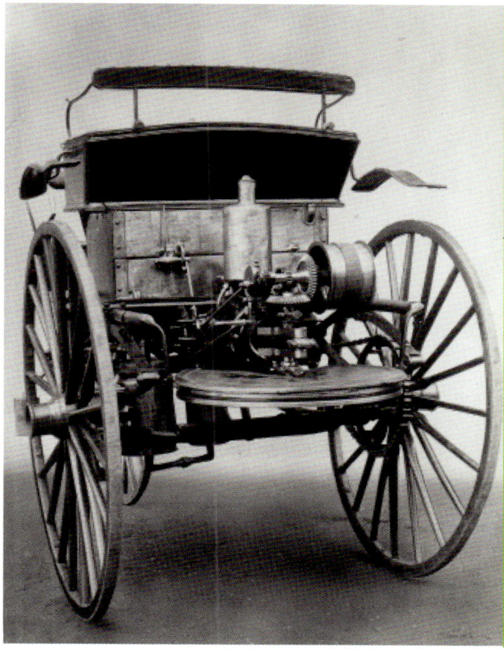

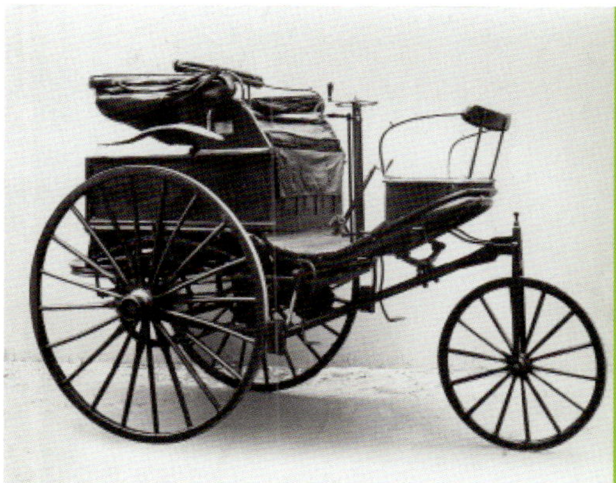

Oben: Der Benz'sche Patent-Motorwagen Nr. 3 von 1888 mit abgenommenem Motorkasten
Unten: Der Benz'sche Patent-Motorwagen Nr. 3 von 1888

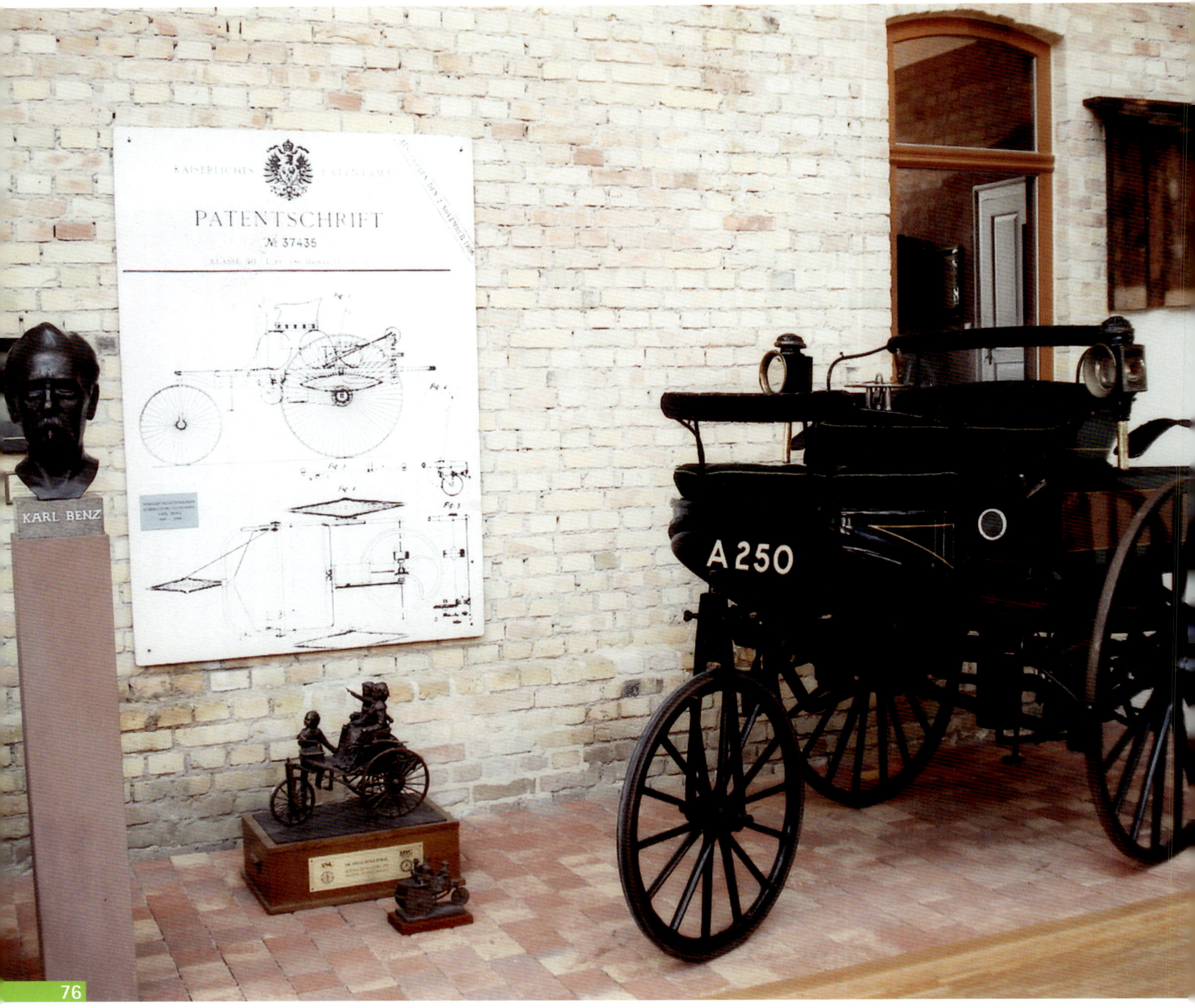
KAISERLICHES
PATENTSCHRIFT
№ 37435
KARL BENZ
A 250

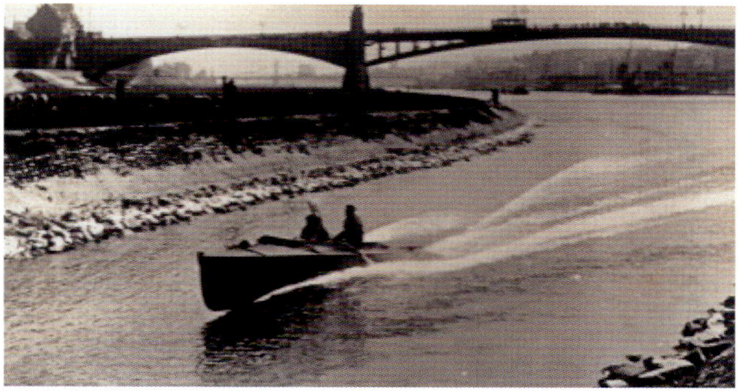

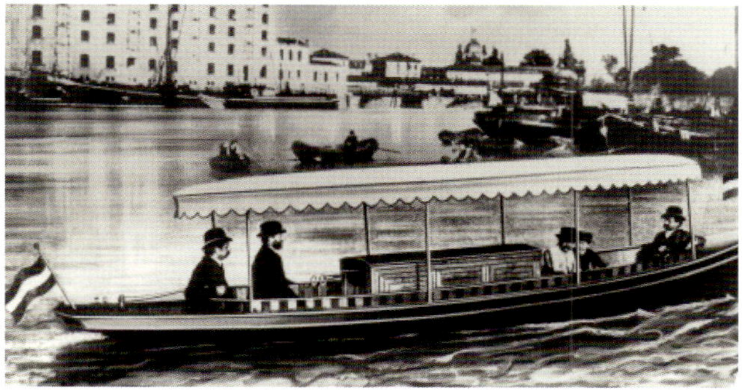

Ausstellung gezeigt wurde, muss wohl nach England gelangt sein. Er tauchte jedenfalls im Jahr 1913 bei einer Miss E. B. Bath aus King's Lynn Norfolk auf. Diese verkaufte dann das Fahrzeug zu einem Anerkennungspreis von 5 Pfund an das Science Museum in London. Dieses geschichtsträchtige Fahrzeug ist als Leihgabe im Automuseum Dr. Carl Benz in Ladenburg zu sehen.

Über ein Jahr lang ruhte dann anscheinend die Fahrzeugproduktion bei Benz & Cie. Die Arbeiten zur Weiterentwicklung des Motorwagens, die Kosten für Patente, Reisen und Ausstellungen hatten so viel gekostet, dass die beiden Teilhaber Rose und Esslinger missmutig wurden. Sie waren überzeugt, dass hier nur gutes Geld für ein vollkommen unwirtschaftliches Projekt ohne Zukunftsperspektiven ausgegeben wurde.

Inzwischen hatte Carl Benz nach neuen Partnern Ausschau gehalten, um dem Motorwagen neue Perspektiven zu erschließen. Für diesen Fall rechnete er mit einer Trennung von den bisherigen Gesellschaftern. Im Jahr 1890 fand er endlich Geldgeber, die eine positive Einstellung zum Bau von Motorwagen mitbrachten und bereit waren, dafür Kapital einzusetzen. In seinen Lebenserinnerungen schrieb Benz später: *Mit Friedrich von Fischer und Julius Ganß traten mir im Jahr 1890 zwei mutige Männer zur Seite, die statt Misstrauen den fröhlich starken Glauben an die Zukunft des Motorwagens mit sich brachten. Sie waren gleich mir Feuer und Flamme für die neue Produktionsidee und scheuten keine Geldopfer zwecks Fabrikation von Motorwagen.*

Links: Der Benz'sche Patent-Motorwagen Nr. 3 ist Eigentum des Science Museums in London. Als Leihgabe steht er im Automuseum Dr. Carl Benz in Ladenburg
Oben links: Ein Benz-Sportboot auf der Zufahrt zur Floßschleuse in den Industriehafen. Im Hintergrund die Jungbuschbrücke über den Neckar, nach 1907; oben rechts: Motorboot mit Benz-Motor auf dem Rhein; links am Steuer Carl Benz

„[...] statt Misstrauen den fröhlich starken Glauben an die Zukunft des Motorwagens [...]"

Rose und Esslinger schieden mit Wirkung vom 1. Mai 1890 aus der Gesellschaft aus. Um sie auszahlen zu können, musste der gesamte Firmenbesitz verpfändet werden, aber Benz konnte jetzt mit der Produktion von Motorwagen beginnen. Dafür wurden zunächst fünf Leute abgestellt. Die Leitung dieser Sparte wurde Meister Oswald Spittler übertragen. In einer anderen Abteilung wurden neben den Stationärmotoren auch Motorboote gebaut, so dass die Arbeiter ihren Arbeitsplatz noch häufig wechseln mussten.

Die Kaufleute Ganß und von Fischer setzten ihre ganze Erfahrung ein, um die geschäftlichen Dinge der Firma Benz & Cie. Rheinische Gasmotorenfabrik in Mannheim zu regeln. Dafür brachten sie hervorragende Voraussetzungen mit. Während Friedrich von Fischer viele Jahre als selbstständiger Kaufmann

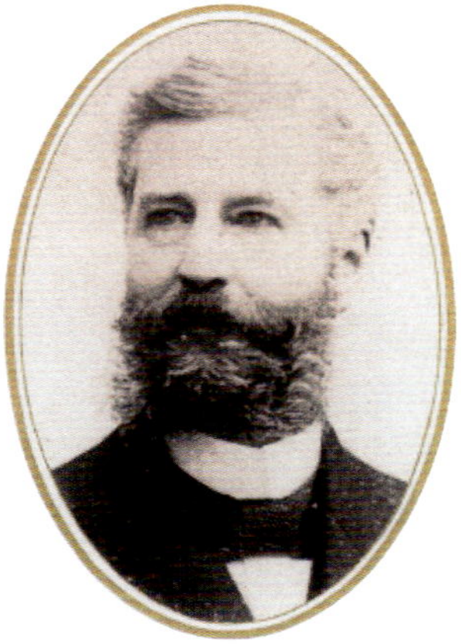

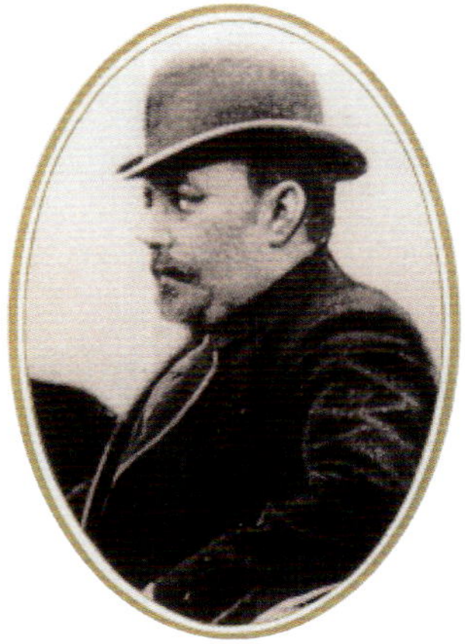

in Japan gearbeitet hatte, vertrat Julius Ganß nach guten geschäftlichen Erfolgen mehrere Jahre lang die Mannheimer Eichbaum-Brauerei in Paris.

> „Wohin ich komme – **überall** ein allgemeines **Staunen** und **Bewundern.**"

Zunächst überarbeitete Carl Benz die Zweitakt-Stationärmotoren noch einmal. Statt der elektrischen Zündung verwendete er jetzt eine verbesserte Glührohrzündung, ohne dabei zu beachten, dass Gottlieb Daimler für dieses Zündsystem Patentrechte besaß. Dies brachte ihm auch prompt eine Klage von Daimler ein. Es ist anzunehmen, dass diese gerichtliche Auseinandersetzung der einzige nähere Kontakt war, den die beiden Erfinder hatten. Die Herren sind dabei allerdings nicht persönlich aufeinander getroffen. Eine Begegnung hätte es aber fast doch noch gegeben. In seinen Lebenserinnerungen schreibt Carl Benz: *Ich habe Daimler in meinem ganzen Leben nie gesprochen, einmal sah ich ihn in Berlin von weitem. Ich hätte ihn gern persönlich kennen gelernt. Aber als ich näher kam, war er in der Menge verschwunden.* In dem Patentstreit wurde die Firma Benz & Cie. zu einer Zahlung von 37 000 Mark verurteilt, konnte danach aber die Glührohrzündung für Stationärmotoren weiter verwenden.

Nachdem der Absatz von Stationärmotoren zur vollen Zufriedenheit verlief, konnte Benz jetzt auch einige seiner noch immer dreirädrigen Motorwagen produzieren und verkaufen. Eine der wesentlichen Änderungen bestand allerdings darin, dass er das große Schwungrad des Motors jetzt vertikal einbaute. Benz hatte inzwischen erkannt, dass die Kreiselwirkung auf das Fahrverhalten keine Auswirkung hatte. Allerdings kamen die Kunden fast ausnahmslos aus dem Ausland. In seinen Lebenserinnerungen bemerkte Carl Benz hierzu: *Wohin ich komme – überall ein allgemeines Staunen und Bewundern. In Stadt und Land wird der Kraftwagen zum sensationellen Ereignis. Aber ein Käufer findet sich nirgends im weiten deutschen Vaterland.*

Oben von links: Friedrich von Fischer und Julius Ganß
Rechts: Der Benz-Fahrzeugmotor mit senkrechtem Schwungrad

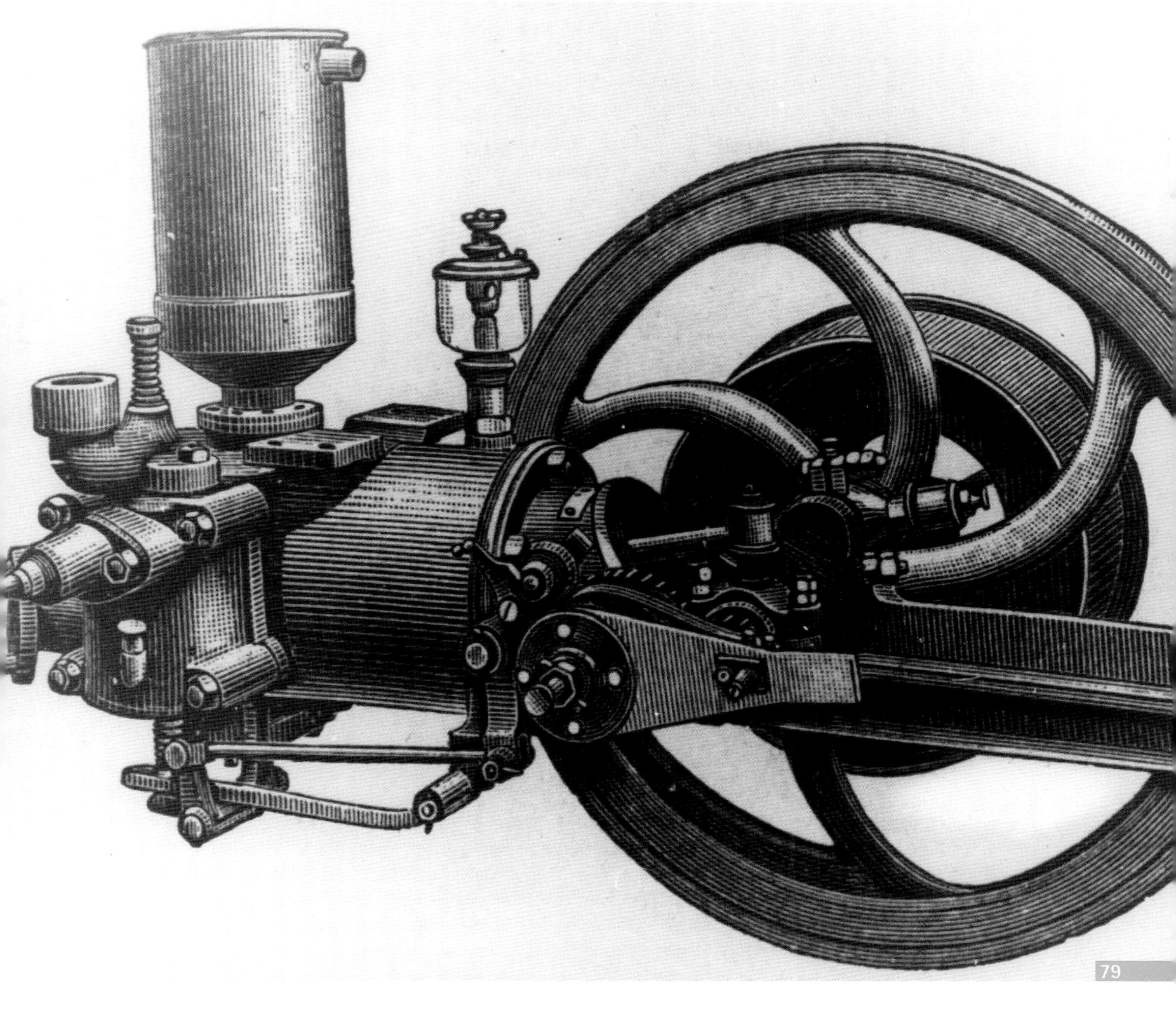

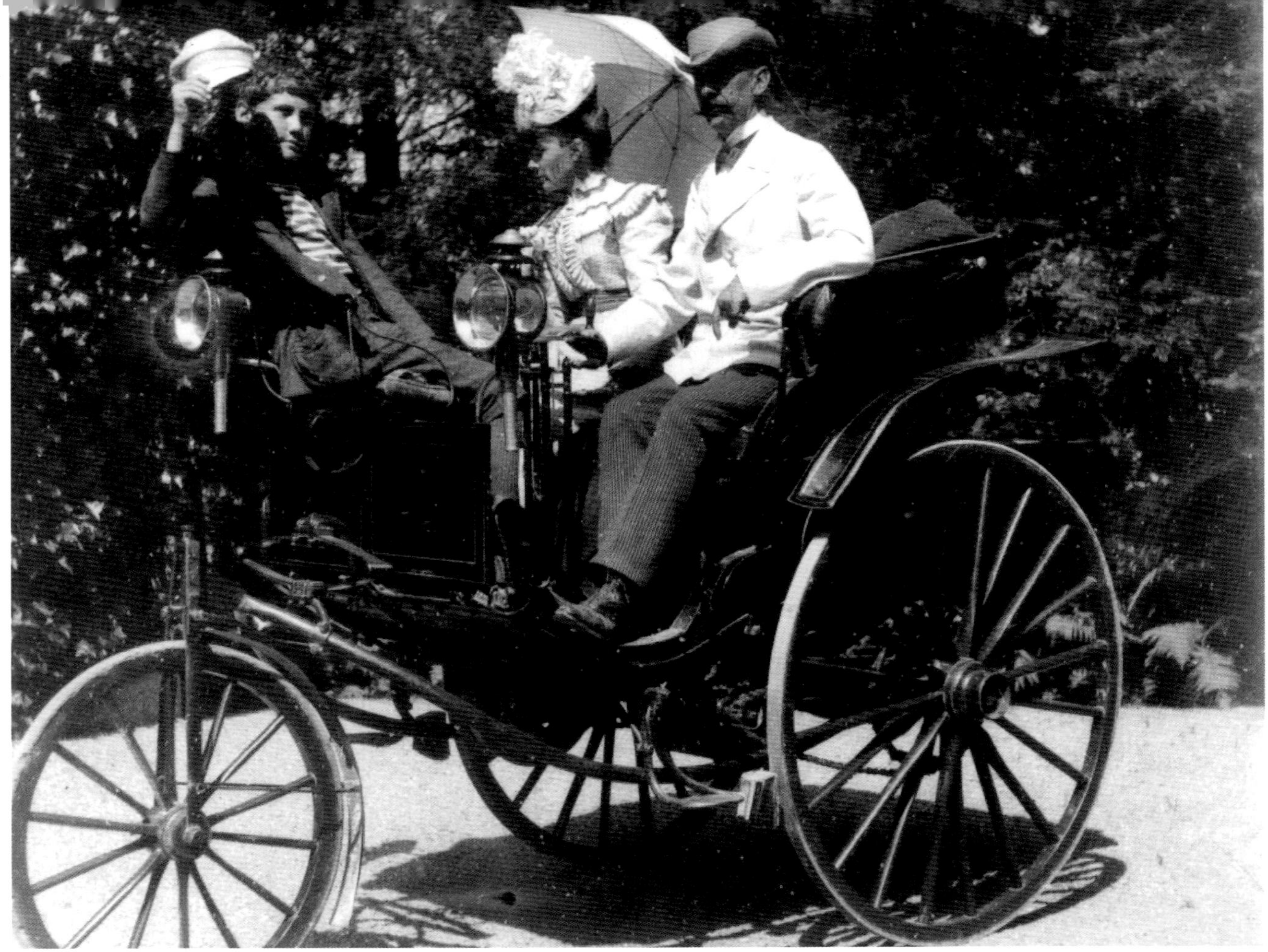

Einen Verkauf hat Benz selbst in seinen Erinnerungen festgehalten. *Dass unter den ersten Käufern auch eine Lehrerin war, daran erinnere ich mich noch immer mit großer Freude. Weit her aus dem Ungarland war sie gekommen, um das „Mannheimer Wunder" mit eigenen Augen schauen zu können. Ihre Begeisterung war groß; leider war ihre Finanzkraft nicht proportional ihrer Begeisterung. Aber begeisterte Frauen wissen immer Rat. Sie verstand es, ihre Begeisterung auf einen Kollegen zu übertragen, so dass auch er seine ganze Barschaft für den Wagen opferte. Mein Sohn Eugen brachte den Wagen zunächst mit der Bahn bis Wien. Von dort ab musste der „Selbstfahrer" aber selbst fahren. Der Weg ins Ungarland war nichts anderes als eine einzige „Via-Triumphalis". Ein Sturm der Freude begrüßte den Wagen beim Einzug in Sommerein bei Pressburg. Ehrenpforten und Triumphbögen waren errichtet. Bekränzte Festjungfrauen brachten ihm ihre Huldigungen dar. Und aus dem Motorwagen war unter dem Jubel der Bevölkerung bald ein Blumenwagen geworden.*

Durch die Initiative von Emile Roger gingen auch weitere Wagen nach Frankreich, und sogar nach Amerika konnte

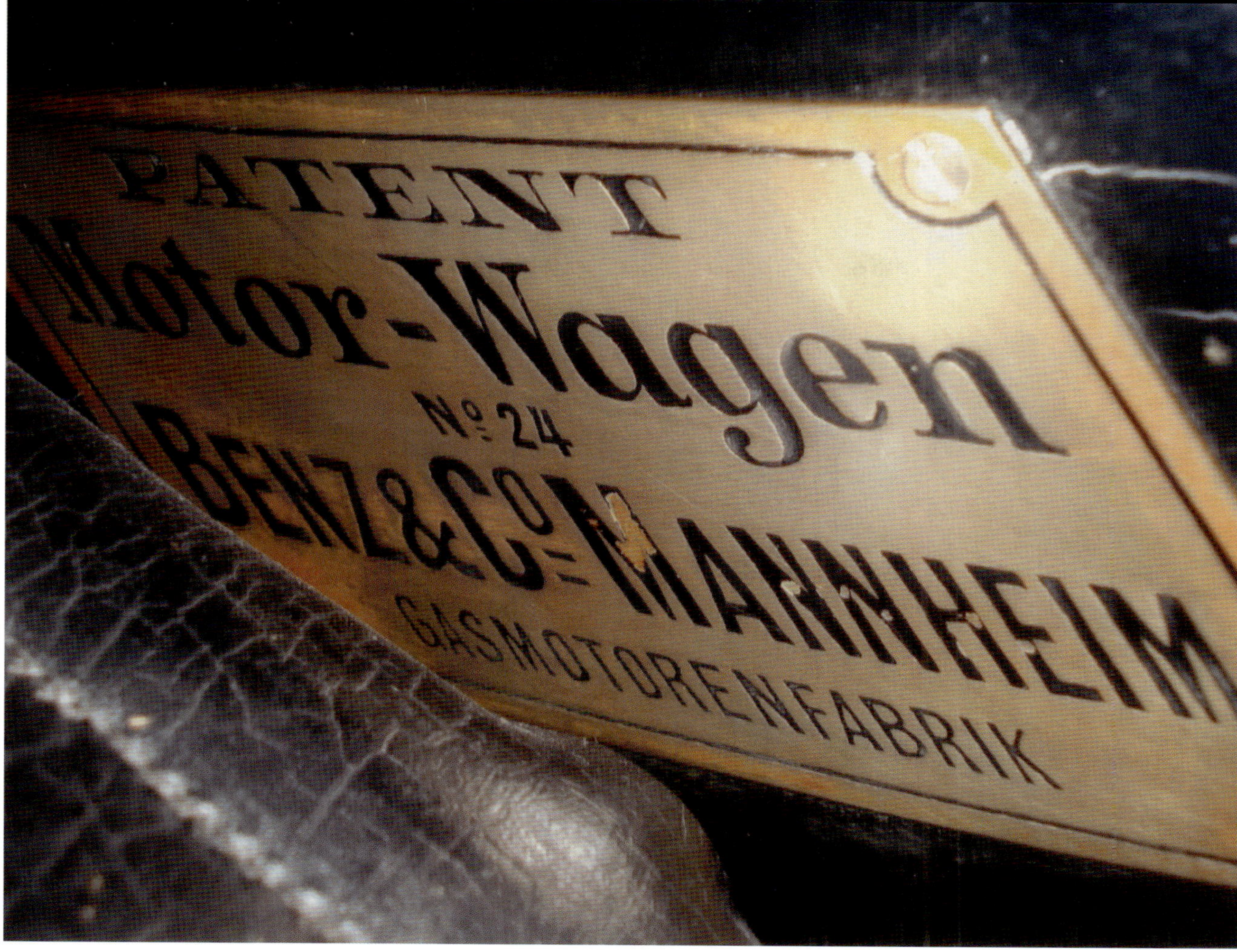

Carl Benz seine Fahrzeuge verkaufen. Eine genaue Stückzahl der in dieser Zeit produzierten Motorwagen des Modells 3 lässt sich allerdings nicht mehr ermitteln. Exakte Unterlagen gibt es nur über einen Wagen, den Carl Benz persönlich am 28. Februar 1893 an den Maler Eugen Zardetti übergab. Dieses Fahrzeug gelangte zunächst mit der Bahn nach Konstanz. Dort traf sich Carl Benz mit seinem Kunden. Gemeinsam fuhr man mit dem Motorwagen nach Bregenz. Dabei leitete Carl Benz persönlich Zardetti im Umgang mit dem *Patent-Motorwagen* an. Der so nach Österreich gelieferte Wagen trug die Herstellungsnummer 24. Daraus könnte sich ableiten lassen, dass Benz bis 1893 24 seiner Fahrzeuge verkaufen konnte. Der Benz'sche *Patent-Motorwagen* Modell 3 ist damit das erste in einer kleinen Serie hergestellte Automobil der Welt, und es ist sehr wahrscheinlich, dass der Wagen Nr. 24 das letzte Exemplar dieser Baureihe war.

Links: Der Maler Eugen Zardetti mit seiner Familie auf seinem Benz'schen *Patent-Motorwagen* Modell 3
Oben: Typenschild des Zardetti-Wagens

Mannem vorne:
Die Automobilproduktion bis 1900

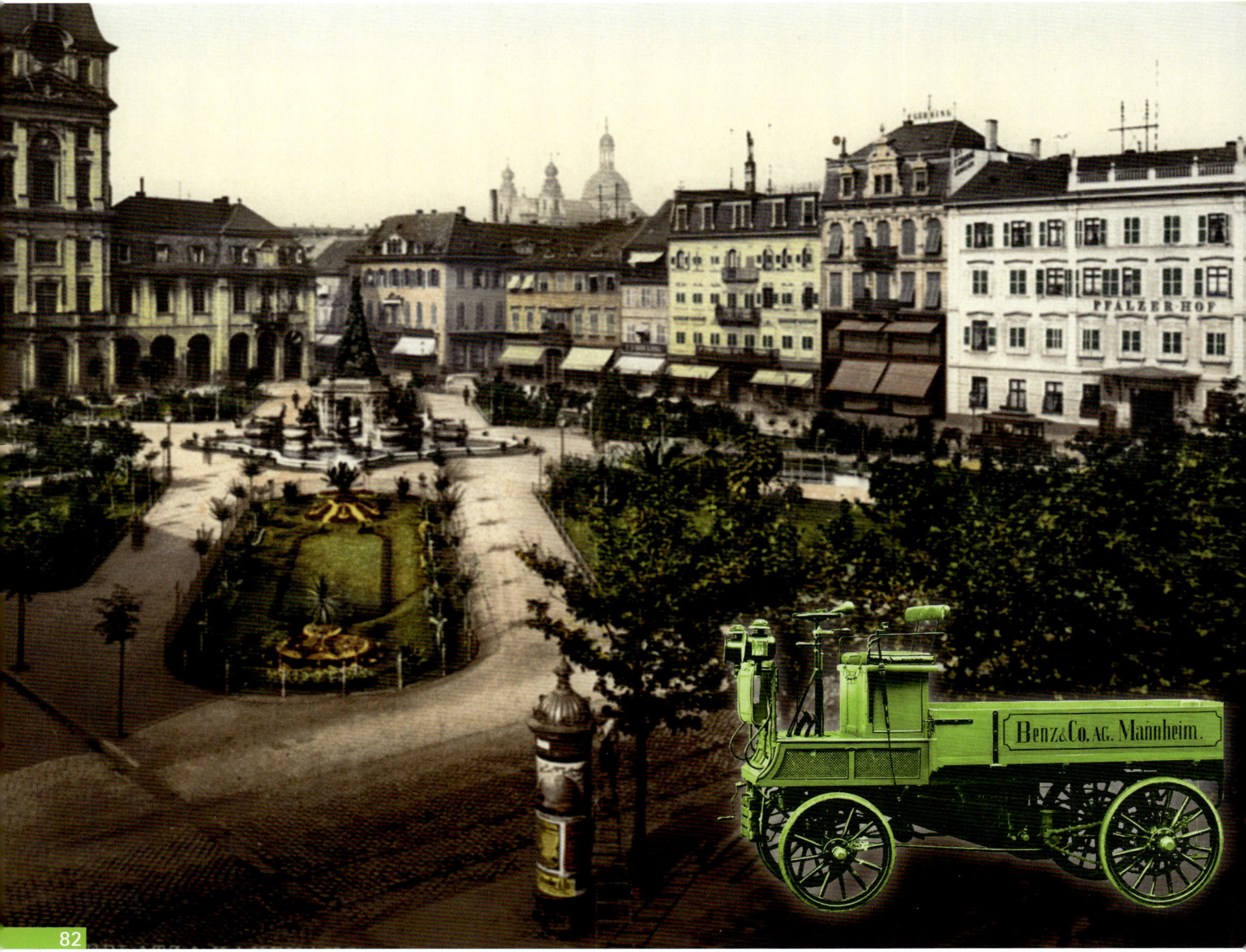

Aus Drei mach Vier: das Vierrad-Automobil

Bereits zu Beginn der neunziger Jahre hatte sich Carl Benz wieder mit der Lenkbarkeit eines vierrädrigen Fahrzeugs beschäftigt. Auch der Wagen von Eugen Zardetti wurde im Jahr 1899 von dem Kutschenbauer Theodor Anwander in Bregenz zum Vierradwagen umgebaut. Es ist anzunehmen, dass die nötigen Umbauteile dafür aus Mannheim kamen, denn der Zardetti-Wagen weist deutliche Merkmale des Benz-Modells *Victoria* auf. Im Jahr 1926 übergab die Familie Zardetti das Fahrzeug an das Technische Museum in Wien, wo es heute fälschlicherweise als Benz-Modell *Victoria* mit der Baujahrsangabe 1893 steht.

Tatsächlich bot die Firma Benz & Cie. in Mannheim ihr neues vierrädriges Modell im Jahr 1893 auch der Kundschaft an. Nur wenige Wochen nach der Auslieferung des Zardetti-Dreiradwagens war der erste *Patent-Motorwagen* mit einer lenkbaren Vorderachse fertig. Carl Benz soll wegen seines Siegs im langen Kampf mit den Tücken der Vorderachslenkung so erfreut gewesen sein, dass er den vierrädrigen Wagen *Victoria* nannte. Tatsächlich war es auch eine konstruktive Meisterleistung, die *geometrische Achsschenkellenkung* so weit zu entwickeln, dass Kurvenfahrten möglich wurden.

Die ersten Überlegungen, eine Vorderachse zu konstruieren, bei der nur die Räder in Kurvenfahrten in Fahrtrichtung bewegt werden, gehen auf das Jahr 1814 zurück. Der Franzose Duquet hatte sich bereits damals mit einem Lenksystem beschäftigt, das eine Art Achsschenkellenkung darstellte. Zur praktischen Anwendung sind seine Konstruktionszeichnungen allerdings nicht gelangt, da er für die Betätigung Lenkseile vorgesehen hatte.

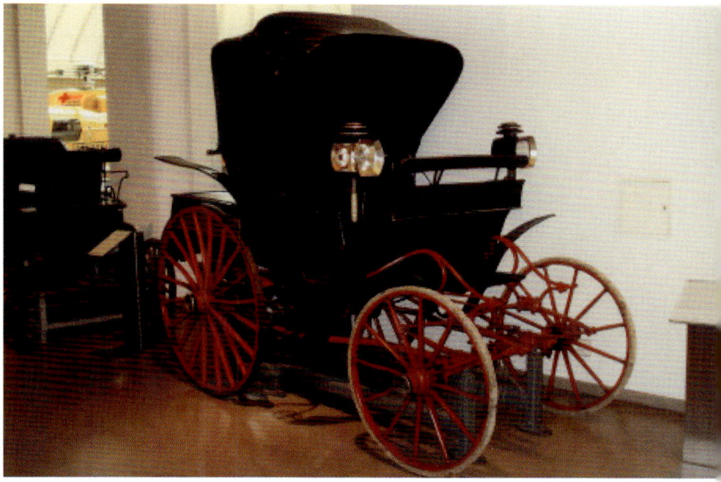

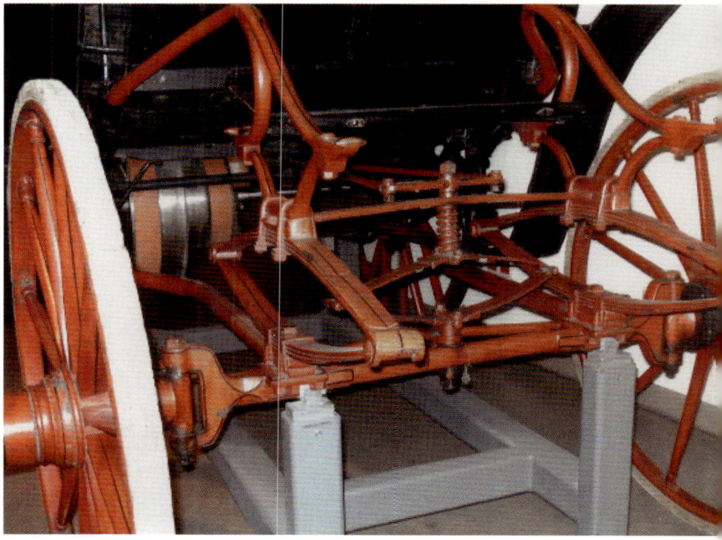

Oben: Der Zardetti-Wagen wurde 1899 auf vier Räder umgebaut, so wie er heute im Technischen Museum in Wien steht. Dort ist der Wagen fälschlicherweise als Modell *Victoria* 1893 ausgewiesen
Unten: Die nachgerüstete Vorderachse des Zardetti-Wagens

Erst der Münchner Hofwagenbauer Georg Lankensperger entwickelte eine Kutschenlenkung mit einem speziellen Spurstangensystem. Für seine Konstruktion erhielt er am 25. Mai 1816 ein *Bayrisches Privileg.* Dieses stellte eine Art Patentschutz für das Königreich Bayern dar. Lankenspergers Zeichnungen zeigten deutlich, dass das innen liegende Rad bei Kurvenfahrten jeweils stärker eingeschlagen war als das äußere. In anderen deutschen Staaten hatte die Erfindung allerdings keinen Patent-Schutz, da es zu dieser Zeit noch kein nationales Patentrecht gab. Lankensperger versuchte allerdings, in England seine Erfindung patentieren zu lassen. Da dies nur über einen Engländer möglich war, beauftragte er den Londoner Kunsthändler Rudolph Ackermann, den Patentantrag zu beiderseitigem Vorteil einzureichen. Daher wird in manchen Publikationen auch Ackermann als Erfinder der Achsschenkellenkung genannt. Ackermann konnte zwar einige Prunkkutschen mit dem neuen Lenksystem ausstatten lassen, aber die technische Neuerung geriet bald wieder in Vergessenheit. Die Idee für seine geometrische Lenkung fand Carl Benz dann eher durch Zufall in einer alten Zeitung. Dort war ein derartiges System an einem Dampfwagen dargestellt.

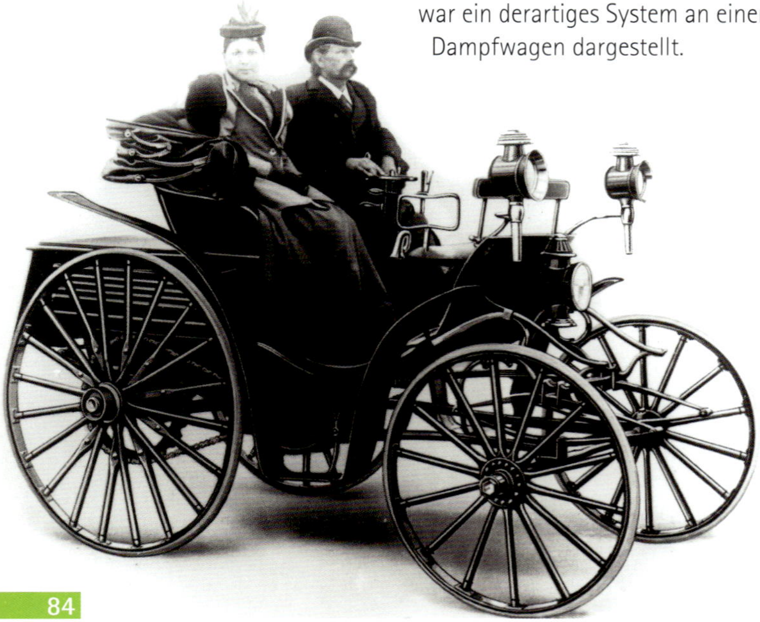

Nach umfangreichen Versuchen auf dem Fabrikhof war die Achsschenkellenkung so weit perfektioniert, dass der *Victoria*-Wagen problemlos um die Kurve fuhr. Am 28. Februar 1893 erhielt Carl Benz das deutsche Reichspatent mit der Nummer 73515 für seine *Wagenlenk-Vorrichtung.* Er hatte damit das Lenksystem konstruiert, das heute in jedem Automobil weltweit für perfekte Kurvenfahrten sorgt.

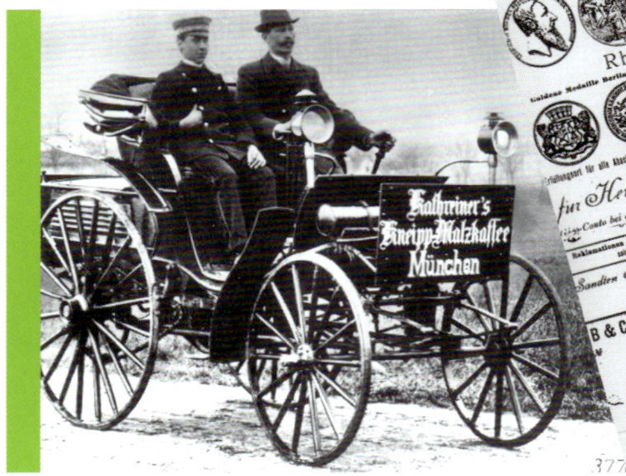

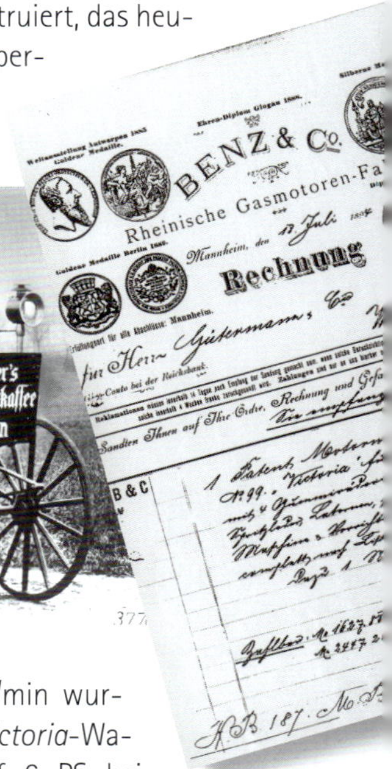

Von anfänglichen 3 PS bei 450 U/min wurde die Motorleistung der *Victoria*-Wagen im Lauf der Bauzeit bis auf 6 PS bei 700 U/min gesteigert. Mit zuletzt 4 600 Mark war der sehr aufwändig gebaute *Victoria*-Wagen jedoch recht teuer. Und die Kundschaft bevorzugte noch immer die wesentlich billigeren Pferdekutschen. Dennoch gab es bereits prominente Käufer. So zum Beispiel die Firma Kathreiner's Malzkaffee oder der Nähseide-Hersteller Gütermann.

Einer der prominentesten *Victoria*-Kunden war aber der österreichische Freiherr Theodor von Liebieg. Der junge Adelige, gerade einmal 19 Jahre alt, erbte von seinem Vater im böhmischen Reichenberg ein Imperium von Textilfabriken. Der technik-begeisterte Baron war ständig auf der Suche nach neuen Herausforderungen. Jetzt hatte er endlich die finanziellen Möglichkeiten, seine Träume auszuleben. Eines Tages las er in einer Zeitung von Carl Benz, der in Mannheim *selbst bewegende Kutschen* baute. Auf einer Reise nach Gondorf (Eifel), wo seine Mutter lebte, kam er am 31. Oktober 1893 nach Mannheim, um sich diese *Kutschen* anzusehen. Zusammen mit Carl Benz unternahm er eine ausgedehnte Probefahrt in dem neuen *Victoria*-Modell. Begeistert von dem neuartigen *Verkehrsmittel* leistete er noch am selben Tag eine Anzahlung von 1 500 Mark. Dabei sprach er die Bitte aus, den Wagen noch im Jahr 1893 nach Reichenberg geliefert zu bekommen. Zugleich versprach er Carl Benz, im nächsten Jahr mit dem Wagen wieder zu kommen. Tatsächlich erhielt Theodor von Liebieg noch Ende Dezember seinen *Victoria*-Wagen. Es war für ihn das schönste Weihnachtsgeschenk. Sofort unternahm er umfangreiche Probefahrten zusammen mit seinem besten Freund Franz Stransky.

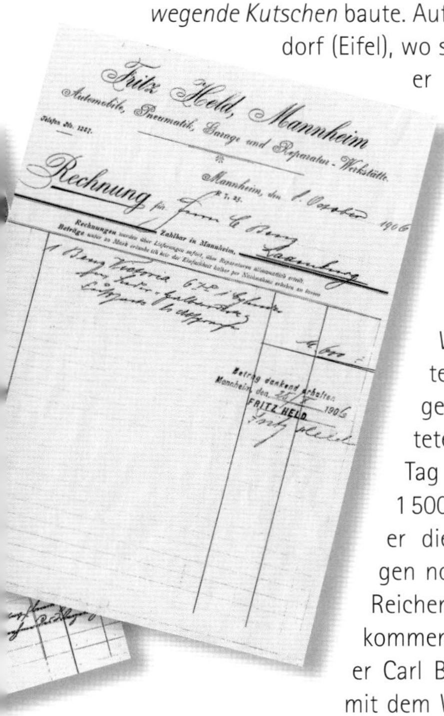

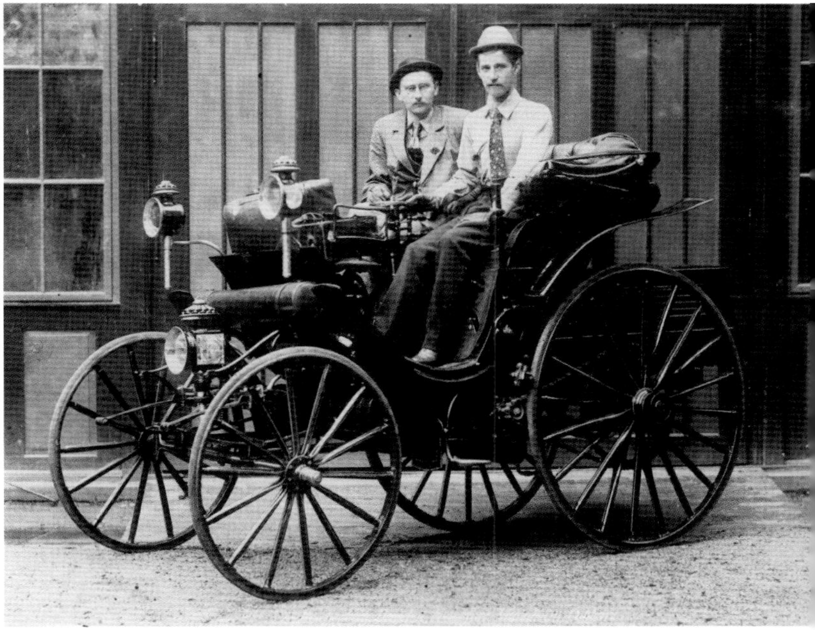

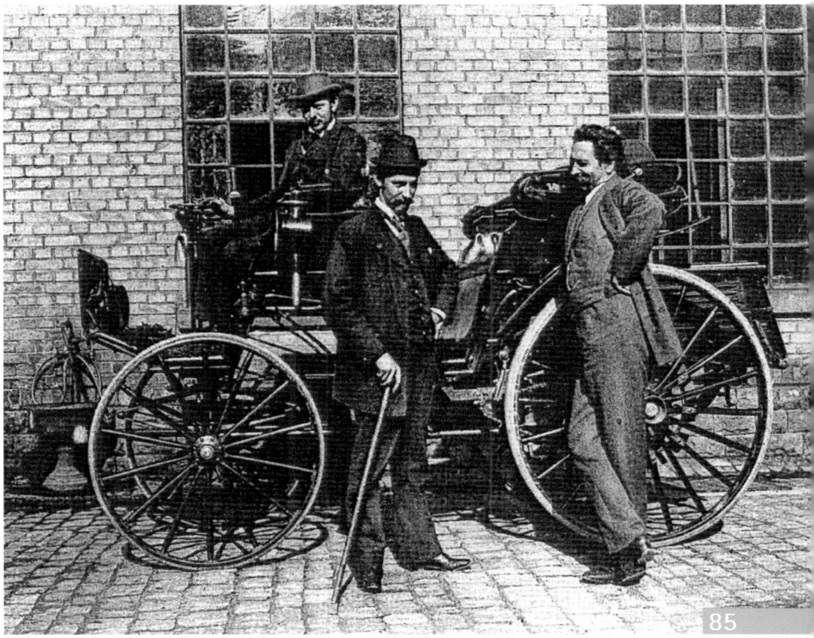

Links unten: Carl Benz mit seiner Tochter Klara auf einem *Victoria*-Wagen.
Links Mitte: Der *Victoria*-Wagen der Firma Kathreiner's Kneipp-Malzkaffee
Mitte: Rechnungen der Firma Benz über einen *Patent-Motorwagen „Benz" Nr. 99 „Victoria"* für *Herrn Gütermann & Cie. Waldkirch-Gutach* vom 18.7.1894 sowie der Firma Held für einen gebrauchten *Victoria*-Wagen vom 25.10.1906. Die Firma Held war der erste Kraftwagenbetrieb in Mannheim
Oben: Theodor von Liebieg (rechts) mit seinem Freund Franz Stransky auf dem *Victoria*-Wagen
Unten: Carl Benz (rechts) und Theodor von Liebieg (Mitte) in Mannheim, 1894

Am 16. Juli 1894 starteten die beiden dann zu ihrer großen Reise. Die Route führte über Zittau, Dresden, Waldheim, Altenburg, Jena, Erfurt, Eisenach, Frankfurt, Darmstadt nach Mannheim. Die Ankunft des *Victoria*-Wagens wurde bei Benz & Cie. ausgiebig gefeiert. Bis Mannheim hatte der Wagen in 69 Stunden bereits eine Entfernung von 950 km überwunden. Die Reise ging jedoch nach zwei Tagen noch weiter. Zunächst einmal zur Mutter nach Gondorf (Eifel) und von dort weiter nach Reims in Frankreich. Am 22. August traten die Fernfahrer ihre Rückreise an und trafen am 31. August wieder in Reichenberg ein. Insgesamt hatten sie eine Strecke von fast 2 500 km zurückgelegt. Noch nie wurde mit einem Motorwagen eine so weite Reise unternommen.

Von Liebieg protokollierte diese Pionierfahrt sehr präzise in einem Notizbuch, das noch heute erhalten ist. Darin notierte er: *Kraftstoffbeschaffung in Apotheken und Drogerien. Benzinverbrauch 21 Liter auf 100 km, Kühlwasserverbrauch 150 Liter auf 100 km.* Im Mai 1939 verstarb der Mann, der den Rekord der *Überlandfahrt* von Bertha Benz aus dem Jahr 1888 sehr eindrucksvoll überboten hatte. Sein *Victoria*-Wagen der Firma Benz & Cie. mit der Herstellungsnummer 76 steht heute im Technischen Nationalmuseum in Prag.

Auf der Basis der *Victoria*-Fahrgestelle bot man der Kundschaft bald eine ganze Reihe unterschiedlicher Aufbauten an. So entstand neben dem normalen zweisitzigen Wagen das so genannte Modell Vis-a-Vis . Es bot Platz für vier Personen, die sich gegenüber saßen. Ebenfalls vier Personen fanden in dem Modell Phaeton Platz, die aber recht gediegen in Fahrtrichtung blickend reisen konnten. Bald gab es das Modell Phaeton auch für sechs Personen und mit einem *Sonnendach*. Den wohl aufwändigsten Aufbau bot die Firma Benz & Cie. als Landauer mit Klappverdeck und Türfenstern an.

Links: Eugen Benz (rechts) und Fritz Erle auf dem *Victoria*-Wagen Modell Vis-a-Vis
Mitte: Auch Rücken an Rücken konnte man in einem *Victoria*-Wagen sitzen. Das Modell hieß Dos-a-Dos. 1899/1900
Rechts: Der *Victoria*-Wagen von Benz für sechs Personen, der hier sogar mit acht Passagieren besetzt ist. Am Steuer Richard Benz

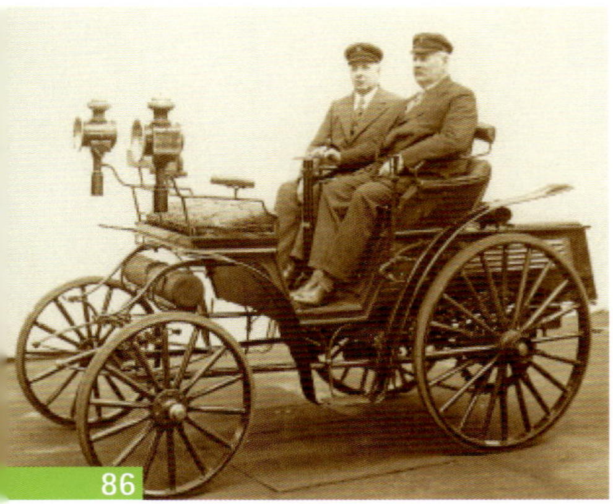

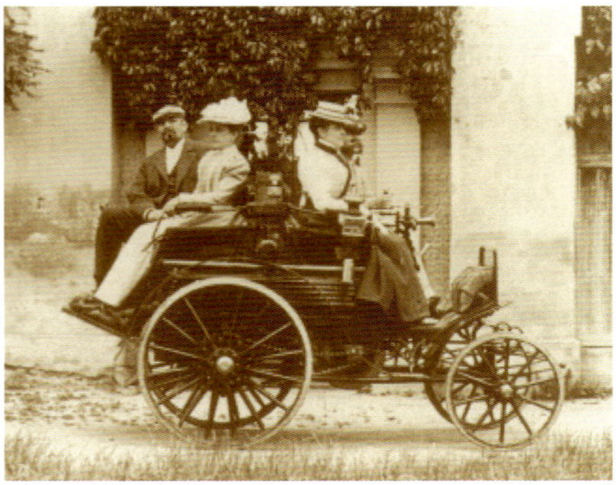

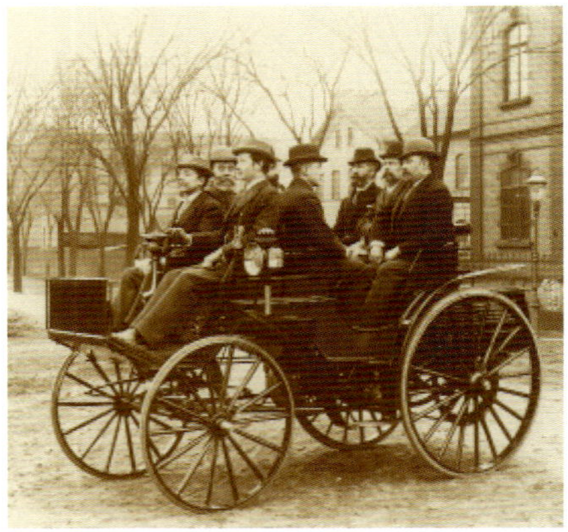

Sogar als Omnibus wurde der Kundschaft ein *Patent-Motorwagen* angeboten. Am 19. Dezember 1894 bestellte die Netphener Omnibusgesellschaft ein solches Fahrzeug. Der Benz-Motorwagen wurde am 12. März 1895 geliefert und sechs Tage später, am 18. März, als erster Automobil-Omnibus der Welt in Betrieb genommen.

Carl Benz hat später von einem Versuch erzählt, das *Victoria*-Fahrgestell auch für einen Kleinlastwagen zu nutzen. Er ließ einen solchen Aufbau montieren und fuhr selbst damit an den Mannheimer Hafen. Dort war man gerade dabei, Hafer von einem Rheinschiff auf Pferdefuhrwerke zu laden. Benz rief die Pferdekutscher zu sich und erklärte ihnen, wie einfach es in Zukunft wäre, wenn sie seinen Motorwagen kaufen würden. Viel schneller könnten sie dann den Hafer an seinen Bestimmungsort bringen. Die Kutscher steckten die Köpfe zusammen. Es entstand ein lautes Stimmengewirr, und dann kam einer der Kutscher mit der Peitsche auf den stolzen Erfinder zu. *Was glabscht donn, wenn mir die Geil nimmer brauche, brauche mer aach ken Hafer mer. Un mir sin all arbeitslos. Mach dich jo fott mit deim Stinkkarre.*

“Mach dich **jo fott** mit deim **Stinkkarre.**”

Links: Benz *Victoria* als Innenlenker. Dieses Modell war die erste geschlossene Limousine
Mitte : Der *Victoria*-Wagen von Benz für Personenbeförderung war der erste Omnibus der Welt
Rechts: Der *Victoria*-Wagen von Benz als geschlossener Lieferwagen

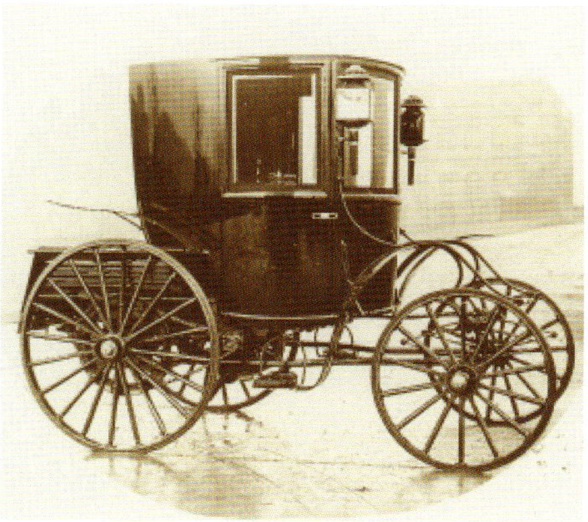

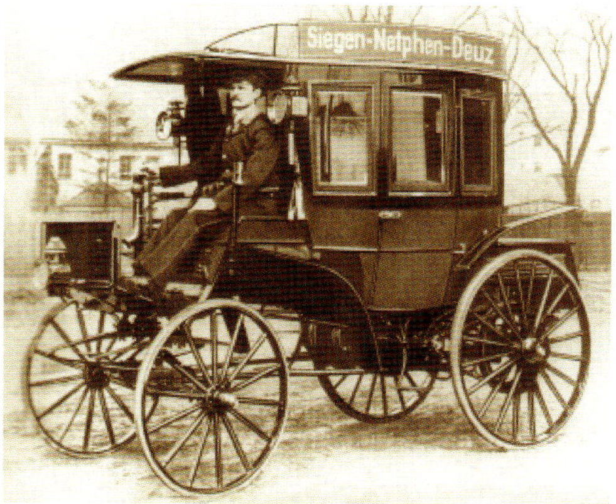

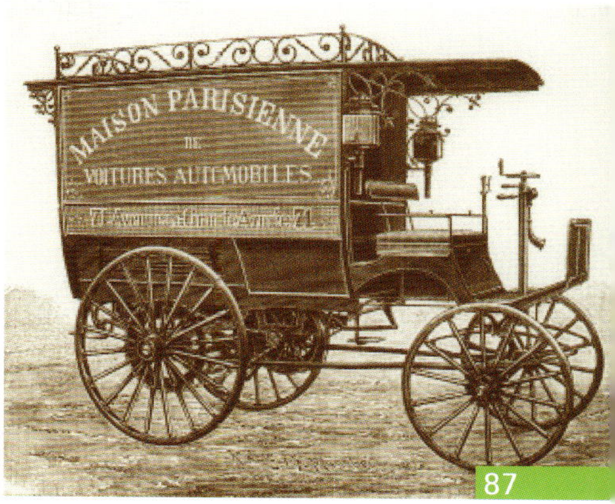

Der erste „Volkswagen“

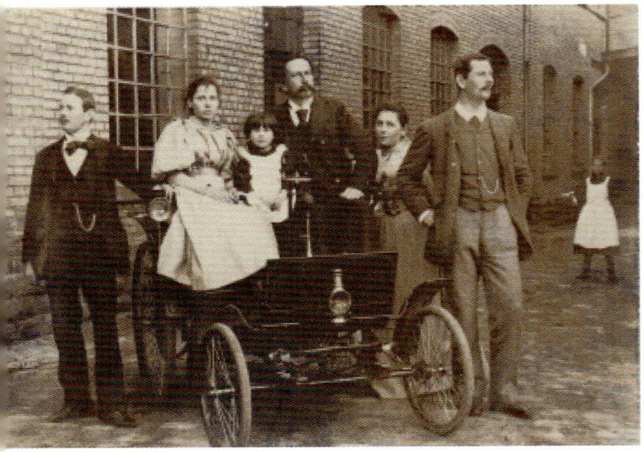

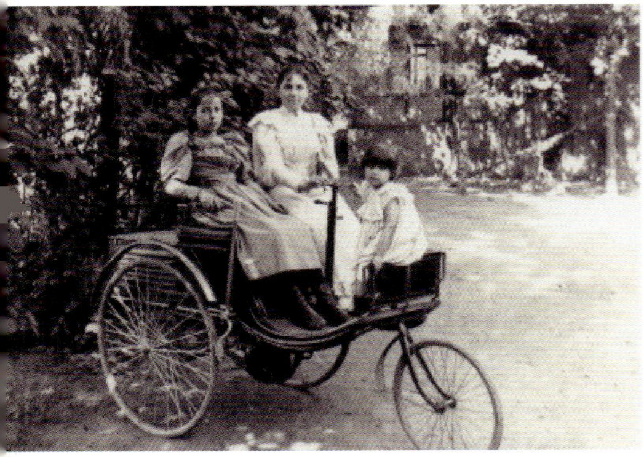

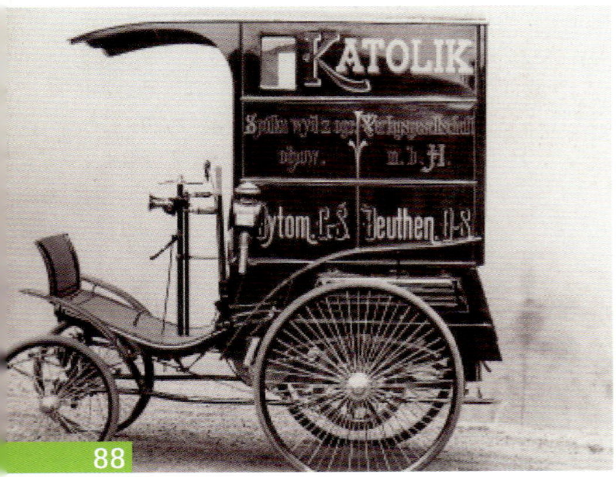

Schon kurz nachdem die ersten *Victoria*-Wagen verkauft waren, drängten Benz' Teilhaber von Fischer und Ganß darauf, ein zusätzliches billigeres Modell auf den Markt zu bringen. Es dauerte nur wenige Monate, bis Carl Benz die Konstruktionen für das gewünschte Fahrzeug fertig gestellt hatte. Bereits am 1. April 1894 stand das erste Exemplar des Modells *Velo* auf dem Fabrikhof zur Probefahrt bereit.

Der Benz'sche *Patent-Motorwagen Velo* sollte zum ersten „Volkswagen" der Automobilgeschichte werden. Ab 1897 erhielt er eine elegantere Karosserie und erschien als *Patent-Motorwagen Velo-Comfortable* in den Verkaufsprospekten. Es war das erste Fahrzeug, das wahlweise mit Luftbereifung lieferbar war. Insgesamt konnte der *Velo* über 1200-mal verkauft werden. Damit überholte dieses Modell, das nur 2 200 Mark kostete, deutlich den größeren *Victoria*-Wagen.

In der Modellpalette der Firma Benz & Cie. tauchten immer klangvollere Namen auf. Ab 1898 konnte man ein Modell Ideal bestellen. Es gab ein Modell Dos-a-Dos, auf dem die Fahrgäste Rücken an Rücken saßen, wahlweise ungeschützt dem Wetter ausgesetzt oder mit *Sonnendach*. Ein Modell Mylord gab es ab 1899, ein Spider war ab 1900 im Programm. Und im gleichen Jahr gab es auch einen Benz'schen *Patent-Motorwagen* mit der Bezeichnung Tonneau.

Oben: Der *Velo* von Benz, um 1894. Voller Stolz zeigt sich Carl Benz mit seinen fünf Kindern. Von links: Richard (geb. 1874), Thilde (geb. 1882), Ellen (geb. 1890), Carl Benz, Klara (geb. 1877) und Eugen (geb. 1873)
Mitte: Dieses Fahrzeug ist in der Ahnengalerie der Automobile nicht einzuordnen. Es könnte sich um einen Versuchswagen zu dem späteren Modell *Velo* handeln, Foto um 1892. Auf dem Fahrzeug von links die Benz-Töchter Thilde, Klara und die kleine Ellen
Unten: Ein *Velo* von Benz mit einem Lieferwagen-Aufbau
Rechts: Ein *Velo-Comfortable* von Benz vor dem Automuseum Dr. Carl Benz in Ladenburg

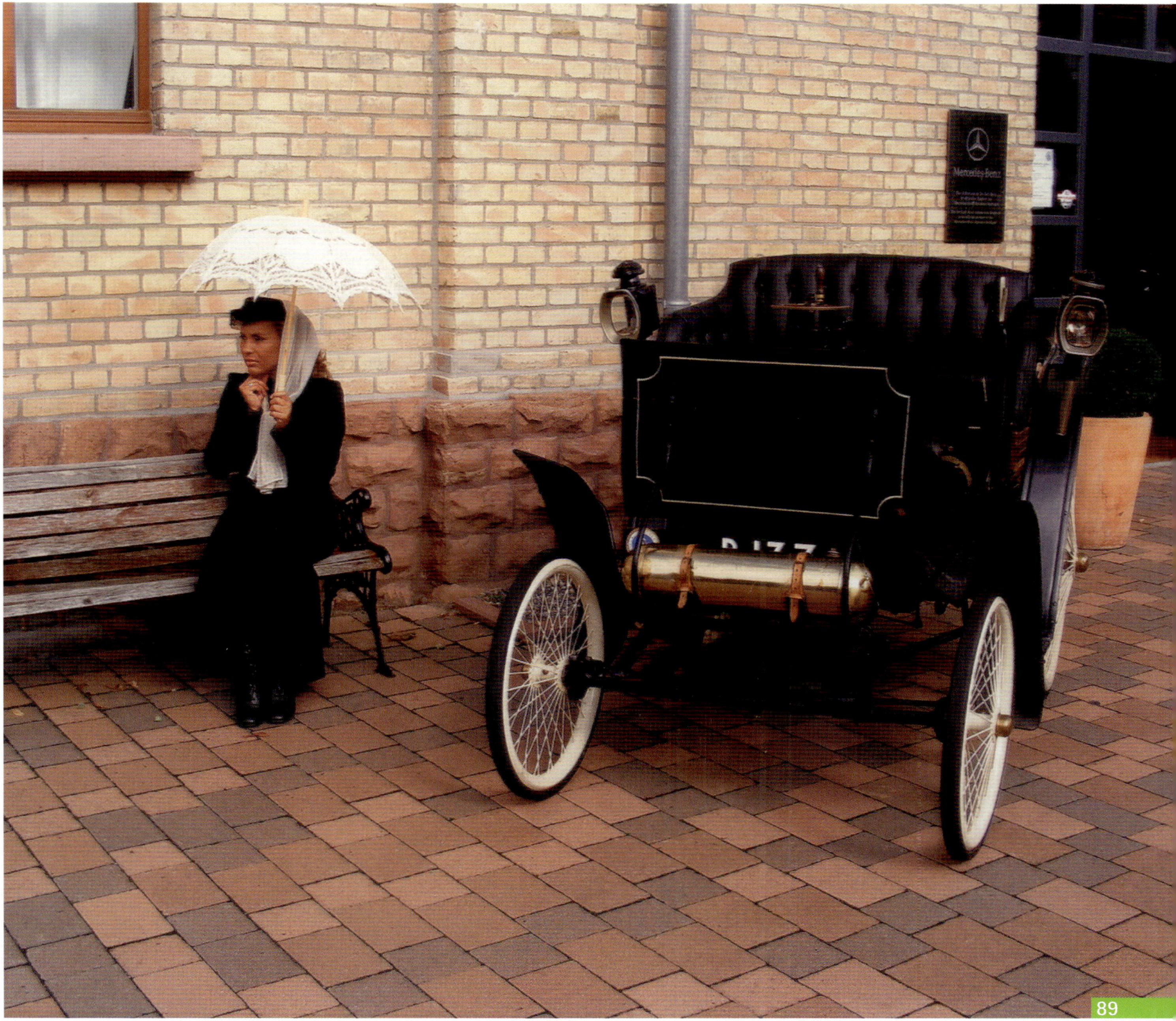
Mercedes-Benz

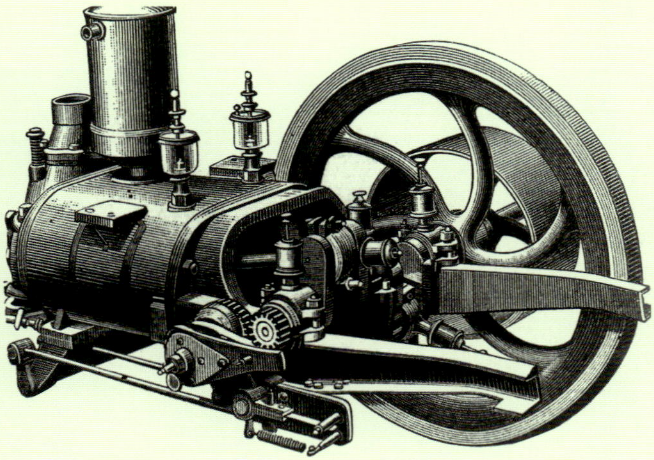

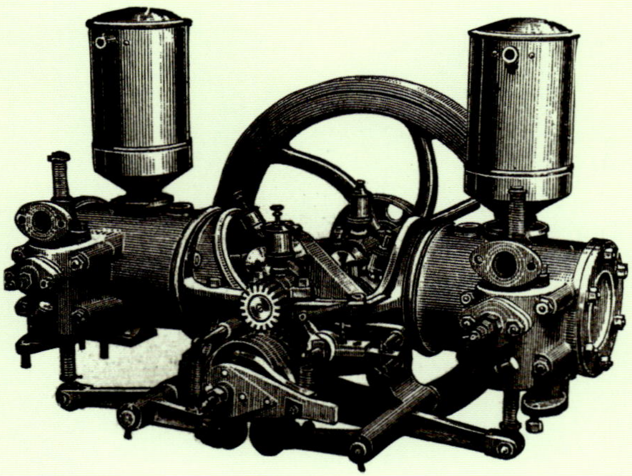

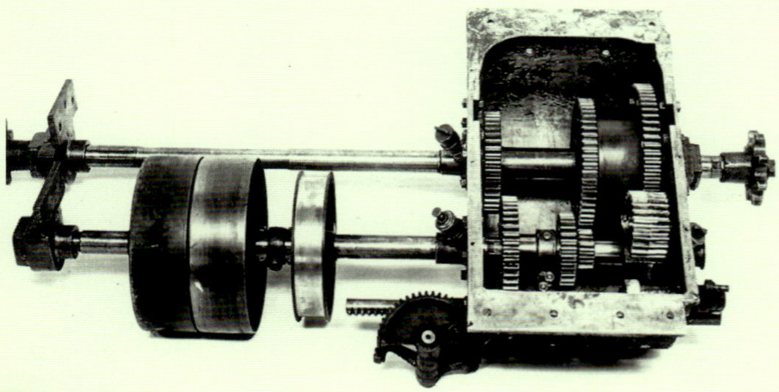

Die Leistung des Motors wurde von den anfänglichen 1½ PS bei 450 U/min bis auf 4½ PS gesteigert. 1897 wurde in einigen Fahrzeugen ein Zweizylindermotor eingebaut, bei dem die Zylinder nebeneinander angeordnet waren. Diese Bauweise musste aber bald dem besseren, querliegenden *Contra-Motor* weichen, den Carl Benz 1899 herausbrachte. Dabei arbeiteten die Kolben im Zylinder gegeneinander. Mit diesem Boxer-Motor erreichte Benz Leistungen bis zu 10 PS. Ab 1897 gab es auch einen dritten Vorwärtsgang und einen Rückwärtsgang. Möglich war das durch das neue *Zahnrad-Getriebe*. In das „*Velo*-Zeitalter" fielen noch weitere Verbesserungen und Weiterentwicklungen.

Während die meisten Teile für die Fahrzeugproduktion in der eigenen Fabrik gefertigt wurden, überließ man die Herstellung der Drahtspeichenräder noch immer der Firma Heinrich Kleyer aus Frankfurt, die ab 1900 selbst Automobile unter dem Markenzeichen *Adler* baute. Die Holzkarosserien für die Motorwagen wurden bei der Firma Kaltreuther in Mannheim gefertigt.

Im Jahr 1887 waren bei Benz & Cie. bereits 40 Personen beschäftigt, die jedoch fast ausschließlich im Motorenbau arbeiteten. Bis zum Jahr 1900 hatte sich die Belegschaft auf über 400 gesteigert, davon viele in der Motorwagen-Produktion.

Auch August Horch, ein Mann, der später selbst Automobilgeschichte schreiben sollte, war zunächst bei Benz & Cie. angestellt. Von 1896 bis 1899 leitete er den Motorwagenbau. Danach gründete Horch seine eigene Firma. Horch-Automobile zählten bald zu den Spitzenprodukten der Branche.

Nach den vorliegenden Unterlagen wurden bei Benz & Cie. bis 1900 2312 Motorwagen hergestellt. 803 Fahrzeuge konnten in Deutschland verkauft werden, 722 Fahrzeuge gingen nach Frankreich. Der Rest verteilte sich auf andere Länder. Damit war Benz & Cie. der weltweit größte Hersteller von Motorkraftwagen in der Frühgeschichte des Automobils.

Oben: Zweizylindermotor von Benz 1897
Mitte: *Contra-Motor* von Benz 1899
Unten: Das neue Benz-Zahnradgetriebe 1897

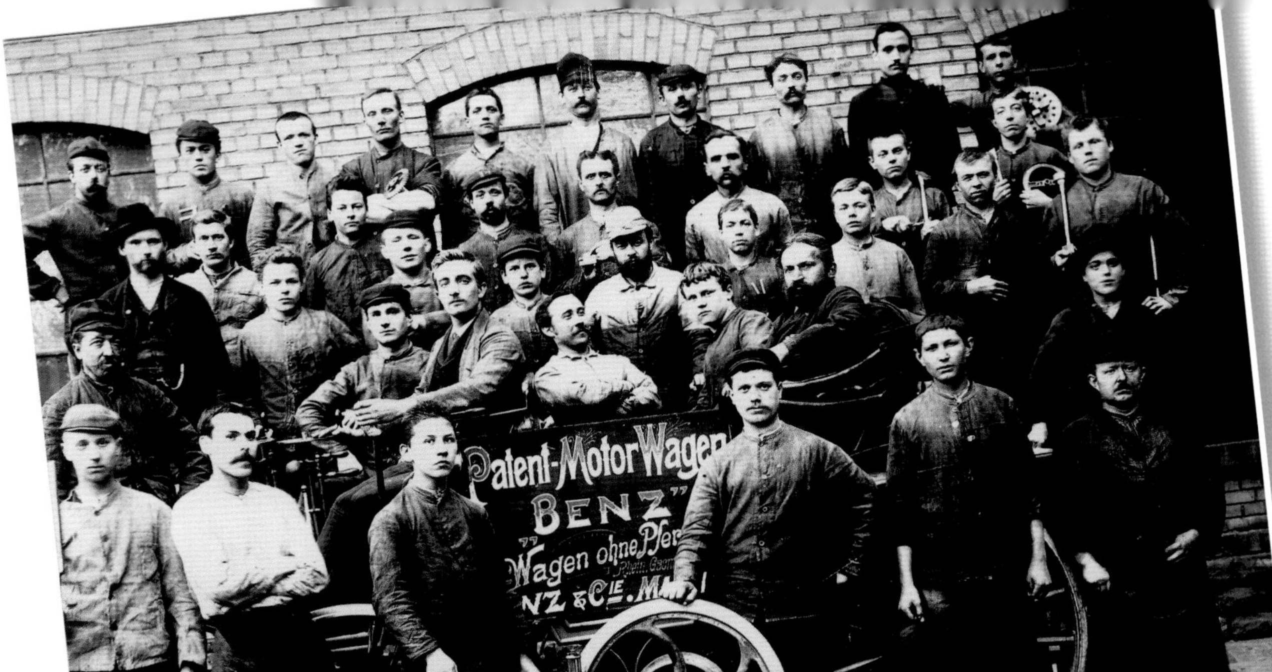

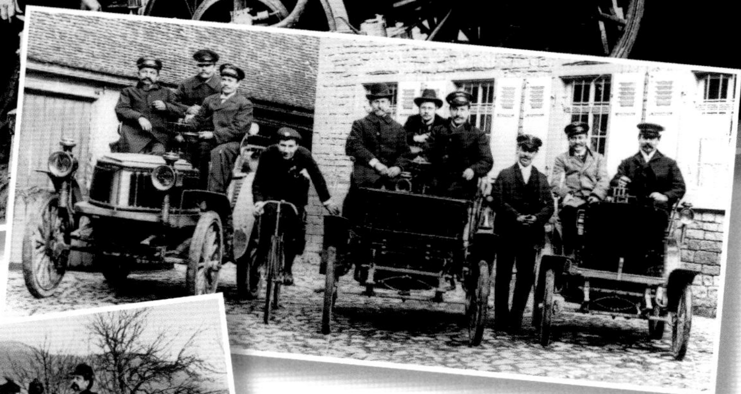

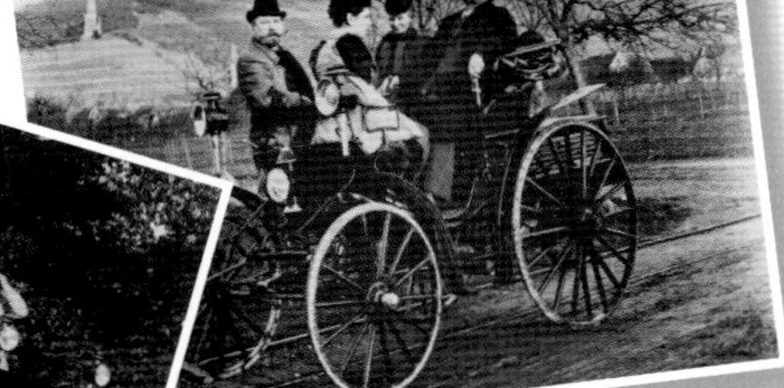

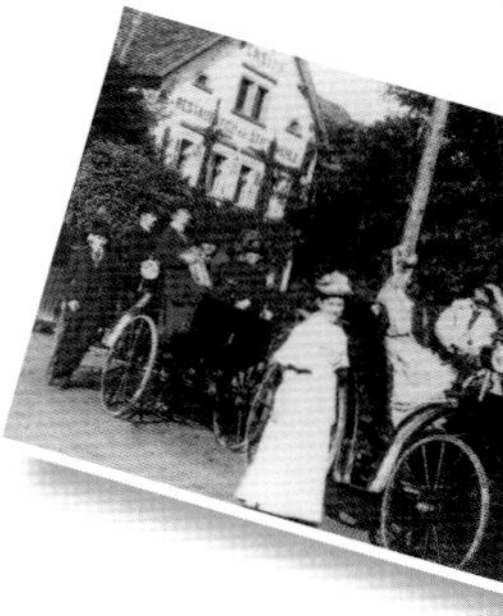

Von oben nach unten:
Belegschaft der Firma Benz & Cie., um 1893
Ein Ausflug zur Fuchs'schen Mühle im Birkenauer Tal. Im Bild links der 16-PS-Benz-Rennwagen von 1901, in der Mitte ein Benz-*Victoria*, rechts im Bild ein Benz-*Velo* mit Carl Benz am Steuer
Ein Ausflug an die Bergstraße bei Schriesheim mit dem *Victoria*-Wagen. Am Steuer Carl Benz, daneben Bertha Benz, vorn Fritz Held
Ein Ausflug an die Stiftsmühle am Neckar bei Heidelberg mit zwei *Victoria*-Wagen, um 1894

Epilog

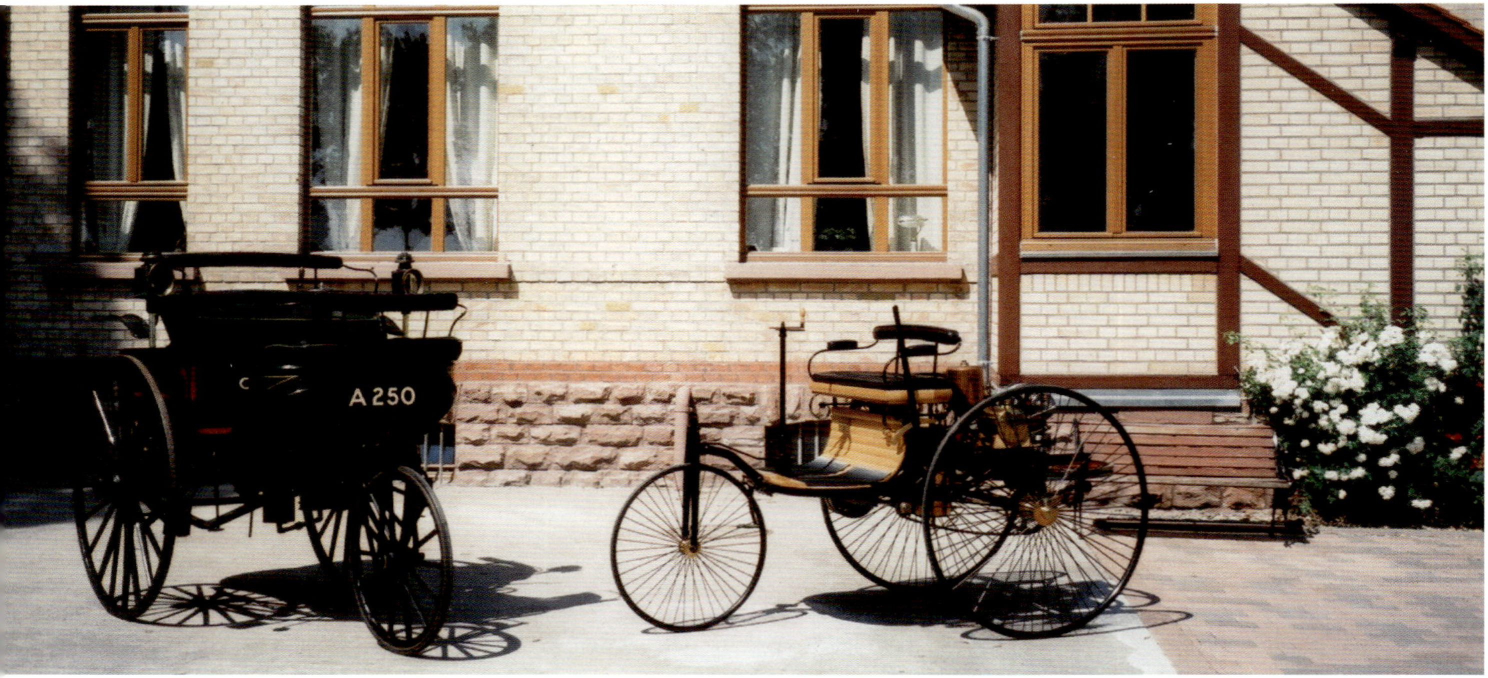

Trotz dieser Erfolge brach der Verkauf der Benz-Motorwagen nach 1900 dramatisch ein. Es kam wieder einmal zu tiefgreifenden Meinungsverschiedenheiten zwischen Carl Benz und seinen Geschäftspartnern. Die Situation eskalierte im Jahr 1903 derartig, dass Carl Benz im April enttäuscht und resigniert aus dem Unternehmen ausschied, das noch immer seinen Namen trug. Zwar wurde er 1904 wieder in den Aufsichtsrat berufen. Zu dieser Zeit hatte er jedoch bereits mit den Bauarbeiten für eine neue Fabrik in Ladenburg begonnen.

Im Jahr 1906 konnte er dort seine Firma C. Benz Söhne eröffnen, und ab 1908 wurden in Ladenburg auch unter diesem Markenzeichen Automobile gebaut. Bis zum Jahr 2004, fast ein ganzes Jahrhundert, befand sich die Firma C. Benz Söhne im Familienbesitz. Als Zulieferbetrieb war man noch immer der Marke Mercedes Benz verbunden. Doch dann endete auch diese Ära. Aus Altersgründen trennten sich die heute noch lebenden Benz-Nachkommen von der letzten Wirkungsstätte ihres Urgroßvaters.

Nach umfangreichen Sanierungs- und Renovierungsarbeiten konnte die historische Benz-Fabrik im September 2005 als Automuseum Dr. Carl Benz wieder eröffnet werden – als bleibende Erinnerungsstätte an den Automobilpionier Dr. h.c. Carl Benz.

Die Benz'schen *Patent-Motorwagen* Modelle 1 (rechts) und 3 vor der historischen Benz-Fabrik in Ladenburg (heute Automuseum Dr. Carl Benz)

Weltweiter Ruhm – und das Original aus Mannheim

Heute gibt es weltweit kaum ein bedeutendes Fahrzeugmuseum, in dem der erste Benz'sche *Patent-Motorwagen* nicht zu sehen ist. Es ist sicher von Interesse, wie es zu diesen vielen Nachbauten gekommen ist. Noch spannender liest sich freilich die Geschichte des Originalwagens von 1885/86, der tatsächlichen Nummer 1 in der Automobilgeschichte.

Als Ende der 1890er Jahre Diskussionen darüber aufkamen, wer als *Erfinder des Automobils* in die Geschichte eingehen könnte, besann sich Carl Benz auf sein allererstes Modell. Er erinnerte sich, den Motor ausgebaut zu haben, um damit eine Wasserpumpe anzutreiben. Auch das Fahrgestell mit den Rädern fand er in einem Abstellraum wieder. Meister Oswald Spittler wurde beauftragt, alle noch vorhandenen Teile zusammenzusuchen und das Fahrzeug zu rekonstruieren. Tatsächlich waren die meisten Teile auffindbar, lediglich der Oberflächenvergaser war verloren gegangen. An seiner Stelle musste ein Vergaser aus späteren Versuchen eingebaut werden. Der erste *Patent-Motorwagen* lief bald wieder wie eineinhalb Jahrzehnte zuvor. Damit war Meister Spittler die erste Restaurierung eines damals noch gar nicht so alten „Oldtimers" gelungen.

So konnte Carl Benz das erste Automobil im Jahr 1903 auf die Weltausstellung nach St. Louis schicken und danach noch auf weiteren Ausstellungen präsentieren. Nach der Rückkehr wurde der originale *Patent-Motorwagen* noch einmal aufgearbeitet. Danach bot der Automobilpionier seine Erfindung dem Museum von Meisterwerken der Naturwissenschaft und Technik, dem späteren Deutschen Museum in München an, das damals kurz vor der Eröffnung stand.

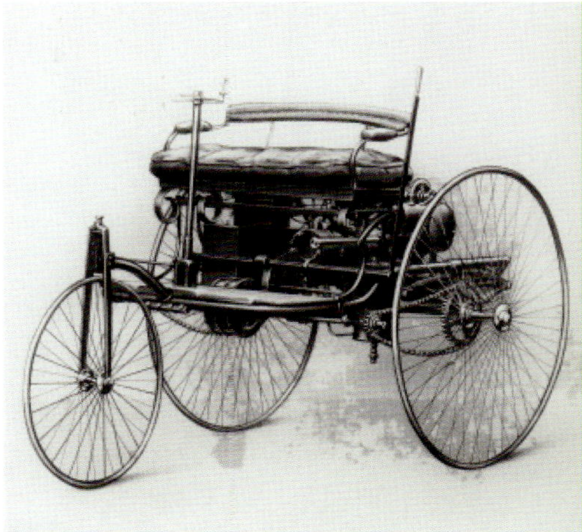

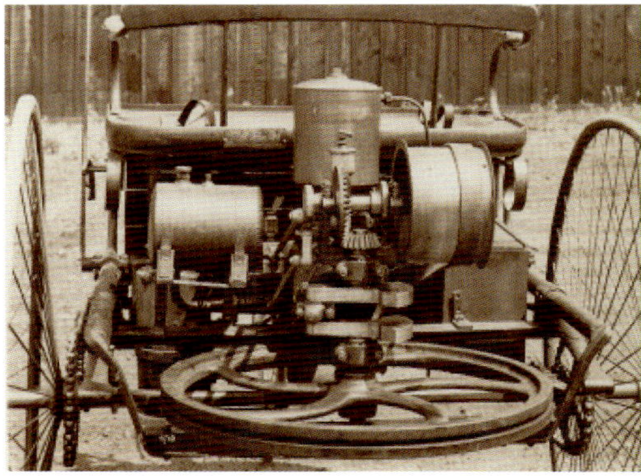

Von oben nach unten: Frühe Abbildung des Benz'schen *Patent-Motorwagens* Modell 1, unter der Sitzbank noch offen
Der Benz'sche *Patent-Motorwagen*, unter der Sitzbank bereits geschlossen, um die Fahrer vor Verschmutzung zu schützen

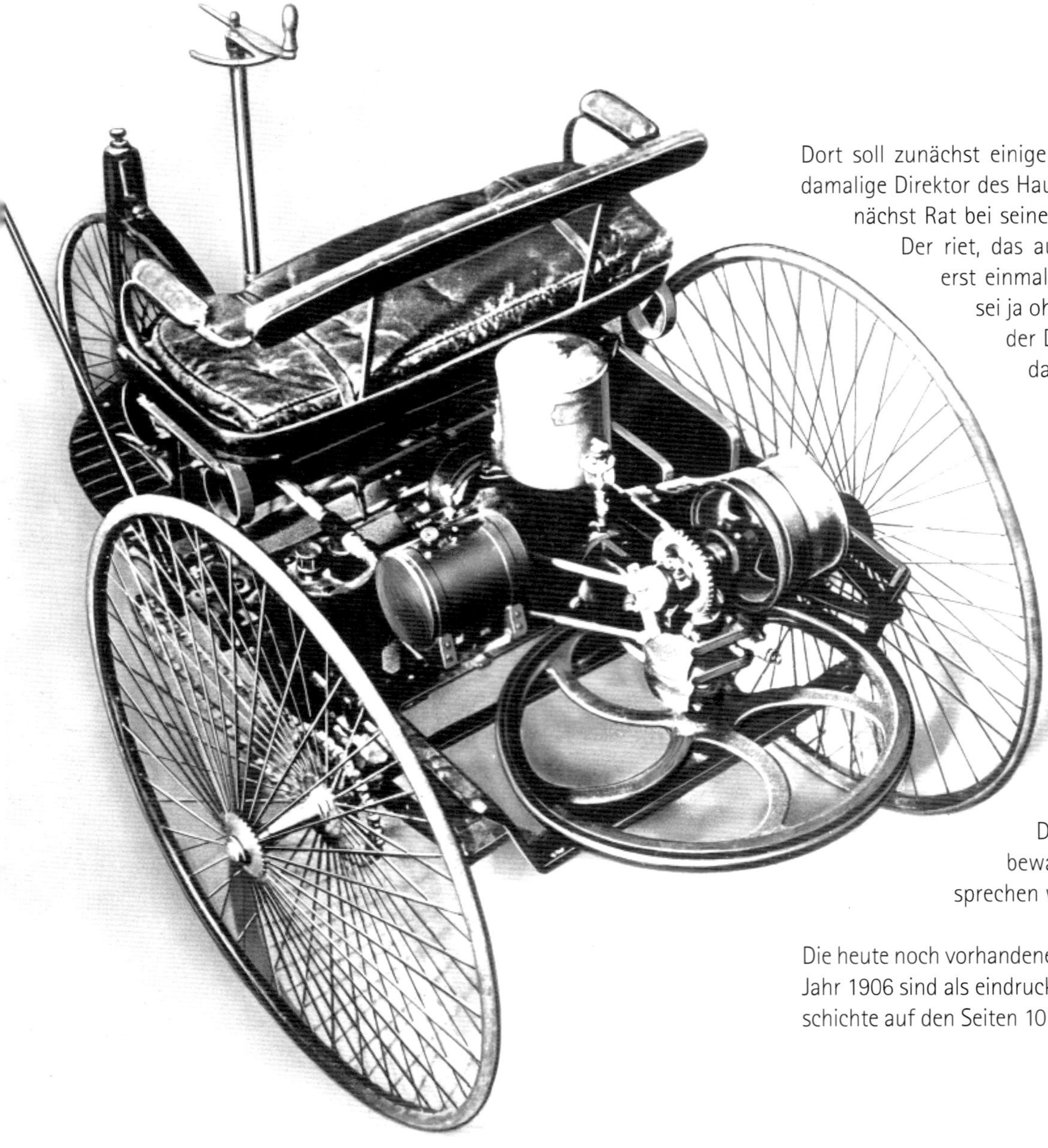

Dort soll zunächst einige Verwirrung geherrscht haben. Der damalige Direktor des Hauses Dr. Oskar von Miller suchte zunächst Rat bei seinem Freund Professor Carl von Linde. Der riet, das aus Mannheim angebotene Exponat erst einmal zu den Lokomotiven zu stellen. Es sei ja ohnedies noch nicht ganz klar, ob sich der Dampfwagen, das Elektromobil oder das Fahrzeug mit Verbrennungsmotor letztendlich als Massenverkehrsmittel auf den Straßen durchsetzen werde.

Heute zählt der Benz'sche *Patent-Motorwagen* in der Kraftwagenabteilung als erstes Automobil der Welt zu den wertvollsten Exponaten des Deutschen Museums. Nach einigen Schäden, die der Wagen im Zweiten Weltkrieg erlitt, mussten der Kraftstoff- und der Wasserbehälter erneuert werden. Die Altteile wurden leider nicht aufbewahrt, aber die neuen Behälter entsprechen wohl weitgehend dem Original.

Die heute noch vorhandenen Unterlagen über die Schenkung im Jahr 1906 sind als eindrucksvolle Dokumente der Automobilgeschichte auf den Seiten 101-109 dieser Publikation abgedruckt.

Der Benz'sche *Patent-Motorwagen*, wie er heute im Deutschen Museum in München steht

Nachbauten als Erinnerungsstücke an die Mannheimer Erfindung

Als im Jahr 1936 die Olympischen Spiele in Berlin stattfanden, wollte man der Welt Deutschland unbedingt auch als „Vaterland" des Automobils präsentieren. Zu diesem Zweck entstand der erste Nachbau des Benz'schen *Patent-Motorwagens* Modell 1. Ein Jahr später wurden noch drei weitere Rekonstruktionen hergestellt. Für die Arbeiten, die von Lehrlingen des Daimler-Benz-Werks in Mannheim ausgeführt wurden, war Meister Jean Pfanz zuständig. Den Auftrag hatte der Vorstandsvorsitzende der Daimler-Benz AG Wilhelm Kissel erteilt. Die Kosten für die Nachbildungen gehen aus einem Schreiben vom 23. November 1937 hervor. *An die technische Direktion im Hause. Wir erhielten vom Werk Mannheim folgende Mitteilung. Laut Direktionsbeschluss vom 28.8.1937 sind die ungefähren Kosten für Material und Lohn, welche durch die Nachbildung des im Deutschen Museum stehenden Benz-Dreirades auflaufen, der Zentrale Untertürkheim anzugeben. Diese betragen: Materialkosten ca. 1 200,- RM, Lohn ohne Unkosten ca. 2 000,- RM. Wir bitten Sie, uns mitzuteilen, ob mit der Anfertigung der Nachbildungen begonnen werden kann.*

Eines der drei Fahrzeuge wurde im Mercedes-Benz-Museum in Stuttgart ausgestellt. Dieser Wagen gelangte im Zweiten Weltkrieg aus Sicherheitsgründen nach Sachsen und wurde nach 1945 aufgrund der dortigen politischen Verhältnisse *enteignet.* Nach der Wiedervereinigung im Jahr 1990 kam das Exemplar zurück nach Stuttgart. Den zweiten Wagen erhielt das Technische Museum in Wien. Mit dieser Geste wollte man wohl auch in Österreich deutlich machen, dass der Benz'sche *Patent-Motorwagen* das erste Automobil der Welt ist und damit die *Marcuslegende* entkräften. Das dritte *Dreirad* befand sich lange in der Empfangshalle des Daimler-Benz-Werks in Mannheim. Später kam es als Ausstellungsstück in das Mercedes-Benz-Museum nach Stuttgart. Heute steht dieser Wagen als Dauerleihgabe im Automuseum Dr. Carl Benz in Ladenburg. Durch die natürliche Patina, die im Laufe der Jahre an den drei Repliken entstanden ist, sind die Fahrzeuge heute kaum noch von dem Originalwagen im Deutschen Museum zu unterscheiden.

Unten von links nach rechts: Jean Pfanz (rechts) auf Probefahrt mit einer seiner Repliken von 1937; Jakob Schmitt war der erste Lehrling von Carl Benz. Hier zeigt er seinen Auszubildenden die Funktion der Lenkung an einem der nachgebauten Fahrzeuge; eine der drei Repliken aus dem Jahr 1937 steht im Automuseum Dr. Carl Benz in Ladenburg

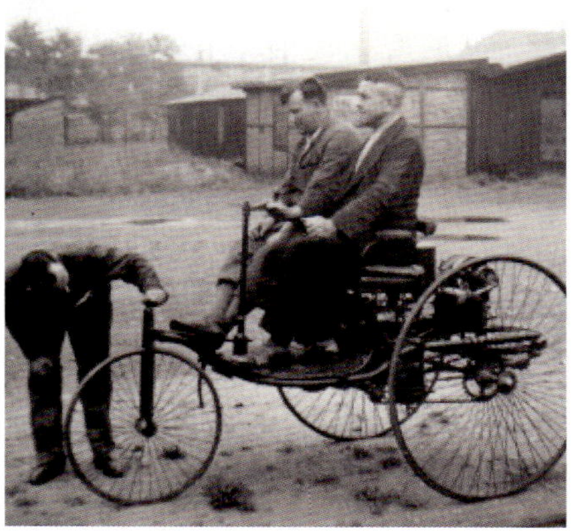

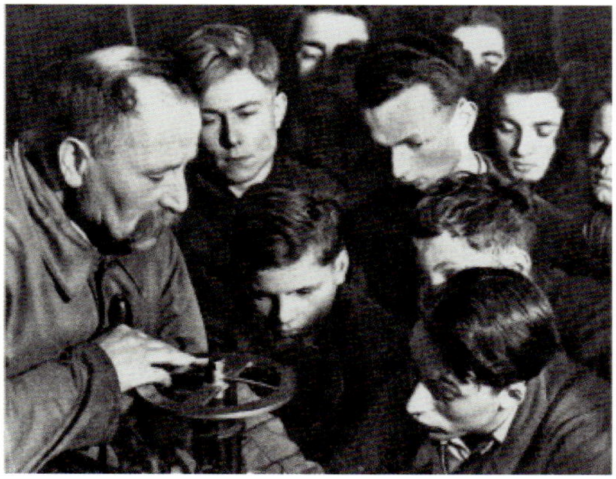

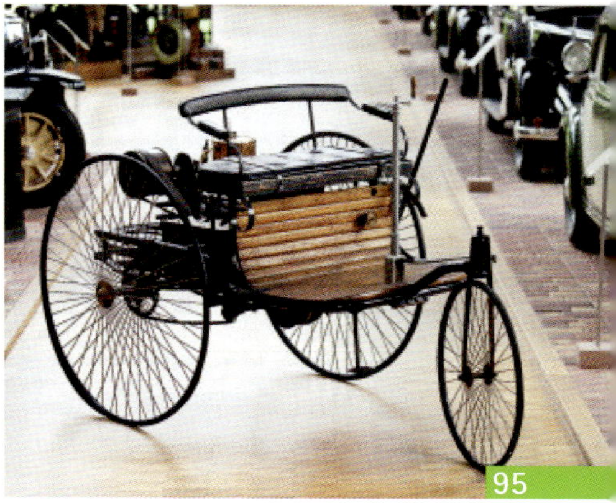

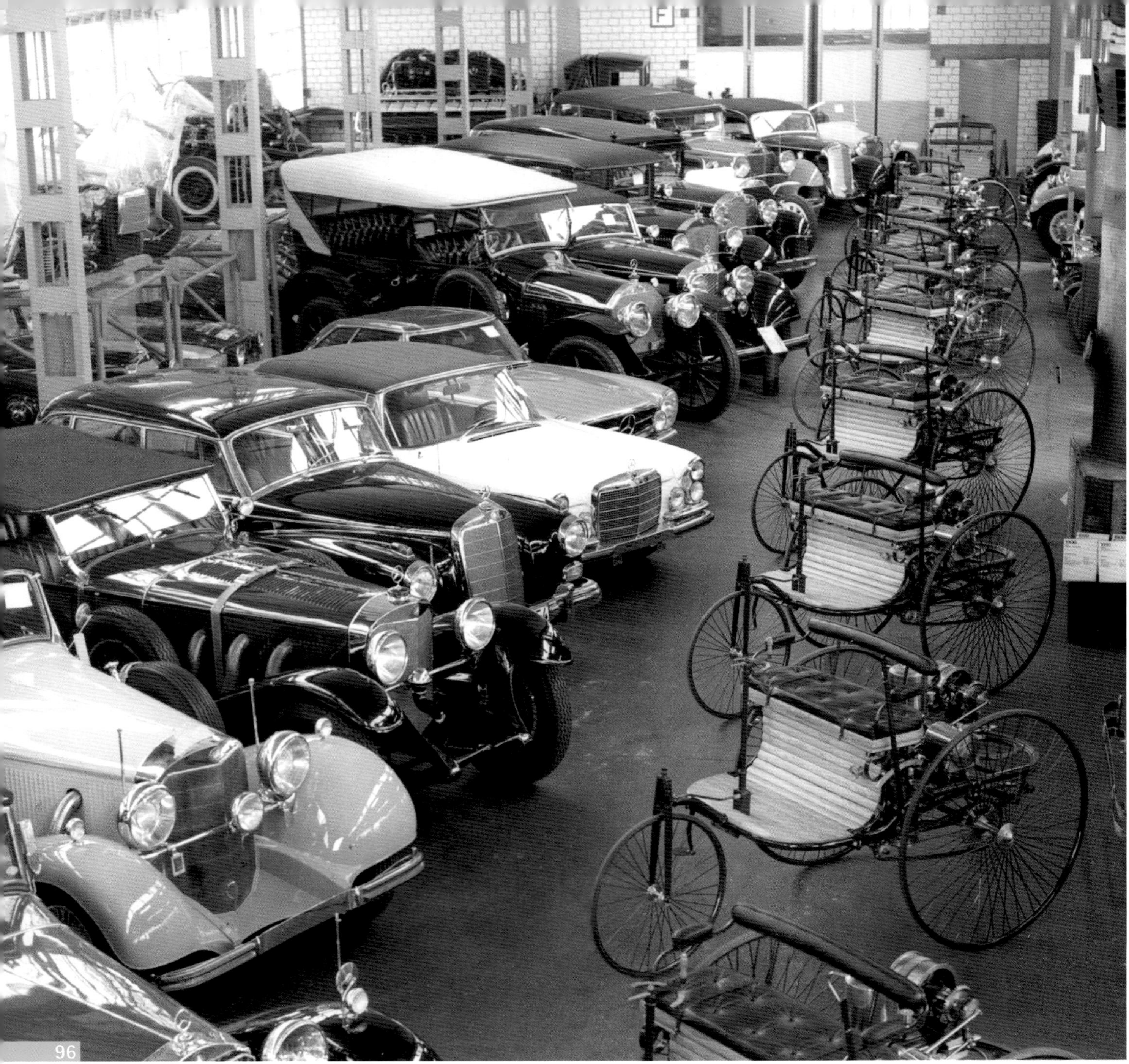

[...] bleibende ehrende **Erinnerung** an die **Mannheimer Erfindung** aus dem Jahr 1886

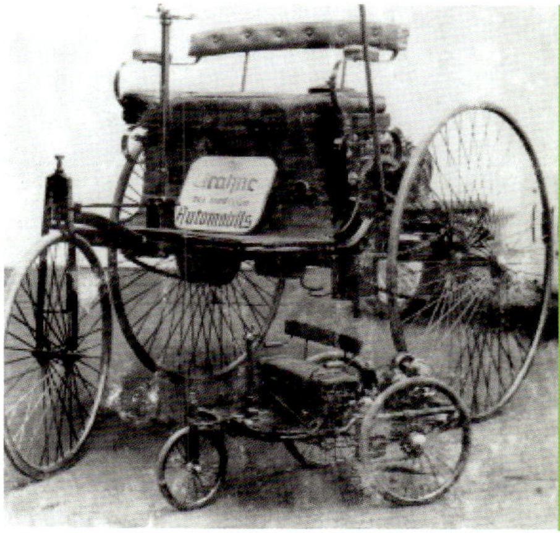

Zusätzlich zu diesen drei Modellen in Originalgröße wurden noch sechs weitere im Maßstab 1:5 angefertigt. Je ein Exemplar erhielten Henry Ford in Amerika zum 75. Geburtstag, Bertha Benz zum 90. Geburtstag, Reichsverkehrsminister Dr. Julius Dorpmüller zum 70. Geburtstag, der Vorstandsvorsitzende von Daimler-Benz Dr. Wilhelm Kissel, die Firma Mahle in Cannstatt sowie der Direktor des Mannheimer Daimler-Benz-Werks Carl Werner zum 50. Geburtstag.

Um den Benz'schen *Patent-Motorwagen* im Jahr 1986 zum 100-jährigen Automobiljubiläum weltweit präsentieren zu können, wurden in der Lehrlingswerkstatt von Mercedes-Benz in Mannheim noch einmal elf Repliken angefertigt. Mit der Leitung dieser Arbeiten wurde Meister Rolf Wagner beauftragt.

Nur wenige Jahre später begann der Engländer John Bentley in seiner kleinen Manufaktur weitere Nachbauten des Benz-*Dreirads* herzustellen. Nachdem Bentley bereits einige Exemplare seiner Reproduktionen an private Interessenten verkauft hatte, nutzte Mercedes-Benz die Gelegenheit und übernahm den Vertrieb der Bentley-Repliken, von denen bisher mehr als 100 Exemplare verkauft werden konnten. Sie sind eine bleibende ehrende Erinnerung an die Mannheimer Erfindung aus dem Jahr 1886.

Links: Die elf Nachbauten zum Autojubiläum 1986
Oben: Eine der drei Repliken aus dem Jahr 1937 mit ihrem „kleinen Bruder"

Zeitdokumente

Der erste „Führerschein" der Welt für Carl Benz

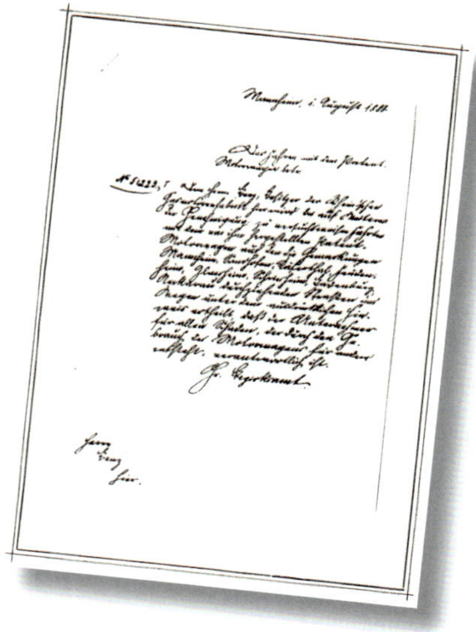

Schon kurz nachdem das Automobil seine ersten Probefahrten absolviert hatte, wurden auch die gestrengen Gesetzeshüter der damaligen Zeit auf das neue Verkehrsmittel aufmerksam. Dazu kamen zahlreiche Beschwerden von erschreckten Bürgern, die strikte Regularien verlangten.
Am 1. August 1888 erhielt Carl Benz die erste offizielle Genehmigung zum Befahren von öffentlichen Straßen Mannheims und seiner Umgebung mit einem Kraftwagen. Bereits am 20. September desselben Jahres wurde die Erlaubnis mit weiteren Auflagen ergänzt. Vom November 1893 stammt die Fahrerlaubnis des Karlsruher Innenministeriums für das Großherzogtum Baden.

Bescheid des Großherzoglichen Bezirksamts Mannheim vom 1.8.1888

Mannheim, 1. August 1888
Das Fahren mit dem Patent-
Motorwagen betr.

No. 51223., T
Dem Herrn Benz, Besitzer der Rheinischen Gasmotorenfabrik hier, wird bis auf Weiteres die Genehmigung zu versuchsweisen Fahrten mit dem von ihm hergestellten Patent-Motorwagen auf den die Gemarkungen Mannheim, Sandhofen, Käferthal, Feudenheim, Ilvesheim, Schriesheim, Ladenburg, Neckarau durchziehenden Straßen und Wegen unter dem ausdrücklichen Hinweis ertheilt, dass der Unternehmer für allen Schaden, der durch den Gebrauch ders Motorwagens für andere entsteht, verantwortlich ist.

Gr. Bezirksamt

[Unterschrift]

Herrn Benz hier.

Auflage des Großherzoglichen Bezirksamts Mannheim vom 20.9.1888

Mannheim, 20. September 1888
Das Fahren mit dem
Patentmotorwagen betr.

Der Rheinischen Gasmotorenfabrik Benz & Cie. wird unter Bezugnahme auf die unterm 1. August d. J. No. 51223 ausgesprochene Erlaubniß zur Unternehmung von Fahrten mit dem Patentmotorwagen aufgegeben, bei Begegnung des Patentmotorwagens mit Fuhrwerken die Fahrt jeweils so rechtzeitig und in einer Weise zu verlangsamen, dass die Gefahr des Scheuwerdens der Pferde der begegnenden Fuhrwerke ausgeschlossen ist. Auf eine Entfernung von 15 Schritt vor dem begegnenden Fuhrwerk darf nicht schneller als dem Tempo eines schrittfahrenden Fuhrwerkes gefahren werden. Ebenso ist die Fahrt beim Ueberholen.

Benz & Cie. *Zugest. d. 24. Septbr. 1888*

[Unterschrift]

Fahrerlaubnis durch das Großherzogliche Ministerium des Innern in Karlsruhe vom 30.11.1893

Ministerium des Innern
Karlsruhe, den 30. November 1893

No. 34778

Gesuch der Firma Benz und Cie.
in Mannheim um Erlaubnis zum
Befahren öffentlicher Straßen mit
einem Motor-Wagen betr.

Der Firma Benz und Cie. in Mannheim wird auf deren anher eingereichtes Gesuch vom 13. September 1893 versuchsweise vom 1. Januar bis einschließlich 31. Dezember 1894 das Befahren der öffentlichen Straßen und Wege des Großherzogtums mit den nach vorgelegtem Prospekt und Beschrieb konstruierten, durch Petroleum-Naphta bewegte[n] Patent-Motoren-Wagen unter den nachfolgenden Bedingungen gestattet:

1. Die Dimensionen, Construction und das Gewicht des Patent-Motor-Wagens müssen der Zeichnung und Beschreibung im Prospecte der Firma Benz und Cie. in Mannheim entsprechen.
Die äußerste Länge des Wagens beträgt 2 m 90 cm.
Die äußerste Breite 1 m 50 cm
Die Höhe des Wagens ohne Verdeck 1 m 50 cm.

Die Spurweite 1 m 25 cm
Sein Gewicht mit Maschine bis zu 650 kg
Änderungen namentlich in der Breite des Wagens bedürfen besonderer Genehmigung. Die Radfelgen müssen glatt und ohne Vorsprung sein. Der am hinteren Theil des Wagens befindliche Kasten ist zur Abhaltung der Sonnenstrahlen während der Fahrt geschlossen zu halten. Die Wasserreservoirs müssen während der Fahrt stets mit einer genügenden Menge Wassers zum Kühlen gefüllt sein.
2. Soweit hier nicht besondere Bestimmungen getroffen werden, gelten für die Benützung des Patent-Motor-Wagens überall die einschlägigen straßenpolizeilichen Bestimmungen.
3. Die Fahrgeschwindigkeit darf in der Zeitstunde auf offener Straße – außerhalb der Ortschaften – 12 km, innerhalb der Orte und in starken Krümmungen 6 km nicht übersteigen.
4. Beim Begegnen mit Fuhrwerken, Zugthieren oder Reitpferden darf der Motorwagen nur ganz langsam fahren, bzw. es muss die in Ziffer 3 bezeichnete Minimalgeschwindigkeit noch weiter ermäßigt werden.
5. Signale – § 15, Abs. 2 und § 19 der Straßenverkehrsordnung – dürfen nur mit einer nicht zu schrillen Glocke gegeben werden.
6. Bei Leitung und Bedienung des Patent-Motor-Wagens, welche nur von solchen Personen geübt werden darf, die mit allen Manipulationen vollkommen vertraut sind, ist sorgfältig darauf zu achten, dass der öffentliche Verkehr nicht gestört wird und dass nicht für die die Straße benützenden Personen, Fuhrwerke und Thiere Gefährdungen erwachsen. Im Falle eine solche Gefährdung während der Fahrt zu befürchten wäre, bei Verkehrsstockungen und sonstigen Hindernissen ist der Patent-Motor-Wagen sofort zum Halten zu bringen.
7. Der Unternehmer haftet für allen Schaden, welcher durch den Gebrauch des Motor-Wagens der Bauverwaltung oder Dritten zukommt nach allgemeinen Rechtsgrundsätzen.
8. Dem Großh. Ministerium des Innern bleibt vorbehalten, die Genehmigung sofort zurückzuziehen oder an weitere Bedingungen zu knüpfen, sofern es im öffentlichen Interesse der Ordnung und Sicherheit des Verkehrs oder des Straßenschutzes als geboten erscheint.
9. Auf dem Patent-Motor-Wagen ist während der Fahrt eine beglaubigte Ausfertigung dieser Genehmigung mitzuführen.

[Unterschrift]

An die
Firma Benz und Cie.
in Mannheim

Wie der erste *Patent-Motorwagen* von Carl Benz ins Deutsche Museum München kam

Die Stiftung des *Patent-Motorwagens* von Carl Benz aus dem Jahr 1885/86 durch die Mannheimer Firma Benz & Cie. Rheinische Gasmotoren-Fabrik AG an das Deutsche Museum in München ist durch einen Briefwechsel aus den Jahren 1905/06 gut dokumentiert.

Schreiben des Gründers des Museums von Meisterwerken der Naturwissenschaft und Technik, München, Oskar von Miller an Benz & Cie., Mannheim, vom 22.8.1905

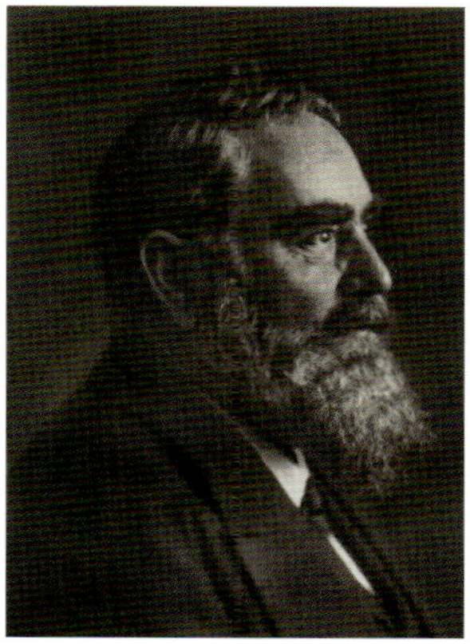

Oskar v. Miller

Ko. *den 22. August 1905*

Herren

Benz & Cie., Rheinische Gasmotorenfabrik AG, Mannheim

Von Herrn Geh. Baurat Professor Berndt erhielten wir zu unserer lebhaften Freude die Mitteilung, dass Sie bereit sind, uns das erste von Ihrer gesch. Firma gebaute Automobil für unsere Sammlungen freundlichst zu überlassen und nach Fertigstellung der Instandsetzungsarbeiten zu übersenden.

Wir danken Ihnen verbindlichst für dieses liebenswürdige Entgegenkommen und zweifeln nicht, dass dieses interessante und für die Entwicklung des Automobilbaues so hervorragend wichtige Objekt das Interesse der Besucher unseres Museums in ganz besonderem Maße erregen wird.

Gleichzeitig bitten wir Sie, uns einige Angaben über die wichtigsten Konstruktionen und geschichtlichen Daten dieses Automobils mitzuteilen, damit wir bei der Erläuterung des Wagens auf das Charakteristische der Bauart und die geschichtliche Bedeutung desselben entsprechend hinweisen können.

Bezüglich der Übersendung des Automobils erlauben wir uns zu bemerken, dass es uns sehr erwünscht wäre, dass dasselbe bei der am 2. Oktober ds. Js. stattfindenden Ausschuss-Sitzung unseres Museums bereits in unseren Sammlungen aufgestellt ist. Wir wären Ihnen daher sehr dankbar, wenn Sie uns den Wagen bis dahin freundl. übersenden wollten, und erlauben uns, Ihnen beifolgend einen Frachtbrief, auf welchem die unserem Museum gewährte Frachtfreiheit vermerkt ist, zur gefl. Benützung zu überreichen.

Indem wir Ihnen für Ihr freundl. Entgegenkommen wiederholt verbindlichst danken, zeichnen wir

Hochachtungsvollst!

Museum von Meisterwerken

der Naturwissenschaft und Technik

Dr. Oskar v. Miller *Anlage: 1 Frachtbrief*

Antwortschreiben von Benz & Cie. an das Museum vom 2.9.1905

Weltausstellung St. Louis 1904: GRAND PRIX

Benz & Cie.
Rheinische Gasmotoren-Fabrik, Aktiengesellschaft *Telephon-Anschluss No. 346*
Telegramm-Adresse: MOTOR MANNHEIM.
Telegraphen-Schlüssel: STAUDT & HUNDIUS-A.B.C., 5th. Edit. *Mannheim, 2. September 1905*

Giro-Conto bei der Reichsbank.

An das
Museum von Meisterwerken der Naturwissenschaft und Technik
München

Auf Ihre geehrte Zuschrift erwidern wir Ihnen ergebenst, dass wir infolge Arbeitsüberlastung während der Hochsaison nicht zu der noch erforderlichen Instandsetzung des ersten Benz-Automobils gekommen sind. Der lange Aufenthalt in St. Louis und die große Reise machen einige Ausbesserungen erforderlich, die wir demnächst ausführen werden. Bevor wir Ihnen das Fahrzeug endgültig überlassen, möchten wir es noch auf 2 kurzen Ausstellungen vorführen, bis nächsten Februar kann dann der Versand unter Benützung des uns eingeschickten Frachtbriefes erfolgen.

Hochachtungsvoll.
Benz & Cie.
Rheinische Gasmotoren-Fabrik
Aktiengesellschaft

[Unterschriften]

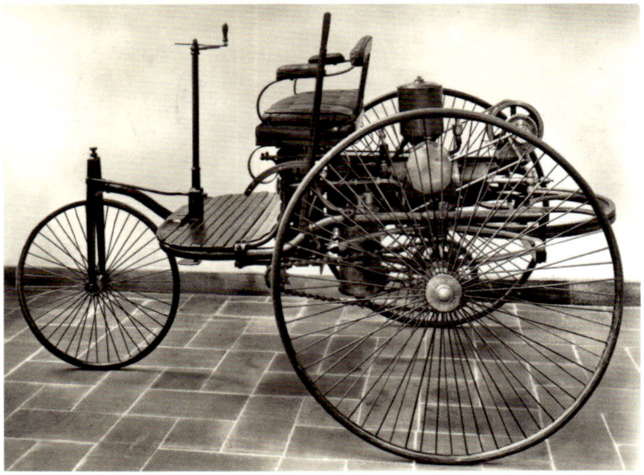

Der Benz'sche *Patent-Motorwagen*, wie er heute im Deutschen Museum in München steht

Antwortschreiben von Benz & Cie. auf eine nicht überlieferte Mitteilung vom 4.9.1905 an das Museum vom 9.9.1905

Weltausstellung St. Louis 1904: GRAND PRIX

Benz & Cie.
Rheinische Gasmotoren-Fabrik, Aktiengesellschaft — *Telephon-Anschluss No. 346*
Telegramm-Adresse: MOTOR MANNHEIM.
Telegraphen-Schlüssel: STAUDT & HUNDIUS-A.B.C., 5th. Edit.
Giro-Conto bei der Reichsbank. — *Mannheim, 9. September 1905*

An das
Museum von Meisterwerken der Naturwissenschaft und Technik
München

Wir danken Ihnen verbindlich für Ihre Mitteilung vom 4. ds. und beehren uns, Ihnen beifolgend eine Beschreibung zu überreichen, aus der Sie Näheres über die Entstehung und den Bau des ersten Wagens zu entnehmen belieben.
Hochachtungsvoll.
Benz & Cie.
Rheinische Gasmotoren-Fabrik
Aktiengesellschaft

[Unterschriften]
1 Beilage

Beilage zum Brief von Benz & Cie. an das Museum vom 9.9.1905

Zur Geschichte der ersten Benz-Automobile
Schon seit vielen Jahren gingen die Bestrebungen Tausender dahin, Wagen zu bauen, die im Stande sind, sich auf gewöhnlichen Landstraßen selbst fortzubewegen. Die meisten Versuche nach dieser Richtung gingen jedoch nicht befriedigend aus, da der treibende Motor in der Regel zu umfangreich und zu schwer wurde. Es musste daher vor allem ein Motor gefunden werden, der bei geringstem Umfang und Gewicht die denkbar größte Kraft abgab. Als den hierzu am besten geeigneten Motor hielt Herr Carl Benz seinen selbst erfundenen Benzinmotor, den er schon seit dem Jahr 1878 für stationäre Zwecke baute. Auf Grund seiner langjährigen Erfahrungen mit diesen stationären Benzinmotoren, welche selbstredend für lokomobile Zwecke auch noch viel zu schwer waren, gelang es Herrn Benz nach vielen Versuchen, im Jahre 1885 einen ganz leichten Motor und hierzu einen ebenfalls leichten

Wagen, in Form und Dimensionen einem Dreirad ähnlich, zu konstruieren. Es war dieses überhaupt der erste Wagen, der durch einen Benzin-Motor in Bewegung gesetzt wurde. Derselbe war für zwei Personen eingerichtet, leicht gebaut und mit einem ¾-pferdigen Benzinmotor ausgerüstet, dessen Zündung auf elektrischem Weg vermittels eines kleinen Dynamos bewerkstelligt wurde. An dieser Stelle dürfte nicht unerwähnt bleiben, weshalb Benz einen ¾-pferdigen Motor für kräftig genug erachtete.
Seine von ihm vorausgegangenen Versuche und Messungen des Widerstandes bei Fortbewegung von Dreirädern auf guter Landstraße ergaben nur eine erforderliche Kraft von etwa 40 $kg \cdot m/s^2$ für ein Dreirad mit Belastung von zwei Personen. Er glaubte sonach, den Motor in einer Stärke von ¾ Pferdekraft ausreichend genug bemessen zu haben. Allein es zeigt sich auch hier – wie so oft – ein ganz anderes Verhältnis, als es die Theorie ahnen lässt. Dieser Wagen konnte auf ebener Landstraße nur etwa 12 km in der Stunde zurücklegen und dabei Steigungen bis höchstens 2 % mit zwei Personen belastet noch überwinden. Kühlfläche und Wasservorrat waren gering, und konnten daher ohne Unterbrechung der Fahrt nur etwa 12 km zurückgelegt werden; trotzdem mussten diese Anfangsresultate befriedigen und zu weiteren Verbesserungen Ansporn geben. Interessant dürfte die Beschreibung dieses ersten Wagen-Motors in seiner Anordnung auf dem Wagengestell sein.
Bei dem ungemein geringen Gewicht dieses ersten Wagens musste vorausgesetzt werden, dass die lebendige Kraft des Schwungrades, wenn solches vertikal angeordnet, einem leichten Steuern des Wagens hemmend entgegenstehen würde. Das Schwungrad wurde deshalb horizontal laufend angebracht. Erst später ergab die Erfahrung, dass im Verhältnis zum Eigengewicht des Wagens die lebendige Kraft des Schwungrades für eine leichte Lenkbarkeit kein Hindernis war. Das Gesamtgewicht des ersten Motors betrug mit allem Zubehör etwa 75 kg. Er ruhte auf einer eisernen Querschiene, auf welcher er mit Schrauben befestigt war. Auf der gleichen Eisenschiene befand sich zu einer Seite der Gasapparat, zur anderen das Kühlgefäß, der zur Zündung dienende Dynamo hing unterhalb der Maschine im Vordergestell. Die damalige Lenkvorrichtung entsprach in ihrem Grundprinzip der heute noch angewendeten, mit Ausnahme derjenigen Änderungen, welche sich bei der Lenkung von vierrädrigen Wagen als notwendig erwiesen.

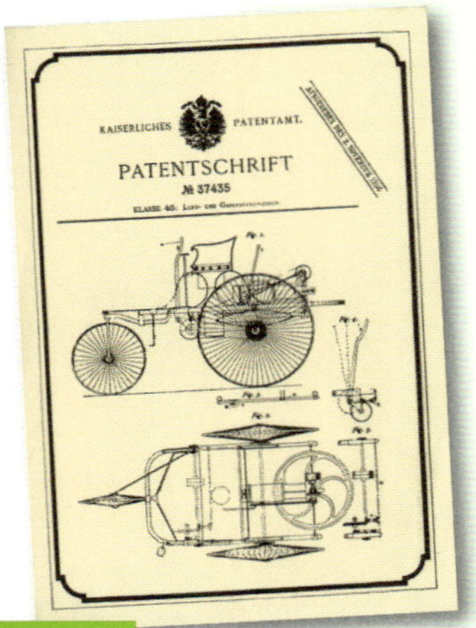

Benz ließ sich seine Erfindung erstmals im Januar des Jahres 1886 patentieren. Das Differential-Vorgelege des Wagens war nur für eine Geschwindigkeit eingerichtet, und es zeigte sich sehr bald, dass um den Wagen überall und nicht nur in dem ganz eben liegenden Mannheim verwendbar zu machen, eine zweite Geschwindigkeit nötig sei, die erlaubt, bei langsamerer Fahrt, stärkere Steigungen zu überwinden. Auch zeigte sich die Kraft des Motors auf schlechteren Straßen als ungenügend und gleichfalls die Geschwindigkeit als zu gering.
Darauf folgt nun eine ganze Reihe von Umbauten und Neuausführungen von Wagen, bis endlich eine Konstruktion gefunden wurde, welche den Gebrauch

für's praktische Leben als gesichert erscheinen ließ. Nach den oben angeführten Verbesserungen war es möglich geworden, die Wagen in den Handel zu bringen.

Hierbei wandten wir schon die uns im April 1887 patentierte Vorrichtung zur Erzielung verschiedener Geschwindigkeiten mittels Zahnradübersetzung an.

Von den ersten derartig von der Firma Benz & Cie. Rheinische Gasmotoren-Fabrik in Mannheim hergestellten Motorwagen, welche dreirädrig waren, wurden im Jahre 1887 einige von Herrn Emile Roger, 52 rue des Dames, Paris in Frankreich eingeführt.

Zur damaligen Zeit hatte die Firma Panhard & Levassor in Paris die Ausführung des französischen Patentes der Benz'schen stationären Zweitakt-Motoren übernommen, und war hierfür die persönliche Anwesenheit des Herrn Carl Benz in der Fabrik der Herren Panhard & Levassor erforderlich. Herr Benz begab sich im März 1888 nach Paris, und es wurde ihm bei dieser Gelegenheit auch einer seiner Motorwagen in der Fabrik der Firma P & L gezeigt. Herr Benz fuhr auch in Gegenwart des Herrn Levassor selbst mit diesem von ihm gebauten Wagen in den um die Fabrik gelegenen Straßen von Paris. Zu jener Zeit hatte wohl Herr Levassor keine Ahnung, welche bedeutende Zukunft den Automobil-Wagen beschieden war, und es ist wohl anzunehmen, dass dies den ersten Anstoß zur späteren Fabrikation solcher Wagen seitens der Herren Panhard & Levassor gegeben hat, denn vorher hatte sich Levassor noch nicht mit derartigen Wagen beschäftigt.

Diese von Herrn E. Roger in Frankreich eingeführten Motorwagen waren die ersten mit Benzin betriebenen Straßenfahrzeuge mit 3 Rädern, die überhaupt in der Welt betriebsfähig hergestellt wurden. Auf der Internationalen Weltausstellung in Paris im Jahr 1889 stellte Herr E. Roger einen derartigen von Benz & Cie. gebauten und gelieferten Patent-Motorwagen unter seinem – Rogers – Namen aus. Es war dies der einzige dreirädrige Motorwagen, wurde aber, da er nicht in Bewegung gesetzt wurde, nur wenig beachtet. Herr Roger erhielt auf jener Ausstellung die silberne Medaille.

Mehr Aufsehen erregte ein von Benz & Cie. im Jahr 1888 auf der Kraft- und Arbeitsmaschinen-Ausstellung für das Deutsche Reich in München ausgestellter Motorwagen, welcher täglich während einigen Stunden in den Straßen der Stadt München umherfuhr. Diese Ausfahrten erregten ein ungeheures Aufsehen und Interesse und lockten jeweils große Menschenmengen an, die dieses neuste Wunder der Technik anstaunten. Auf der Münchner Ausstellung 1888 wurde der Benz'sche Wagen mit der höchsten Auszeichnung „Goldene Medaille" bedacht.

Erst nachdem die Nachfrage nach Motorwagen größer wurde, nahm die Firma Benz & Cie. deren Herstellung in großem Maßstab auf. Die von dieser Firma auf diesem neuen Gebiet erzielten Erfolge veranlassten dann im Jahr 1890/91 andere Fabriken, sich mit dieser Sache zu beschäftigen und nach und nach mit der Fabrikation von Motorwagen zu beginnen.

Dem Herrn Carl Benz gebührt somit der Verdienst der Priorität dieser zukunftsreichen Erfindung in gleichem Maß wie die Firma Benz & Cie. Anspruch auf die erste Einführung von gebrauchsfähigen Motorwagen auf dem Weltmarkt zu erheben berechtigt ist.

Schreiben von Oskar von Miller an Benz & Cie. vom 14.9.1905

Ko. | *14. September 1905*
Maximilianstraße 26, Rufnummer 3984

Verehrl.
Rheinische Gasmotorenfabrik AG Benz & Cie.
Mannheim

Ihr sehr gesch. Schreiben vom 9. ds. Mts. haben wir erhalten und danken Ihnen bestens für die freundliche Übersendung der Erläuterung zu dem uns gütigst überlassenen ersten Benz-Automobil.
Wir haben die Beschreibung mit Interesse gelesen und werden dieselbe als Unterlage zur Anfertigung des Erläuterungstextes für das Automobil benützen.
Hochachtungsvollst
Museum von Meisterwerken
der Naturwissenschaft und Technik

Dr. Oskar v. Miller

Schreiben von Oskar von Miller an Benz & Cie. vom 2.3.1906
(am rechten Rand teilweise unleserlich)

Sch/K | *2. März 1906*

Verehrl.
Rheinische Gasmotorenfabrik Benz
Mannheim

Sie hatten die Freundlichkeit, uns den ersten Benz-[Wagen] *zuzusichern und uns dessen Übersendung für den Februar d*[s. Js.] *in Aussicht zu stellen.*
Da mit der Aufstellung der Objekte in der Abte[ilung] *„Landtransportmittel" bereits begonnen wurde, wären wir Ihn*[en] *dankbar, wenn wir den Wagen nunmehr erhalten könnten. Sollte* [ein] *Versand zurzeit noch nicht möglich sein, so bitten wir, uns die größte Länge und größte Breite des Wagens anzugeben,* [damit] *wir den geeigneten Platz für denselben reservieren können.*

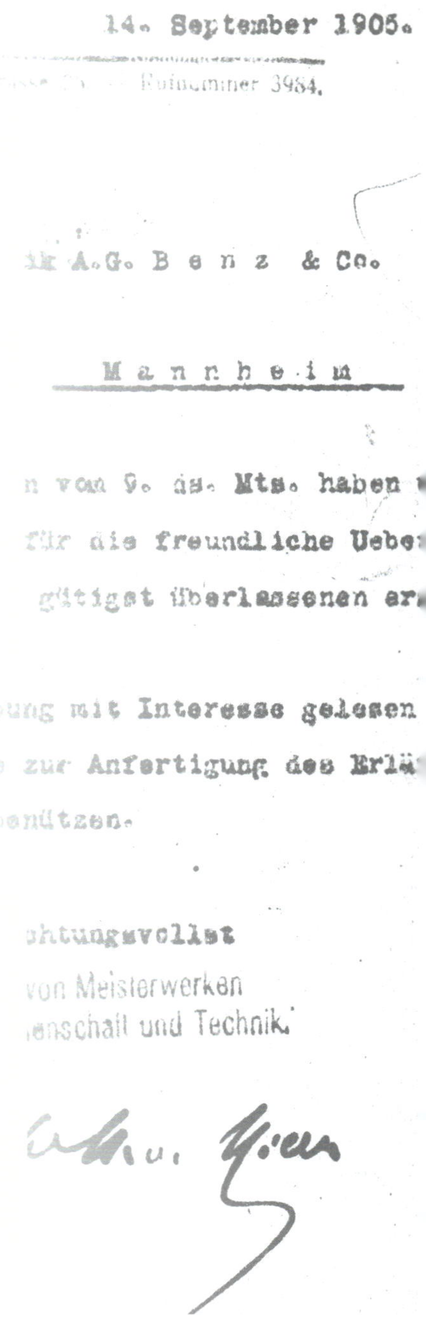
14. September 1905.
Rufnummer 3984.
A.G. B e n z & Co.
M a n n h e i m
n vom 9. ds. Mts. haben
für die freundliche Uebe
gütigst überlassenen er
ung mit Interesse gelesen
zur Anfertigung des Erlä
benützen.
chtungsvollst
von Meisterwerken
enschaft und Technik.

Indem wir für den Versand einen Freifrachtbrief beifügen, zeichnen wir
Hochachtungsvollst
Deutsches Museum

Oskar v. Miller

1 Freifrachtbrief.

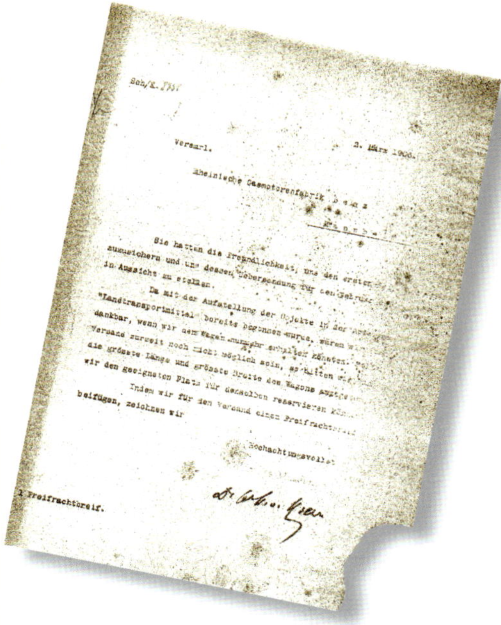

Versarl.

3. März 1906.

Rheinische Gasmotorenfabrik

Sie hatten die Freundlichkeit, uns den ersten ... zuzusichern und uns dessen Uebersendung für den Gebrauch in Aussicht zu stellen.

Indem wir für den Versand einen Freifrachtbrief beifügen, zeichnen wir

Hochachtungsvollst

1 Freifrachtbrief.

Schreiben von Benz & Cie. an das Museum vom 9.3.1906

Weltausstellung St. Louis 1904: GRAND PRIX

Benz & Cie.
Rheinische Gasmotoren-Fabrik, Aktiengesellschaft — *Telephon-Anschluss No. 346*
Telegramm-Adresse: MOTOR MANNHEIM.
Telegraphen-Schlüssel: STAUDT & HUNDIUS-A.B.C., 5th. Edit.
Giro-Conto bei der Reichsbank. — *Mannheim, 9. März 1906*

Deutsches Museum,
München
Maximilianstraße 26

Wir benachrichtigen Sie hierdurch ergebenst, dass das erste Benz-Automobil (Dreirad) in den allernächsten Tagen unter Benutzung des uns s.Zt. gesandten Frachtbriefes nach München zum Versand kommen wird.

Hochachtungsvoll

Benz & Cie.
Rheinische Gasmotoren-Fabrik
Aktiengesellschaft

[Unterschriften]

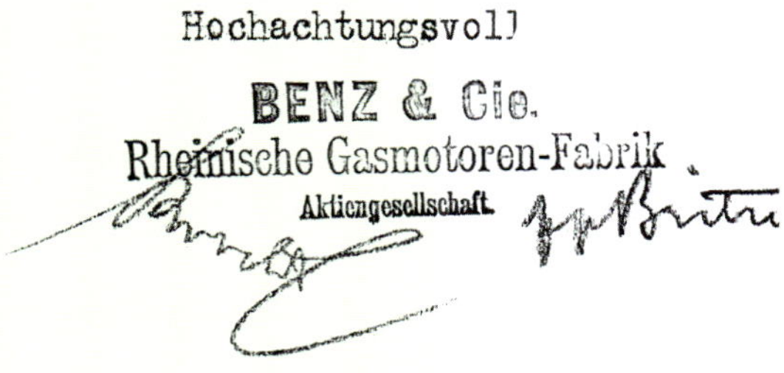

Hochachtungsvoll
BENZ & Cie.
Rheinische Gasmotoren-Fabrik
Aktiengesellschaft

Postkarte von Benz & Cie. an das Museum vom 10.3.1906

Postkarte

An
das Museum von Meisterwerken der Naturwissenschaft und Technik
in München

Versandanzeige
für das Museum von Meisterwerken der Naturwissenschaft und Technik München
Wir ließen heute als Frachtgut nachstehend bezeichnete Sendung an obige Adr. mit eingesandtem Frachtbrief abgehen. (Nachnahme Mk. ...)

Zeichen	Art	
B.+C. 1035	1. Verschl.	Dreiradwagen No 380

Hochachtend
Mannheim, den 10. März 1906 *Benz & Cie.*
Rheinische Gasmotoren-Fabrik, Aktiengesellschaft.

Antwortschreiben von Benz & Cie. auf das Schreiben Oskar v. Millers vom 2.3.1906 an das Museum vom 13.3.1906

Weltausstellung St. Louis 1904: GRAND PRIX

Benz & Cie.

Rheinische Gasmotoren-Fabrik, Aktiengesellschaft
Telephon-Anschluss No. 346

Telegramm-Adresse: MOTOR MANNHEIM.
Telegraphen-Schlüssel: STAUDT & HUNDIUS-A.B.C., 5th. Edit.
Giro-Conto bei der Reichsbank. *Mannheim, 13. März 1906*

Deutsches Museum,
München
Maximilianstraße 26.

Wir erhielten heute Ihre geehrte Zuschrift vom 2. ds. und benachrichtigen Sie ergebenst,

dass der erste Benz-Motorwagen (Dreirad) unter Benutzung des uns s.Zt. eingeschickten Frachtbriefes an die Adresse des Deutschen Museums in München abgegangen ist.
Hochachtungsvoll
Benz & Cie.
Rheinische Gasmotoren-Fabrik
Aktiengesellschaft

[Unterschriften]

1 Frachtbrief (zurück)

Empfangsbestätigung von Oskar von Miller
für das Benz-Dreirad an Benz & Cie. vom 20.3.1906

R. *20. März 1906*
Sehr verehrl.
Benz & Cie.
Rheinische Gasmotoren-Fabrik AG
Mannheim

Wir bestätigen hiermit ergebenst den Empfang des mit Frachtbrief vom 10. ds. Mts. in einem Verschlag, gezeichnet B.& C. 1035, anhergelangten Ersten Benz-Dreirad-Motorwagens. Indem wir Ihnen für die gütige Stiftung dieses historisch höchst wertvollen und technisch sehr interessanten Museumsobjektes verbindlichst danken, zeichnen wir
Hochachtungsvollst
Deutsches Museum

Dr. Oskar v. Miller

Erinnerungen von Zeitzeugen an die Frühzeit des Automobils

Einige Zeitzeugen haben sich in späteren Jahren noch einmal zu Wort gemeldet und ihre Erlebnisse aufgeschrieben: Erlebnisse aus der Zeit, in der sie *beim Benz* in Mannheim gearbeitet haben, der Epoche, in der das Auto erfunden wurde.

Fritz Erle: Erinnerungen aus der Tätigkeit bei Benz & Cie. Mannheim 1894 bis 1904, 3.5.1936.

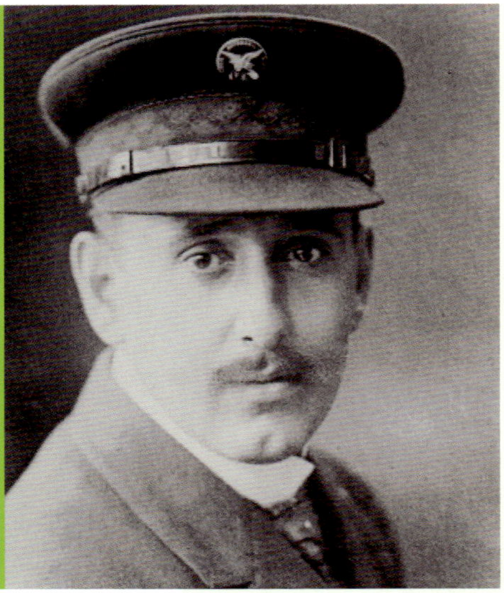

Als ich am 5. März 1894 bei Benz & Cie. Mannheim als Schlossergeselle eintrat, wurde gerade mit dem Bau des kleinen Vierradwagens, genannt Veloziped, in Serienfabrikation begonnen, und half ich dem Monteur Schmitt, die ersten Wagen bauen und ausprobieren. Dann hatte ich Gelegenheit, mich mit der Anfertigung sämtlicher Arbeiten, Motorenmontage, Vorgelegbau, Vorder- und Hinterachsenbau, Detailschlosserei, Chassisbau, Bremsstation und Fahrabteilung, zum selbstständigen Monteur auszubilden, so dass ich auch außerhalb des Werkes mit der Ablieferung und Instruktion neuer Wagen an die Kundschaft sowie mit der Behebung vorkommender Anstände und Reparaturen beschäftigt werden konnte. Diese Ausbildung war so gründlich, dass ich auch die elektrischen Apparate, wie Induktionsapparate, Zünd-Dynamomaschine und Zünder, selbstständig anfertigen konnte.

Ab 1893 wurden Vierradwagen wie Victoria, Vis-a-Vis, und Phaeton gebaut. Dieselben hatten hinten liegende Einzylinder-Viertaktmotoren mit 130 Bohrung, 130 Hub oder 150 Bohrung, 165 Hub und leisteten bei 450 U/min ca. 3 und 5 PS. Das Gewicht betrug 650 bis 750 kg; der Preis war 3 800,- bis 4 480,- Mark.

An den Zylindern wurde seitlich ein Ventilkasten angeschraubt, in welchem sich nach unten ein gesteuertes Abgasventil und darüber ein ungesteuertes Ansaugventil befand. Die Zündung war elektrisch durch Akkumulator, Induktor und Zündkerze. Die beiden Letzteren wurden auch bei Benz angefertigt. Das Benzin wurde in einem Oberflächenvergaser vergast und das Gas durch einen Mischhahn, den Rückschlagverhinderer, durch das automatische Saugventil dem Zylinder zugeführt. Die Kühlung war eine Verdampfungskühlung. Von der Kurbelwelle wurde die Kraft durch eine Stufenscheibe und zwei Antriebsriemen auf ein Vorgelege mit zwei Voll- und Leerscheiben in Verbindung eines Differentials auf zwei kleine Kettenräder übertragen und von da durch zwei Ketten auf zwei große Kettenräder, welche die Hinterräder des Wagens drehen. Der Wagen hatte vier Laufräder, welche mit Vollgummireifen versehen waren. Die Laufräder liefen auf Bronze- resp. Graugussbüchsen und gehärteten Zapfen. Die Vorderachse war fest eingebaut und nicht drehbar und hatte zwei gelenkig angefügte Achsenschenkel, auf welchen sich die Räder drehten. Die Lenksäule mit Lenkhebel stand in der Mitte des Wagens, die Übertragung erfolgte durch Zahnrad und Zahnstangen auf dem Achsenmittelpunkt und von da durch entsprechende Hebel an die Achsenschenkel.

1894 wurde, nachdem zuvor ein Musterwagen, genannt Veloziped, gebaut, ausprobiert und gut befunden wurde, mit der Serienfabrikation von diesem Motorwagen (Zweisitzer) begonnen und in großer Stückzahl im Inland, Frankreich und England verkauft. Die Konstruktion war genau wie die des Victoria-Wagens, nur leichter und kleiner. Das Gewicht ohne Betriebsstoff betrug 280 kg; der Preis für das komplette Fahrzeug war 2 000,- Mark. Der Wagen hatte

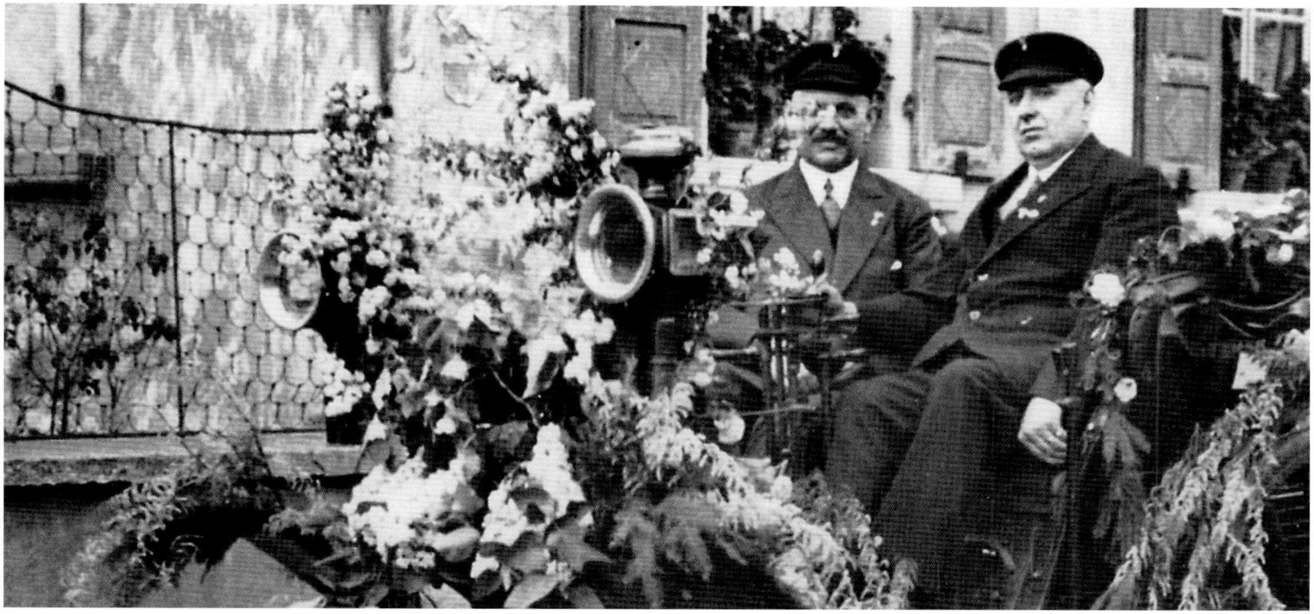

Drahtspeichenräder mit Vollgummi und eine Geschwindigkeit von ca. 20 km. Die vier Wagenräder und das Vorgelege liefen auf Kugellager.
1896 fuhr ich mit Herrn Eugen Benz in einem Viersitzer Vis-a-Vis, wie zuvor beschrieben, die Fernfahrt Paris – Marseille – Paris, ca. 1 900 km. Dank meiner Ausbildung und Kenntnisse wurde ich auch bei Wettfahrten schon 1896, 1898 und 1901 als Mitfahrer und Fahrer verwendet. Dem Automobilsport bin ich von dieser Zeit an bis zum Ausbruch des Weltkrieges 1914 mit Erfolg treu geblieben, und war es mir möglich, in mehr als 50 Rennen in Deutschland, Frankreich, Russland, Italien, Österreich, Ungarn, Amerika und England den Sieg auf Benz-Wagen zu erringen.

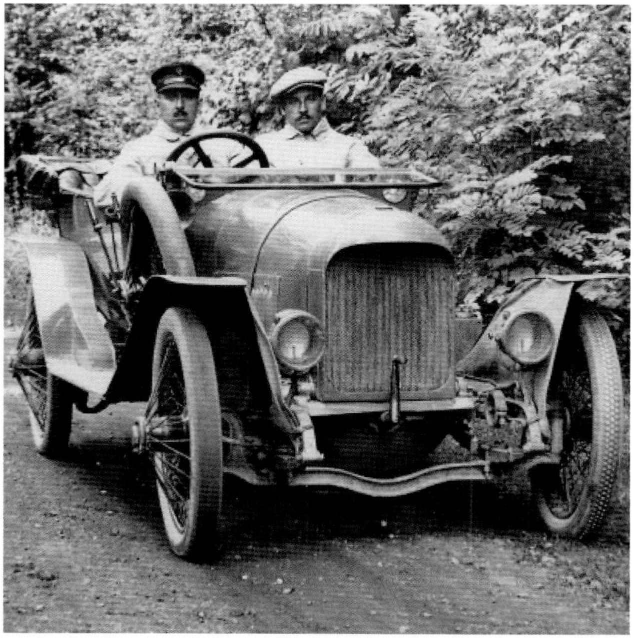

Links: Fritz Erle in seiner aktiven Zeit bei Benz, um 1905
Oben: Fritz Erle anlässlich eines Blumenkorsos, Mitte der 1930er Jahre
Unten: Fritz Erle am Steuer des Prinz-Heinrich-Rennwagens, 1909

Meister Oswald Spittler erinnert sich, Dezember 1939

Es war im Jahre 1885 als ich das erste Mal Gelegenheit hatte bei der damals noch sehr kleinen Firma (10-15 Mann) Benz & Cie. in Mannheim in T 6 zu arbeiten. Es wurden nur Gasmotoren gebaut. Die ersten Teile, die auf Motorwagen hindeuteten waren drei Reifen, welche in stiller Beschaulichkeit an der Wand hingen, und als ich neugierig fragte, was es geben sollte, hieß es ganz geheimnisvoll: einen Motorwagen. Es war dies dazumal selbst für uns noch ein Ding der Unmöglichkeit, denn wenn wir unsere Motoren betrachteten und dann die Reifen, welche die Stärke von Hochrädern an Velos hatten, dann zweifelten wir Arbeiter selbst daran, dass sich die Sache verwirklichen sollte.

Erst als wir Zeichnungen und Modelle sahen, waren wir schon zuversichtlicher, es war mir damals vergönnt, die Dreherarbeiten zu dem ersten Motorwagen herzustellen. Es ist dieses der Wagen, welcher heute in München im Museum steht, dreirädrig und mit horizontalem Schwungrad. Es war im Jahr 1886, als die ersten Probefahrten gemacht wurden, und dürfen Sie glauben, dass diese nicht viel angenehmer für Herrn Benz waren als die ersten Fahrversuche des Herrn Drais. Nur, wenn der Wagen wirklich lief, dann ging er doch so schnell, dass die liebe große und kleine Straßenjugend nicht mitkommen konnte. Aber wie oft streikte er, oder es brach eine Achse, oder er wurde umgeworfen, dann natürlich großes Hallo, und in der ganzen Stadt erzählte man sich mit den nötigen Randglossen von der verunglückten Fahrt, und jeder sagte sich, wer wird sich denn einmal auf so ein Ding raufsetzen. Es wurde viel gespottet, und ein großer Teil fragte sich, ob es bei Herrn Benz im Oberstübel noch richtig sei.

Jedoch Herr Benz mit seinem eisernen Willen und großen Geist ließ sich nicht irre machen durch so manche missglückten Ausfahrten und arbeitete ruhig weiter an dem Aufbau seines Werkes, und wenn er nicht früher sein Werk gekrönt sah, so lag dieses auch viel an seinen damaligen pekuniären Verhältnissen, denn so klein die Werkstatt war, war es nicht möglich, dass sie so nebenbei so viel einbrachte, dass man damit ein neues Problem auslaborieren konnte. Herr Rose als vorsichtiger Geschäftsmann ging mit dem neuen Projekt oder Vehikel sehr vorsichtig um, und war es ihm jedenfalls lieber, wenn Gasmotoren gebaut wurden als Wagen, denn an den ersteren wurde damals immer noch mehr verdient. Letztere kosteten nur und brachten nichts ein. So wurde eben nur so nebenbei an den Wagen weiter gearbeitet, bis im Jahr 1891 Herr Ganß und Herr v. Fischer in die Firma eintraten. Zwischen 1887 und 1892 wurden nur einige Dreiradwagen gebaut, wie auch ein solcher 1888 auf der Ausstellung in München stand, viel bewundert, aber wenig gekauft wurde. Erst als Herr von Fischer und Herr Julius Ganß in das Geschäft eintraten und eine extra Werkstatt gebaut wurde, die den stolzen Namen „Wagen- und Schiffswerft" erhielt, jedoch nur einige hundert Quadratmeter groß war, wurde es besser. Diese Werkstatt wurde mit vier Mann eröffnet, meine Wenigkeit war der fünfte Mann. Auch hier ging es immer noch langsam mit den Wagen, denn die Motorboote wurden vorgezogen. Herr Eugen Benz war der Meister dieser Werkstatt.

Vom Mai 1899 an wurden die Zwischenwagen verlangt, etwas größer als „Comfortable" und kleiner als die „Victoria", welche Duc genannt wurden. Auch dieser Wagen wurde viel verlangt und bis Anfang 1901 ungefähr 150 Stück geliefert. Von hier ab beginnt ein Umschwung. Hatte man bis dorthin mit einigen Ausnahmen nur Wagen mit zwei bis drei Riemen gebaut, mit welchen man ja ziemlich viel Unannehmlichkeiten hatte, hauptsächlich bei feuchtem Wetter, wo sie dem Wasser und Schmutz vollständig ausgesetzt waren und die Riemen bald zu kurz und bald zu lang waren, so kam jetzt das Zahnradvorgelege von Anfang 1900 für Spider, Tonneau, Phaeton mit einem Riemen, welchen man schon besser schützen konnte. Mit diesem Vorgelege beginnt auch der Bau des damals sehr schönen Wagens Ideal und dem neuen 3-PS-„Contra-Motor", und diesem folgte bald darauf auch der größere 5-PS-„Contra", doch wurden auch jetzt noch ziemlich viele Ideal mit einem Zylinder ge-

baut, und zwar von August 1901 bis Juli 1902 265 Stück. Wie viel an der damaligen Konstruktion noch zu verbessern war, geht daraus hervor, dass der damalige 3-PS-„Contra-Motor" nach verschiedenen Änderungen bis auf 10 PS gebracht wurde, ebenso der 5-PS-„Contra" sogar auf 15 PS.
In den Jahren 1891-1902 wurden die verschiedensten Zündungen verwendet. Der erste Wagen hatte von Anfang an seinen eigenen Dynamo, später Abreißzündung mit Säureelementen, welche auch beibehalten wurden, bis die ersten transportablen Akkumulatoren sie verdrängten. Auch hier dominierte noch die Abreißzündung, und die Akkumulatoren mussten alle zwei Tage frisch geladen werden, weil der Strom fortwährend durchlief und der Funke erst in dem Moment übersprang, wenn die Zündfeder abgerissen wurde. Später wurde auch die Glührohrzündung ausprobiert, welche aber wegen zu großer Feuergefahr bald wieder von der Bildfläche verschwand, um einer neuen Erfindung Platz zu machen, der so genannten Platinzündung. Es war dies die Erfindung eines Herrn Dr. Ganß.
Als aber die Geschwindigkeit auf 25 km und darüber ging, hielten die Vollgummireifen sogar mit eingezogenem Draht nicht mehr, und mancher der Herren wird sich entsinnen, dass man dazumal stets ein ganzes Bündel 2 mm starken Bindedrahts mitnehmen musste, um beim Abreißen des inneren Drahtes den Gummi festzubinden, oder welches Vergnügen es war, einen Vollgummi, der aus der Schwalbenschwanzfelge gesprungen war, wieder hineinzudrücken. Überhaupt spielte die Qualität des Gummis damals eine noch größere Rolle als heute, denn heute weiß ziemlich jeder, dass dieser Artikel der teuerste des ganzen Automobil-Materials ist und nicht immer der beste.

Jean Pfanz: Erinnerung an Dr. Carl Benz, Mitte der 1930er Jahre

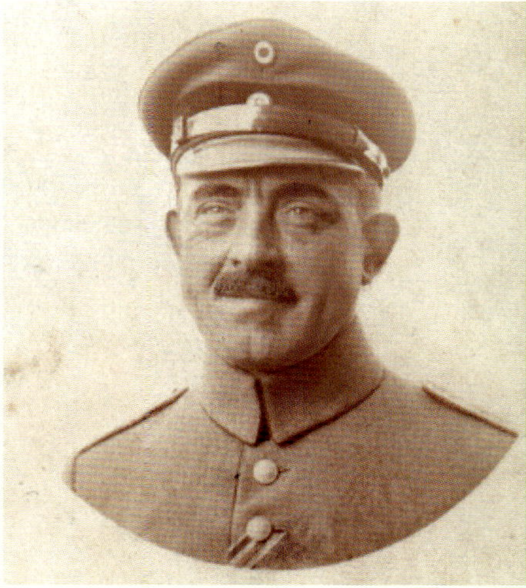
Jean Pfanz, 1916

An Ostern 1894 trat ich als technischer Lehrling bei der Firma Benz & Cie. ein, nachdem Vorstellung und Aufnahme bereits am Gründonnerstag durch Herrn Benz selbst vorgenommen wurde.
Das technische Büro „Motorenbau" beherbergte damals zwei Ingenieure und einen Techniker. Herr Benz betätigte sich eigens bei der Neukonstruktion von stationären Motoren, die damals auch noch für bestimmte Zwecke, z.B. für Lichtanlagen, besonders konstruiert wurden, denn das elektrische Licht war damals noch eine Seltenheit.
Im technischen Büro für „Wagenbau", dem so genannten Geheimbüro eine Treppe hoch über der Dreherei-Wagenbau, einem Magazin angegliedert, befand sich auch Richard Benz, Sohn des Chefs, mit einem älteren Lehrling und konstruierte Wagenmotoren sowie Fahrgestelle, die jedoch ebenfalls unter der Lupe von Papa Benz lagen. Hier verbrachte Herr Benz die meiste Zeit des Tages, galt es doch damals (1894), nahezu täglich Neuerungen und Verbesserungen zu schaffen, um den Wünschen der Kundschaft gerecht zu werden, denn zu jener Zeit gab es schon Kunden und Wagenbesitzer, die Wünsche hatten und Forderungen stellten.
Bereits ein Jahr später, im Frühjahr 1895 durfte ich als angehender Techniker in dieses Geheimbüro eindringen und wurde fast in alle Neuerungen des Wagen-

baus eingeweiht. Noch freue ich mich heute, an der Entstehung der Zweizylinder-„Contra-Motoren" mitgearbeitet zu haben, zumal es einen ganz interessanten Wandel auf dem Reißbrett vom Einzylinder zum Zweizylinder unter Angabe des Papas gab. Richard hatte es nicht leicht, denn ihm oblag neben der Konstruktion auch die Betriebsleitung des Wagenbaues. Wir hatten damals 130 Leute im Wagenbau beschäftigt und bauten bereits serienmäßig, wenn auch kleine Serien, so den „Velo"-Wagen und die kleinen Einzylindermotoren für Paris zu Dutzenden. Die großen Wagen „Victoria", Vis-a-Vis und Phaeton, wurden, nachdem sie einmal als Fahrgestell auf den Rädern standen, von zwei Männern nach der Stadt zum Wagenbauer Kaltreuther geleitet, nachdem sie zuvor von Papa Benz kontrolliert und mit einer Nummer versehen wurden, die sie für immer behielten. Sie wurden in ein selbst angefertigtes Buch (Kladde) eingetragen, und noch heute sind solche Bücher im Büro vorhanden. Vom Karossier Kaltreuther wurden die Fahrgestelle mit Sitzen, Verdeck und Polsterung versehen, um alsdann im Rohbau zur Probefahrt zu gelangen. Danach nahm Lackiermeister Mitschele die Lackierung vor, die seinerzeit drei bis vier Wochen dauerte, denn es wurde gefordert, dass ein Motorwagen genauso fein lackiert sei wie eine Hofkutsche des Großherzogs.
Herr Benz war in seinem Büro Wagenbau auch als Architekt tätig, denn er hatte zu gleicher Zeit der Zweizylinder-Konstruktionen noch die Pläne für einen Neubau angefertigt und mit Baumeister Fucke in Mannheim zur Genehmigung eingereicht. Der Neubau wurde in der Waldhofstraße im Jahre 1896 erstellt, und von da an wurde das kleine Anwesen zu einer Fabrik für Serienbau, die Entwicklung einer Werkstätte zu einem Fabrikunternehmen. In großzügiger Weise wurden erstens ein technisches Büro für Motoren und zweitens ein solches für Wagenbau, von einander getrennt, errichtet, woraus viele Schüler von Carl Benz als Konkurrenten hervorgingen, weil sie teils selbst den Autobau aufnahmen, teils aber auch als Konstrukteure und Meister zu neu entstandenen Firmen übertraten. Es muss erwähnt sein, dass keine Automobilfabrik erstanden ist, die nicht von Schülern des Carl Benz eingerichtet oder geleitet wurde. So z.B. Köln-Baiertal, später Horch, Zwickau, Gaggenau, Lux-Ludwigshafen, Spitz-Wien, Nesseldorf-Böhmen, Heim, AGA-Berlin, N.A.G. Berlin, Adler und Opel. Wenn irgendwo eine Autofirma auftauchte, fand man einen Mannheimer Benz-Mann unter den Werksangehörigen der neuen Firma.
Im Jahre 1894 konnte Carl Benz noch ohne weiteres die Männer zählen, die einen Motorwagen fahren konnten. War doch das Mannheimer Werk die Geburtsstätte des Wagens und zugleich auch die erste Fahrschule, überhaupt die erste Schule der Automobiltechnik. Wenn auch bereits Fahrten anderer Motorwagen stattfanden, so konnten wir im Jahre 1899 bei einer Fernfahrt Mainz – Koblenz außer Motor-Dreirädern nur Benz-De-Dietrich und einen Motorwagen aus Frankreich sehen, einen uns nachgeahmten Wagen von Opel sahen wir nur in Mainz beim Start, und dieser Wagen war genau ein uns nachkopiertes „Comfortable", das heute noch als erster Opel-Wagen gezeigt wird.
Alsbald nach der Erstellung des Fabrik-Neubaues in der Waldhofstraße wurde mit den Konstruktionen für die fabrikmäßige Herstellung von Motorwagen begonnen, und mancher junge Techniker und Ingenieur hat in den Jahren 1894-1897 zu seiner Karriere den Grundstein gelegt, und tatsächlich sind aus diesem Unternehmen Männer von Ruf hervorgegangen, die sich später gefreut haben, Schüler von Papa Benz gewesen zu sein. In diese Zeit fallen auch die Erfolge, welche den Aufbau des Betriebs mit Riesenschritten vorwärts getragen haben. Der Motorenbau (Groß- und Kleinmotoren) hatte Aufträge, die Fabrikation von „Velo" und „Velo-Comfortable" wurde serienmäßig aufgelegt, der Verkauf ins Ausland setzte ein, und so wuchs das Werk von Jahr zu Jahr heran, jedoch ist diese Tatsache niemand anders als Carl Benz selbst zu verdanken, der uns in seinem Schaffensdrang immer ein Vorbild gewesen ist.

Velo-Comfortable von Benz mit Luftbereifung. Am Steuer Jean Pfanz. Ende der 1930er Jahre

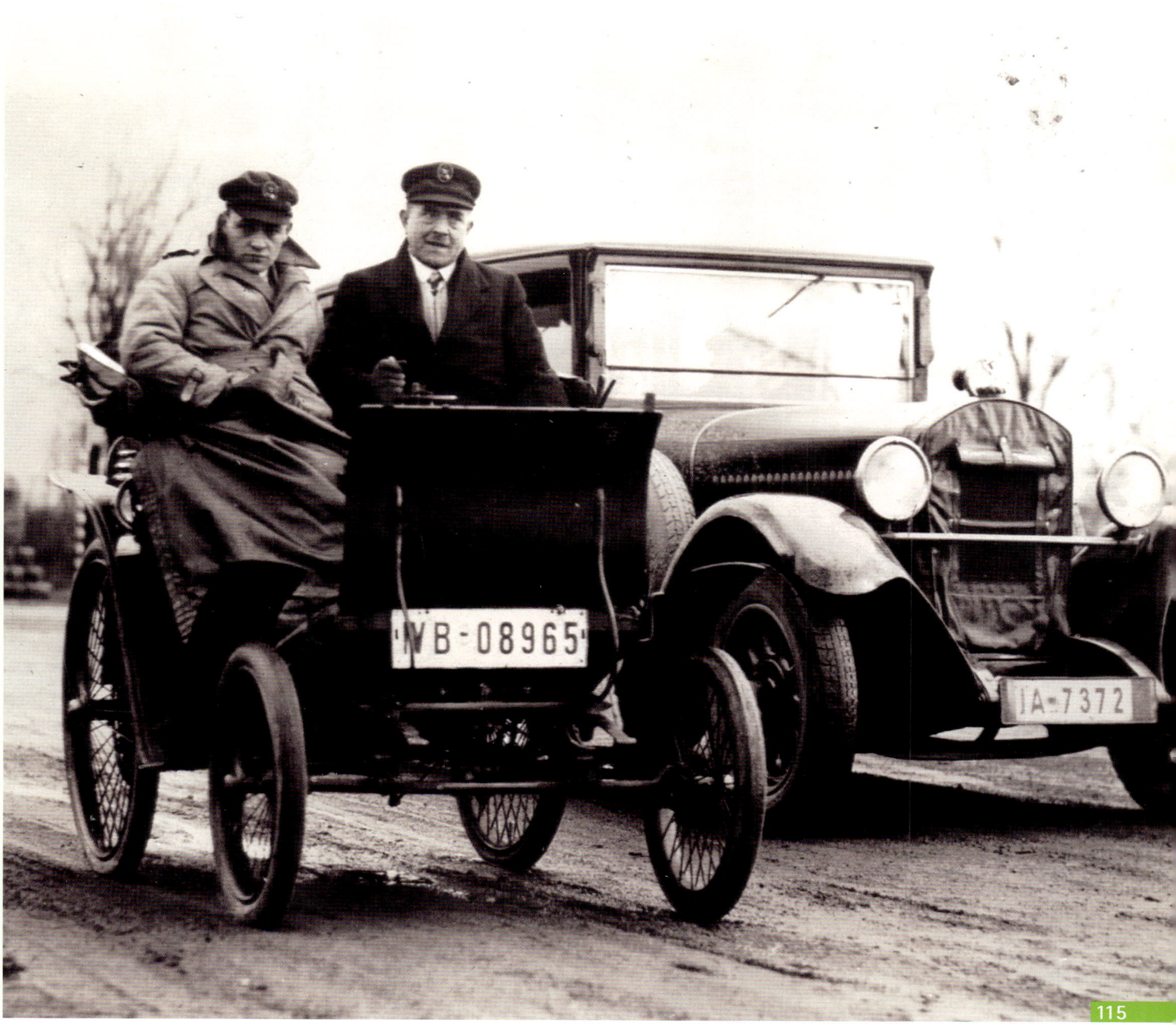
WB-08965
IA-7372

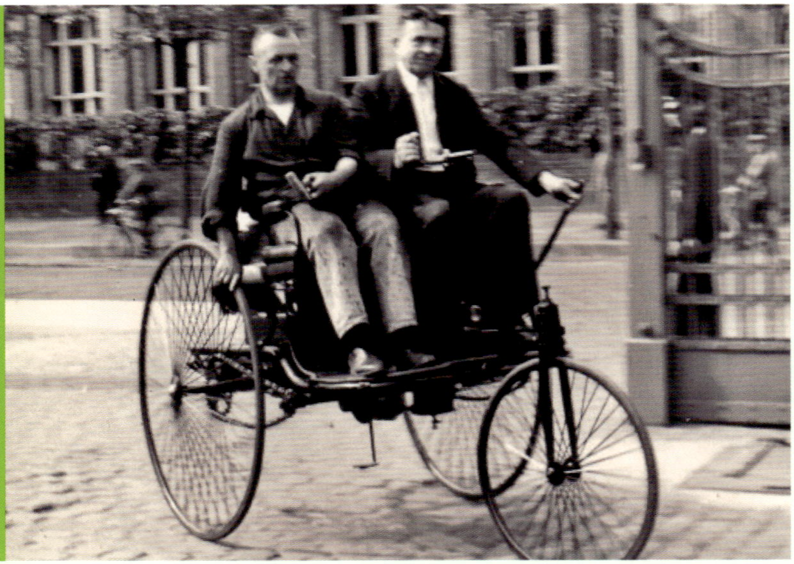
Jean Pfanz bei einer Probefahrt mit einer seiner drei Repliken von 1937

Alle Anregungen, welche Papa Benz von den aus dem Ausland zurückgekehrten Männern des Werks vorgebracht wurden, haben bei ihm größtes Interesse gefunden, wurden entsprechend gewürdigt und verwertet. Jeder Mitarbeiter hatte das ehrliche Bestreben, in den Entwicklungsjahren zu den Ideen von Carl Benz seinen Teil beizutragen und seine eigenen Erfahrungen durch Fahrten auswerten zu können, zum Wohle des ganzen Unternehmens. Nicht zugänglich war Herr Benz jedoch, wenn nach der Wagenablieferung jemand vom Ausland zurückkam und von den damaligen Franzosen-Wagen mit stehendem Motor schildern wollte.

Auf allen Gebieten tatkräftig mitzuarbeiten hat sich Papa Benz nicht nehmen lassen. Er hatte seine eigene Lichtanlage mit Akkumulatoren (Batterie) im Keller der Privatwohnung und diese oft selbst an der Schalttafel bedient. Fortwährend waren Verbesserungen fällig, und allwöchentlich sind solche an den Bremsen und Lenkungsmechanismen vorgenommen worden. Man bedenke, dass die Bremse im Jahre 1894 nur aus einer einfachen Backenbremse (Radbremse) bestand, wie diese bei den Pferdekutschenwagen üblich war. Als dann Gummireifen eingeführt wurden, wurde diesen eine Eisenplatte profilmäßig angepasst und hierdurch eine Bremsvorrichtung geschaffen. Die Wagen wurden schneller, von 25 km wurde die Fahrtgeschwindigkeit auf 35-40 km erhöht, und damit wurden auch die Ansprüche höher. Die Kunden wollten auch ins Gebirge fahren, und dazu waren gute Bremsen erforderlich. Man bedenke ferner, dass mit dem ersten Wagen bergab nur mit gedrosseltem Motor, als Bremse wirkend, gefahren werden konnte, man musste also den Riemen eingeschaltet lassen. Mein erster und einziger Unfall war im Jahre 1897 dem Außerachtlassen dieser Vorschrift zuzuschreiben.

Ich selbst habe schon im Jahre 1895 das Fahren erlernt, was für mich nicht so schwer war, durfte ich doch die Wagengestelle zur Stadt steuern, die von zwei Mann geschoben wurden. Einige kleine Erlebnisse verdienen in diesem Zusammenhange erwähnt zu werden. Eines Tages musste ich mit Papa Benz in die Stadt fahren, um Werkzeuge, Gewinde- und Spiralbohrer auszusuchen und zu kaufen. Vor dem Laden Hommel in O 4 am Strohmarkt war die Straße voll Neugieriger und bewunderte unser Wägelchen, einen „Velo". Da erhielt ich von Papa Benz den Auftrag, den Leuten was vorzufahren, was für mich eine große Freude war. So fuhr ich dann zweimal um den Gockelsmarkt, und Papa Benz strahlte, dass der kleine Kerl, ich war damals 15 Jahre alt, schon so fahren konnte. Wenn nun jemand das Fahren erlernen durfte, musste er erst eine gründliche Prüfung ablegen, die Herr Benz selbst abnahm. Es ist vorgekommen, dass ein Bauer oder ein Schutzmann kam und bei irgendeinem Vorkommnis unberechtigt dem Motorwagen die Schuld zuschob, so wenn Pferde scheuten oder eine alte Frau erschrocken war und das „Teufelsfuhrwerk" verfluchte. Aber da hatte der betreffende Fahrer keinen leichten Standpunkt bei Papa Benz, nicht einmal, wenn es einer seiner Söhne war. Er machte plausibel, dass wir unter keinen Umständen die Ursache sein dürften, und hat uns stets darauf hingewiesen, dass wir langsam fahren sollen. Sofern Pferde scheuen, sollten wir den Motor abstellen und ihnen zureden, um sie zu beruhigen.

Hatten wir Jungen die Ehre, mit unserem Papa fahren zu dürfen, so war dies eine richtige Erziehungstour, und wenn wir dabei erst an das Steuer durften, war dies eine ganz besondere Ehre. Mir ist eine Fahrt ganz besonders in Erinnerung geblieben, welche uns von Mannheim über Sandhofen – Käfertal – Großsachsen – Heddesheim mit einer neuen Zündungsverbesserung (Zündmomentverstellung) und Kompressionserhöhung führte. Der Wagen „Velo" lief anstatt 25 km etwa 32-35 km, und das fand ein Straßenmeister als Schnellzugsgeschwindigkeit, weshalb er Herrn Benz – die beiden waren Stammtisch-Bekannte – anklagte. Weil man aber der Ansicht des Straßenmeisters war, gab es 14 Tage Fahrverbot, was eine der härtesten Strafen für uns junge Leute war.
Als wir die Serienfabrikation für „Velo" und „Velo-Comfortable" richtig aufgenommen hatten, waren die Sonntagsprobefahrten auch umfangreicher geworden. Eines schönen Sonntags in der Frühe fuhren wir mit sechs Wägelchen von Mannheim über Schriesheim und Wilhelmsfeld nach Schönau. Für diese Kolonne hatte Papa Benz unserem Meister Spittler die Verantwortung übertragen, d.h. Spittler musste auf uns aufpassen, waren wir doch junge Leute und fuhren immer temperamentvoller als die älteren Herren. Nach einem Halt in Schriesheim ging es bergauf zum Schriesheimer Hof, wo wir einen kurzen Halt machten. Hyronimus, der später Konstrukteur und Rennfahrer in Wien war, gleich mir ein 18-jähriger Schüler von Papa Benz, machte mir den Vorschlag, um eine Wette von der Höhe Wilhelmsfeld bis Schönau ein Bergrennen zu fahren. Diese wurde angenommen, und wir ließen die Wägelchen, es waren zwei „Comfortable", im Freilauf, d.h. ohne eingeschalteten Motor bergab laufen. Da aber die Bremssicherheit gleich Null war, konnte ich mein Wägelchen nicht mehr halten, fuhr auf einer steil abwärts schwierigen Stelle linksseitig gegen eine Böschung und flog hoch im Bogen mit meinem Mitfahrer heraus. Der Wagen war unfahrbar geworden und kam auf einem Kuhfuhrwerk zum Schmied Laier nach Wilhelmsfeld. Am nächsten Tage fuhren Hyronimus und ich mit einem „Victoria"-Wagen zur „Reparatur-Werkstätte" (Schmiede) in Wilhelmsfeld und reparierten den Unfallwagen. Herr Benz war natürlich von unserer Rennfahrt nicht entzückt, freute sich aber darüber, dass wir das Wägelchen wieder mit eigener Kraft nach Hause brachten, und das Resultat für uns Rennfahrer war: 14 Tage Fahrverbot. Das war, wenn der Sonntag herannahte, die härteste Strafe, die uns Papa Benz antun konnte.
Aber auch außerhalb des eigentlichen Automobilbaues ist Carl Benz rege tätig gewesen. Er war, ebenso wie sein Sohn Richard, ein passionierter Amateur-Photograph, und viele Bilder, die heute noch in der Öffentlichkeit gezeigt werden, entstammen seiner eigenen Kamera. Das Photographieren gehörte zum technischen Büro, und so lernte auch ich es von Grund auf genau kennen. Die Bäder – Entwicklungs- und Goldbäder für Kopien – wurden aus Chemikalien zusammengesetzt, die ich in der Drogerie Eichstedt in der Kunststraße und bei Becker am Marktplatz holen musste. Beim Erlernen dieser Experimente sagte Papa Benz einmal zu mir, dass man an dem, was man erlernt hat, nicht schwer trägt, und so habe ich an dieser Kunst großes Interesse gefunden, wie an der Einrichtung der Dunkelkammer, der Lampen mit rotem Licht und an der Herstellung der Plattenständer, welche von uns selbst angefertigt wurden. Schon im Jahre 1896 habe ich mich mit der praktischen Arbeit in allen Materien des damals reichhaltigen Programms vertraut gemacht. In abwechslungsreicher Folge habe ich die verschiedenen Materien, das Härten von Kugellagern, die wir selbst gedreht haben, das Drehen von Kurbelwellen, Zylinderbohren mit gewöhnlichen Drehstählen etc. kennen gelernt, denn es gab noch keine Spezialmaschinen. Und doch hatten wir durch eigens angefertigte Vorrichtungen schon Akkordarbeiten durchgeführt, die auch sehr gut bezahlt wurden. Herr Benz hatte für tüchtige Arbeiter einen guten Lohn festgesetzt, wie er selbst über den Meister hinweg bestimmte, was der Mann, den er selbst beobachtete und prüfte, an Lohn erhalten sollte. Eine Aufbesserung, die manchmal nur ein Pfennig war, musste von ihm genehmigt sein. Wenn ein Arbeiter eine Verbesserung vorbrachte, war dies für Herrn Benz eine besondere Freude, und die

Belohnung in Form einer Anerkennung oder Belobigung, die dem einzelnen Mann mehr wert war als Geld, ist nicht ausgeblieben. Es sind mir heute noch Männer bekannt, die sich auf diese Weise bei Herrn Benz große Verdienste erworben haben. So bin ich in den Jahren 1894 bis 1902 einer der engsten Mitarbeiter von Papa Benz gewesen, der seinem Arbeiterstamm und seinen Angestellten wirklich ein Vater war. Der Umstand, dass wir Jungen, die durch die Probefahrten enger mit ihm befreundet waren als jene Leute, die zu diesen Fahrten nicht herangezogen wurden, hat uns sonntags immer auf unseren probefahrenden Wagen an die Bergstraße über das zu seiner zweiten Heimat gewordene Ladenburg geführt. Es mussten damals viele Stationen gemacht werden, teils um Wasser zu tanken, teils um kleine Besprechungen abzuhalten, wobei sich die Erklärungen oft wie Predigten angehört haben. Im Besonderen galten diese dem Verhalten während der Fahrt: dass ja nicht zu schnell gefahren werden dürfe und wie man sich Fußgängern und Pferdefuhrwerken gegenüber zu verhalten habe. Papa Benz legte großen Wert darauf, mit niemandem in Konflikt zu geraten, denn die Landbevölkerung mit ihrem Geflügel konnte uns viele Schwierigkeiten bereiten. Wurde ein Huhn überfahren oder es flog unter die Räder, dann war es der Bäuerin „allerbestes Legehuhn" und musste entsprechend hoch bezahlt werden. Strafen oder Schadensersatz mussten wir aus Gründen der Selbsterziehung aus eigener Tasche bezahlen. Hyronimus und Wilhelm Schmitt leisteten in dieser Beziehung am meisten, da diese beiden der Meinung waren, dass die Straße kein Hühner- oder Gänsestall sei und das Federvieh auf den Hof oder in den Stall gehöre.

Musik, kleine Ausflüge in den Odenwald, auch Tanzmusik in Käfertal, waren Papa Benz angenehm, und zur Winterzeit hat er noch im hohen Alter auf dem Floßhafen Waldhof dem Schlittschuhsport gehuldigt.

Niemals aber kann bestritten werden, dass Carl Benz der Erfinder des Motorwagens ist und somit zum Bahnbrecher der Motorisierung und des modernen Verkehrs wurde.

> “Niemals aber kann bestritten werden, dass Carl Benz der **Erfinder des Motorwagens** ist.”

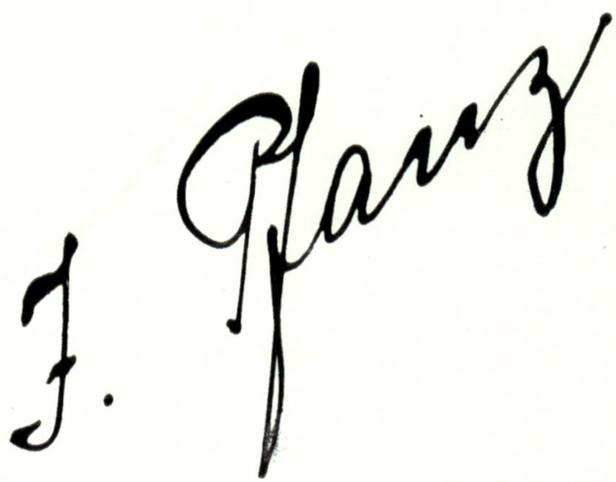

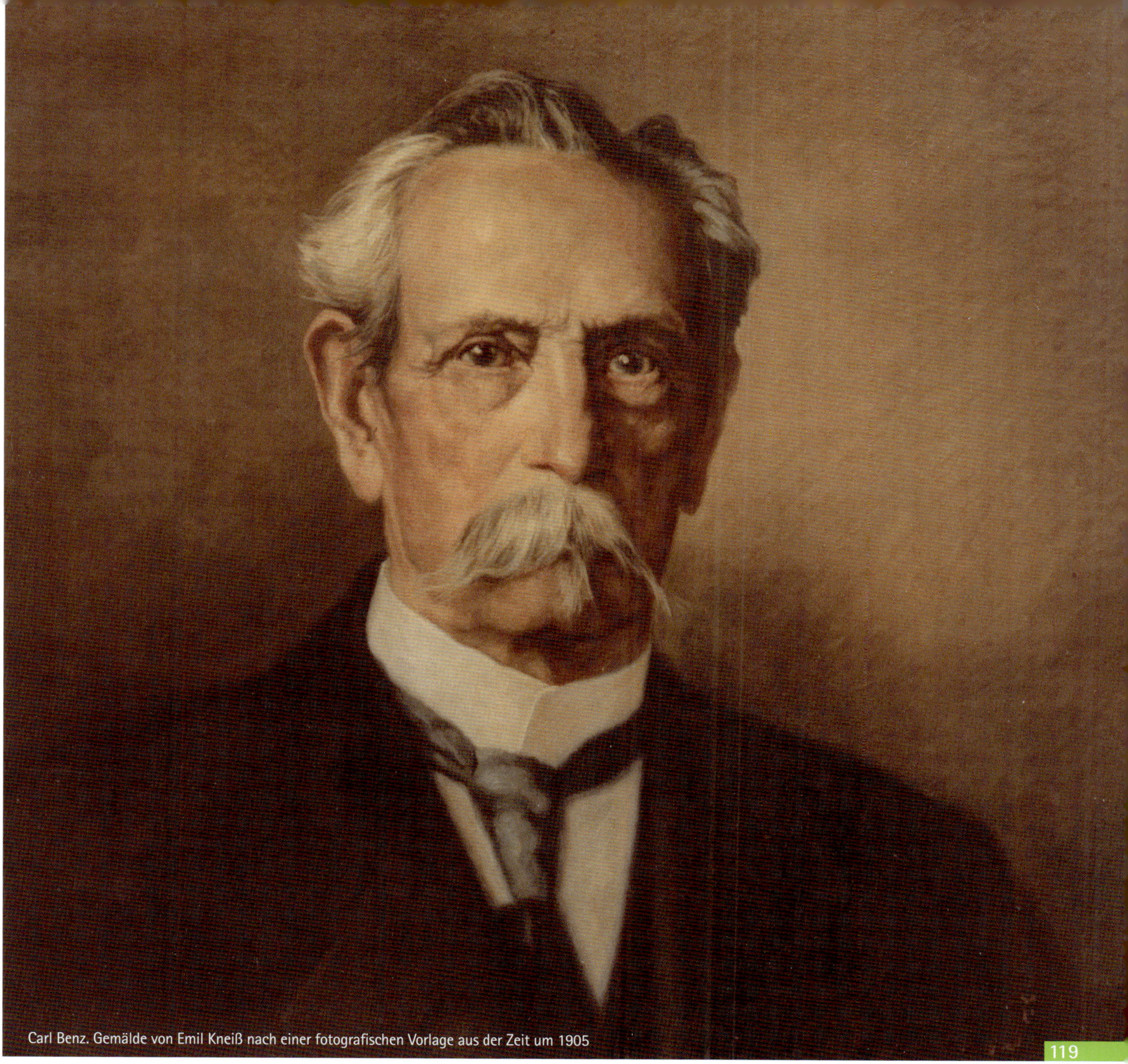

Carl Benz. Gemälde von Emil Kneiß nach einer fotografischen Vorlage aus der Zeit um 1905

Impressum

Literaturnachweis

- Karl Benz: Lebensfahrt eines deutschen Erfinders. Erinnerungen eines Achtzigjährigen. Leipzig 1925 (ND München/Berlin 2001)
- Paul Siebertz: Gottlieb Daimler – ein Revolutionär der Technik. München/Berlin 1940 (4. Aufl. Stuttgart 1950)
- Paul Siebertz: Carl Benz – ein Pionier der Verkehrsmotorisierung. München/Berlin 1943 (2. Aufl. Stuttgart 1950)

Bildnachweis

- Mercedes-Benz Classic, Medienarchiv: Einband vorn, 11-15, 17-27, 34, 48, 56 f., 63, 66 f., 72-75, 84-86, 88, 91, 96
- Stadtarchiv Mannheim–ISG: 2, 29, 33, 35, 46, 58, 62, 64, 82, 101
- www.fotolia.de: 46 (Bildrahmen), 47
- www.istockphoto.com: 62 (Baupläne)
- www.piqs.de: 12 Heinz Hasselberg, Steinfurt, some rights reserved
- Alle übrigen Archiv Automuseum Dr. Carl Benz

ISBN 978-3-9813584-1-4

Herausgeber und Vertrieb

Verein der Freunde des Stadtarchivs Mannheim e.V.

www.stadtarchiv.mannheim.de

Satz und Gestaltung

kayserreich, kommunikative gestaltung

www.kayserreich.com

Gesamtherstellung

Verlagsbüro v. Brandt, www.vonbrandt.info